境界性パーソナリティ障害
ファミリーガイド

著
ランディ・クリーガー
監 訳
遊佐安一郎
訳
荒井まゆみ　岩渕デボラ　佐藤美奈子

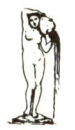

星和書店

Seiwa Shoten Publishers

2-5 Kamitakaido 1-Chome
Suginamiku Tokyo 168-0074, Japan

The Essential Family Guide to Borderline Personality Disorder
New Tools and Techniques to Stop Walking on Eggshells

by
Randi Kreger

Translated from English
by
Yasuichiro Yusa
Mayumi Arai
Deborah Iwabuchi
Minako Sato

English Edition Copyright © 2008 by Randi Kreger
Published under arrangement with Hazelden Publishing and
Educational Service, Center City, MN USA
All rights reserved
Japanese Edition Copyright © 2011 by Seiwa Shoten Publishers, Tokyo

序　文

　本書は，境界性パーソナリティ障害に関して増えつつある文献に追加される極めて有用な一冊です。著者の最初の本，*Stop Walking on Eggshells*（初版邦訳『境界性人格障害＝BPD―はれものにさわるような毎日をすごしている方々へ』星和書店，第2版『境界性パーソナリティ障害＝BPD 第2版』2010年刊）は，1998年の出版以来，この分野における国際的ベストセラーとなっています。ここで，境界性パーソナリティ障害の歴史と現状を概観し，この手引き書の背景を理解していただくことにしましょう。

　境界性パーソナリティ障害は，ご本人，そして家族の人たちを極めて絶望的にさせる多くの神話に取り巻かれてきました。境界性パーソナリティ障害をもつ人々とその家族にとって，この障害の影響を顕著に軽減するために実行できる事柄は数多く存在しているのですから，本来そのようなことはないはずなのです。

　およそ一世紀にわたり，境界性パーソナリティ障害は，「くずかご診断」と呼ばれてきました。そのような診断は，しばしば主症状が複雑で，単一の診断に明確に該当しない患者さんのためのものです。それによって，臨床家，患者さん，および家族のみなさんは，フラストレーションを感じています。境界性パーソナリティ障害は，伝統的な治療のアプローチを通常のやり方で行っても効果が出にくく，1980年まで米国精神医学会の診断基準（*Diagnostic and Statistical Manual of Mental Disorders*）に掲載されていませんでした。最新の調査研究によると，この非常にダメージの大きな障害は，一般人口において約6％の推定有病率をもつとされています。

長年にわたりこの障害が無視されてきたことで，多くのケースが診断されずに，生活に支障が出たり，苦悩が続いたり，自殺による早死にと深い絶望感を多くの人々にもたらしたりしました。これらの圧倒的な感情は，この障害をもつ人々のみならず，生活上ひどく影響を受けている彼らの家族にも及んでいます。要するに，境界性パーソナリティ障害は，悲劇的な問題を孕んだ，見過ごされている非常にダメージの大きな障害ということになります。

　しかしながら，今日，様々な要因が劇的な進展をもたらすにつれ，新たな希望が出てきています。第一の要因は，この障害をもつ人々の脳と，対照群の脳との比較において明らかな違いを示す神経画像の報告に表れています。その他の研究は，BPDの遺伝の可能性の高さを証明し，さらに，この障害が有意な生物学的根拠をもつという事実を強調しています。これらの研究は，境界性パーソナリティ障害が，脳の解剖学的および機能的な異常と関連しており，臓器に影響を及ぼす他の医学的障害と何ら変わりなく見なされるべきであるということの明確で可視的な証拠を提供しています。

　第二の要因は，新世代の抗精神病薬，抗うつ薬，気分安定薬，そして境界性パーソナリティ障害のために特異的に開発された精神療法的および心理社会的介入の効果的使用に関する調査研究の出現です。治療プログラムは，この障害をもつ患者さんにとって大いに有効であり，患者さんの家族に極めて有用な情報と新たなスキルを提供しています。

　第三の要因は，境界性パーソナリティ障害だけに焦点を当てた2つの全国的な擁護団体，Treatment and Research Advancements National Association for Personality Disorder（TARA APD）と National Education Alliance for Borderline Personality Disorder（NEA-BPD）の発展です。これらの団体は，この障害とそのより有効な対処法について，患者さんや家族のみなさんを教育することに力を注いでいます。

　これらの団体のもうひとつの使命は，全国的および国際的なレベルで

この障害に対する認識を高め，調査研究や教育への公的および民間の資金提供を活発化させることです。NEA-BPD のリーダーシップ，境界性パーソナリティ障害をもつ人々，家族のみなさん，そしてこの分野における専門家の活動の結果として，米国下院は 2008 年 4 月 1 日，決議案を可決し，5 月を境界性パーソナリティ障害の啓発の月に指定しました。

さらに，その他の団体がこの分野における活動の増加に大きく拍車をかけました。例えば，National Alliance on Mental Illness（NAMI）は，近ごろ，境界性パーソナリティ障害をもつ人々を「優先すべき人々（Priority Populations）」[訳注：健康面で不具合を抱えやすく，医療制度等で優遇すべき人々を指す] と名付けました。また，Borderline Personality Disorder Resource Center は，この障害の影響を受けている人々が「BPD の本質，および利用可能な治療手段について最新の，最も正確な情報を得る」うえでの一助となるために近年設立されました。

境界性パーソナリティ障害の調査研究に資金を提供する 2 つの新しい重要な民間団体は，この分野に前向きな影響をもたらし始めています。1999 年に設立された Borderline Personality Disorder Research Foundation（BPDRF）は，「BPD が認識可能な独特のものであるかどうか，そしてもしそうである場合の決定的な特徴が何かということを調査するよう，米国とヨーロッパの調査研究センターを活用してきました」。当初，BPDRF は，様々な科学的および臨床的な観点から BPD を調査するために 4 つのセンターを選出し，資金を提供しました。

過去 10 年間において，National Alliance for Research on Schizophrenia and Depression（NARSAD）は，統合失調症や感情障害といった当初の焦点を，不安障害など，その他の一般的な精神障害へと拡張しています。支援者の資金提供によるこの団体は，1987 年以降，精神障害に焦点を当てた脳研究に関与するベテランおよび新人の功績のある研究者らに 1 億 8 千万ドル以上を授与してきました。近年，NARSAD は，その関心領域に境界性パーソナリティ障害を含めました。

最後の重要な要因は，境界性パーソナリティ障害に関する，容易に利用可能な情報量の著しい増加です。過去10年間において，この障害について専門家以外の人々のために書かれた本の数は増え続けており，それに相当する数のウェブサイトも立ち上げられてきました。それらの本のうち最も成功しているもののひとつが，この手引き書の著者であるランディ・クリーガーの *Stop Walking on Eggshells* なのです。

　Stop Walking on Eggshells において，クリーガーは，境界性パーソナリティ障害を受け入れず，治療を求めず，困難を周りの人のせいにする人たちの家族に関心を集中させました。この本の成功によって，クリーガーが「高機能で見た目にはわからないBPDをもつ人たち」と呼ぶグループに該当する多数の人々が存在することや，彼らの行動が家族や他の近しい人々にいかに大きなダメージを与えるかが証明されました。

　本書において，クリーガーは，多くの有益な例を用いて，この障害の症状，本質，および治療に関する最新の，理解可能な解説を提供することにより，*Stop Walking on Eggshells* とワークブック（邦訳『境界性人格障害＝BPD 実践ワークブック—はれものにさわるような毎日をすごしている方々のための具体的対処法』星和書店）の領域を有意に拡張させています。彼女は，境界性パーソナリティ障害をもつ人々を効果的に援助し，彼らに対処する方法に関する多くの有益な助言を提供しています。

　そのために，クリーガーは，この領域において広範に学び，可能なかぎり内容の正確性を担保するため，多くのこの分野の第一人者たちと情報交換を行いました。これは，このような作業は，最近この分野での科学的知識が急速に拡大していることからも，莫大な調査作業であることがうかがえます。

　本書において，クリーガーは，読者のみなさんを教育するため，著しく異なるアプローチを用いています。彼女は，新たな概念とアプローチを用い，この障害とその治療に関する広範囲の情報を統合させています。

　クリーガーは，それを行うのに，読者に「見下した話し方」をするわ

けでもなく，また高度の心理学や神経科学的な知識をもっていることを期待するわけでもない書き方をしています。彼女は，その難しい作業を極めて見事に成し遂げています。本書は，境界性パーソナリティ障害をもつ，愛する人々によって影響を受けている家族のみなさん，また必死で彼らを助けようとしている専門家のみなさんに多大な情報を与えることでしょう。

バージニア州リッチモンド，バージニア州立大学精神科
境界性パーソナリティ障害プログラム主任
精神科名誉臨床教授
Borderline Personality Disorder Demystified の著者
www.bpddemystified.com
ロバート・O・フリーデル医師

謝　辞

　私の知り合いのある作曲家に誰かがひとつの曲を作曲するのにどれくらい時間がかかるのかと尋ねたとき，彼女は「全人生よ」と言いました。同様に，本書には私の全人生が詰まっています。私自身が BP／non-BP の関係に費やした年月，インターネット上のグループを管理するのに費やした十数年，そして悲惨なほどに押しやられながらも誰かを必死で愛そうと努力している人々のために書いた私の 3 冊の本のうち，第 3 冊目となる本書に費やされた集中的な調査研究と執筆による 3 年間。

　出版の面では，私のよき友人であり，著作権代理人であるスコット・エーデルシュタインと Hazelden の編集者であるレベッカ・ポストが多大な協力をしてくれました。スコットのように付き添いで，チアリーダーをしてくれるエージェントはあまりいませんし，あれほど素晴らしい共鳴板となりえた人は他にはいません。彼は，「では，いつか境界性パーソナリティ障害についての本を書くつもりはありますか？」と言った 1990 年代はじめのその日からずっと，私と共に歩んできてくれました。

　実際に本書をスタートさせたのは，Hazelden から自伝のようなものを出版させてほしいとレベッカ・ポストが訪ねてきたときでした。そのアイデアの種は，みなさんが今手にしている本となりました。彼女は，今日の編集者にはめったに見られないような態度で本書を大切に育んでくれました。Hazelden のシド・ファラーとスタッフたちは，レベッカが去った後に参加し，原稿をまとめ，正確性を保証し，本書を広範囲の読者に紹介するうえでの積極的な力になってくれました。

　私の前著，*Stop Walking on Eggshells*（第 2 版邦訳『境界性パーソナリティ障害＝BPD—はれものにさわるような毎日をすごしている方々へ』星和書

店）と *Stop Walking on Eggshell Workbook*（邦訳『境界性人格障害＝BPD実践ワークブック―はれものにさわるような毎日をすごしている方々のための具体的対処法』星和書店）の成功により，私は本書を執筆するうえで，トップクラスの臨床家，調査研究者，擁護者，およびその他の専門家と接する機会を得ることができました。彼らは皆，この深く潜行し侵襲している障害をもつ人々と，彼らの友人や家族を助けようとする私の情熱を共有してくれています。

その最上位にいるのが，ロバート・O・フリーデル医師です。彼は，バージニア州立大学の精神科の名誉臨床教授であり，*Borderline Personality Disorder Demystified* の著者でもあります。彼は，快く序文を書いてくれ，身体的および化学的な脳の機能障害がいかにBPDの行動につながりうるかということを私に教えるために何時間も費やしてくれました。彼はまた，治療と臨床医を見つけることに関する章に洞察を与えてもくれました。ありがとうございました。

もうひとりの重要な貢献者は，ブレーズ・アギーレ医師です。彼は，マサチューセッツ州ベルモント市のマクリーン病院青年期DBTセンターの所長です。彼は，BPD治療における取り組みで知られる，児童や青少年の精神科医です。アギーレ医師は，過密スケジュールにもかかわらず，何とか私と面会してくれましたし，病院の廊下を歩きながらその合間に私と携帯電話で話してくれることもありました。もしみなさんがBPDをもつ子どもの親であるなら，彼の本を読んでください。

国立精神衛生研究所のジム・ブレイリング博士は，BPDのすべてに関して臨床上必要不可欠な人物であり，現実生活における「BPD Central」のようなものです。彼は，長年にわたり私の取り組みを支援してくれ，共に作業をした際には多数の質問に答えてくれました。本当にお世話になりました。ありがとうございました。

詳細にわたるインタビューに応えてくれたり，面会をしてくれたり，有意な内容を提供してくれた他の臨床家や専門家には，次の方々がいま

す（順不同）。

- 心理療法士であり，18 冊の自助本の著者である，ビバリー・エンゲル MFCT。
- *Evil Games: Why Rome Fell, Hitler Rose, Enron Failed, and My Sister Stole My Mother's Boyfriend* の著者であるバーバラ・オークリー。ぎりぎりになって，私は，第 4 章の脳化学に応急処置を施してくれるようバーバラに頼みました。彼女は，それについて書くうえで私を援助してくれ，樹木花粉の例えを思いついてくれました。
- ハーバード・メディカル・スクールの教授であり，マサチューセッツ州ベルモント市のマクリーン病院で，心理社会およびパーソナリティ調査研究の責任者であるジョン・ガンダーソン医師。
- インターネットのグループ NUTS（parents Needing Understanding, Tenderness and Support ボーダーラインパーソナリティ障害をもつ子供を助けるための理解，優しさ，および支援を必要とする親たち）の創始者であるシャロン。
- National Education Alliance for Borderline Personality Disorder の会長であり，ファミリー・コネクションズ・プログラムの共同創立者であるペリー・D・ホフマン。
- 臨機応変に調査研究アシスタントとしての役目を果たしてくれ，私がリクエストする話題に関して情報を集めてくれたフロイド・ケーニッグ。
- BPD から回復した人のひとりで，いくつかの電子本の著者であり，Borderline Personality Disorder from the Inside Out（www.borderlinepersonality.ca）を管理している A・J・マハリ。
- ペンシルベニア州のフォートワシントンにある Psychological Services and Human Development Center, Inc. の所長であるデブラ・レスニック。弁証法的行動療法（DBT）を専門とする心理療法

士であるデブラは，家族のみなさんとの作業の多くにおいて，私の
ワークブックを使ってくれています。

さらに，私は，BPDの人たちとの取り組みで知られるトップクラスの
臨床家のみなさんが，正確性のために（内容については私が全責任をも
ちますが）本書の各章の見直しをしてくれたことを光栄に思っています。
それらの著名な人々とは，次の方々です。

- ロバート・O・フリーデル医師：第1章から第6章
- マーリーン・シュバルツ RN, MSN, PhD, ANCC, APNP：第8章（パ
  ワーツール2：行き詰まり感の原因を明らかにする）
- デブラ・レスニック PsyD：第9章（パワーツール3：理解されるよ
  うに伝える）
- フレダ・フリードマン博士（DBTの心理療法士であり，*Surviving
  a Borderline Parent* の共著者でもあります）：第10章（パワーツー
  ル4：愛情をもって境界を設ける）
- ブレーズ・アギーレ医師：第11章（パワーツール5：適切な行動を
  強化する）

私がインタビューしたり，またその取り組みが私を刺激してくれた他
の専門家には，バイロン・ブレマー博士，アネッタ・ベーム，アンドレ
ア・コーン PsyD，キャラリン・デルー，弁護士，調停者，および臨床
ソーシャルワーカーであるウィリアム・エディ，キャサリン・ジェイン・
ガードナー博士，メアリー・ゲイ PhD, LPC，ジャン・ハーグレイブと
ジェームズ・ホリフィールド LCSW がいます。

また，パトリシア・A・ジャッド博士，アン・キャサリン MA, CEDS,
ジャネット・クロスコ博士，L・アリソン・ラングロワ PsyD，ダニエ
ル・マティラ Mdiv, LCSW，ベネット・ポロ博士，カレン・プライアー，
レイチェル・レイランド，キンバリー・ロス，クワン・スー医師，そし

てエイミー・サザーランドも同様です。私の3冊の本すべての土台となったものの創始者は、ハリエット・レーナー博士と彼女の著書 The Dance of Anger（邦訳『怒りのダンス―人間関係のパターンを変えるには』誠信書房），そしてスーザン・フォワード博士と彼女の著書 Emotional Blackmail（邦訳『ブラックメール―他人に心をあやつられない方法』NHK出版）です。

　歌詞の採用に関しては，2人のシンガーソングライターに感謝したいと思います。ジョン・フォースターとキャリー・ニューカマーです。私は，キャリーの「盲目の縁では，もう少し多くの道がある」という歌詞が，「信頼に基づく賭け」にぴったりの定義であることを発見しました。

　すべての著者には，「実生活」という，われわれが対処しなければならないものがあります。それは，その本について熱くなったり，本のための調査をしたり，本を書いたり，書き直したり，あるいは周りの皆が本についての話を聞くことに完全にうんざりするまでとめどなく話したり，といったことをしていないときの，短い瞬間に起こります。私の夫のロバートは，過去3年間（もし最初の2冊も入れるなら12年間）私に食べ物を与えてくれ，私が本に熱中したり，コンピューターを凝視したり，あるいは私の頭が本書の後半部分の解決策を生み出そうとしてぼんやりしているときには，私の車のオイルを交換してくれるなど，いろいろと気を配ってくれました。熱心にインターネットをチェックし，私が関心をもちそうな書籍のレビュー，記事，およびウェブサイトのアドレスを私に教えてくれたのは彼です。

　インターネット上の家族コミュニティである私の Welcome to Oz（ようこそオズへ，WTO）のマネージャーであるリサ・レイドックは，ボランティアをしてくれ，非常に愛されていた人の死後にその責任を引き継ぎ，過去数年間にわたり，15のリストサーブ「neiborhoods」の16,000人のメンバー全員のために，WTO のグループを安全で，清いものにしていてくれています。リサのアシスタントは，またもうひとり長年にわ

たってボランティアをしてくれているリタ・クロソン MA です。彼女は，そのリストをチェックし，配慮が求められる場合には注意を促します。リタは，コメディアンとしての真の天職を逃がしてしまいました。

2007 年に，コンピューター・プログラミングの若手実力者であるロバート・バウアーは，www.bpdcentral.com で技術的な課題を抱えた伝言板を私が無事に継続させるのを手伝ってくれました。タイタニック同様，急速に沈没していて，私にできるのはデッキチェアの配置換えだけであることが明らかになると，彼は www.bpdfamily.com の彼の「Facing the Facts」で，伝言板に希望を与えてくれました。彼は，あらゆる種類の事柄において，時間と専門知識を惜しみはしませんでした。

また 2007 年には，レスリー・スタイスがインタビューを計画し，調査研究を行うことで私を援助してくれました。私は，しばしば悪者にされ，愛する孫たちと過ごすことを妨げられている祖父母が直面している問題について，彼女から多くを学びました。

最後に，私が心から恋しく思うよき友人であったエディス・クラッチオロにお礼を言いたいと思います。彼女と私は共に，WTO のコミュニティに 10 年間取り組みました。そのうちの何年間か，彼女は WTO の人々，特に彼女が愛するアダルトチルドレンを援助するために 1 日 8 時間以上も捧げていました。2005 年に，彼女は地上の守護天使の翼を天国の本物の翼と交換しました。彼女がここにいて，本書を渡してあげることができたらと願わずにはいられません。彼女は，本書を両手で受けとり，ニコッとして私を見上げ，「やったわね！」と叫んだことでしょう。

著者は次の情報源に感謝します。

9 ～ 11 ページのカイとダグのストーリー，K・ウィンクラーと R・クリーガーによる *Hope for Parents: Helping Your Borderline Son or Daughter Without Sacrificing Your Family or Yourself* (Eggshell

Press, 2000)（邦訳『BPD（＝境界性パーソナリティ障害）をもつ子どもの親へのアドバイス』星和書店）の許可を得て転載。11〜13ページのリチャードとローリーのストーリー，R・クリーガーとK・ウィリアム・ジャストセンによる *Love and Loathing: Protecting Your Mental Health and Legal Rights When Your Partner Has Borderline Personality Disorder*（Eggshell Press, 2000）（邦訳『愛した人がBPD（＝境界性パーソナリティ障害）だった場合のアドバイス』星和書店）の許可を得て転載。A・J・マハリのウェブサイトの記事によるすべての題材は，著者の許可を得て転載。June People のラジオインタビューによる題材は，LCMedia, Inc.,© 1999 によって出版された *The Infinite Mind* の許可を得て転載。スキーマ療法に関する題材は，www.schematherapy.com のジェフリー・E・ヤングの許可を得て転載。この題材は，ジェフリー・E・ヤング，ジャネット・S・クロスコ，およびマージョリー・E・ワイスハールによる *A Practitioner's Guide*（Guilford Press, 2003）に掲載されています。92ページのメンタルヘルスの状態に対する薬物療法に関する題材，ジョセフ・カーヴァー博士による www.drjoecarever.com の「The Chemical Imbalance in Mental Health Problem」より許可を得て転載。95ページの薬剤の表，www.bpddemystified.com よりロバート・O・フリーデル医師の許可を得て転載。119ページのレイチェル・レイランドからの電子メール，レイチェル・レイランドの許可を得て転載。176〜177ページのストックホルム症候群，ジョセフ・カーヴァー博士の www.drjoecarver.com の「Love and Stockholm Syndrome: The Mystery of Loving an Abuser」より許可を得て転載。www.aboutpsychotherapy.com からの題材，ベネット・ポログ博士の許可を得て転載。National Association of Cognitive-Behavioral Therapists Web site（www.nacbt.org）からの題材，許可を得て転載。187ページのジョン・フォースターによる音楽と歌詞「Codependent With You」© 1991 Limousine Music Co.（ASCAP）複製・転載禁止，許可を得て転載。240ページの境界線に関する表，

www.drbalternatives.com, 著作権 Simmonds Publications, Donna Bellafiore の許可を得て転載。

本書について

　本書における情報は，3種類の調査研究を反映したものです。その3つとは，境界性パーソナリティ障害（BPD）に関連した最新の科学的研究を包括的に，3年間にわたって調査したもの，二十数名以上のメンタルヘルスの臨床家と研究者のインタビュー，および，何らかの形で BPD による影響を受けている何千人もの人々の全体的な経験です。このような人たちの全員が，bpdcentral.com の Welcome to Oz（ようこそオズへ）の Online Family Community，あるいは www.bpdfamily.com の Facing the Facts の伝言板のメンバーです。

　Welcome to Oz は，WTO と略していますが，1996 年に開設されてから 65,000 人以上の家族の人たちにインターネット上での居場所を提供してきました。WTO は支援グループのような機能をもっていますが，メンバーは顔を合わせるのではなく，メールを通して連絡を取り合います。現在のメンバー数は 16,000 人で，メンバーたちは BPD をもつ人との関係性（親，兄弟姉妹，継親），あるいは状況の類似性（関係に留まりたいパートナー，別れることにしたパートナー）によって区分することができます。7000 人のメンバーをもつ，Facing the Facts も同じような支援を提供しています。彼らもまた，インターネット上の伝言板に自分たちの考えや経験を載せています。

　本書の第 I 部では，BPD がいかにして個人の思考や感情を損なうかについて学びます。それらの思考や感情は，激怒，操作していると解釈されるようなこと，自殺の脅し，および過度の非難や批判のような行動を誘発します。どの家族も，効果的な専門家の援助を探し出すことに苦労しているため，第 6 章は，臨床家に求められるハード面，ソフト面にお

ける資質，また，BPD 初心者のセラピストと，必要な経験をもったセラピストを区別するための 7 つの質問を提供しています。

そして，BPD をもつ人がどのように世界を経験するのかについて，新たな知識を得たみなさんに 5 つのパワーツールをご紹介します。これらは，思考を整理し，特定のスキルを身につけ，そして圧倒されてしまわないようにするためには何をすればよいのか，そこに焦点を当てるうえで役に立ちます。5 つのパワーツールは，みなさんがより自信をもち，自分はいったい何者なのかをはっきりさせるための一助となり，そしてみなさんの生活の質を改善するために歩むべき道のりを指し示してくれることでしょう。

多くの自己啓発書のように，章から章へと必要に応じて飛ばし読みができるような本もありますが，本書はそのようなタイプの本ではありません。本書における各章は，ロシア人形のようなものです。大きな人形を開けると，中には少し小さな人形が入っていて，その中にはそれよりも小さな人形が入っています。本書に用いられている概念や用語の多くは独特のものですから，最初から順番に読み進めてください。ひとつの例外は，セラピストを探し出すことについての章です。

もしみなさんが身動きできないような状況にあると感じているなら，本書はそこから脱け出す方法を教えてくれるでしょう。大きな重荷を背負っていると感じているなら，他者に援助を求める方法を学ぶことができるでしょう。自尊心がどん底まで落ちているなら，一歩一歩，はい上がる方法を学ぶことができるでしょう。そして，おそらく最も重要なことですが，みなさんには自分自身の感情や信念をもつ権利，および自分自身の目標を追求する権利があると気づくことができるでしょう。

精神科医のミルトン・エリクソンは，「知っていることはたくさんある。ただ，知っているということを知らないこともあるだけだ」と言いました。本書を読み終えれば，みなさんにもこのことがわかるでしょう。

■ 知っておくべき用語

■「ボーダーライン」と「BP」

境界性パーソナリティ障害（BPD）の診断は偏見をもたれてきたため，「彼は躁うつ病だ」とか「彼女は糖尿病だ」と言うほうが，「彼はボーダーラインだ」と言うよりもずっと受け入れられやすくなっています。実際，言葉の使い分けが行われており，ボーダーラインという言葉は否定的なステレオタイプを想起させるため，多くの人々がその用語を完全に避けたり，代わりの言葉を使ったりしています。

一般的な代替用語のひとつが，メンタルヘルス制度における消費者という意味での「消費者」です。しかしながら，BPDをもつ人々の多くが，メンタルヘルス制度を利用してはいません。彼らは，進行中の，未治療のアルコール依存症と同じくらい，自分の病気を認めようとはしないのです。彼らは治療を求めないだけでなく，治療を受けてはどうかとの勧めも全力で退けます。

BPDをもつ人々は，彼ら自身で解決策を探しています。ちょうど同性愛者たちが「queer」という言葉を取り入れたのと同じように，彼らも略してボーダーライン，ないしBPという言葉を使っています。本書も，彼らにならっています。

■「家族」と「non-BP」

「家族」という言葉についても同様の問題があります。消費者という言葉同様，家族という言葉にも限界があります。BPDの影響は広範囲にわたり，身近な家族だけでなく，その他の親戚，同僚，友人，義理の家族，継親，家族を精神的に支える人たち，およびセラピストにも影響を及ぼします。こうした理由で，non-BPという用語は，BPの行動が影響を及ぼす状況にいる，あらゆる人々のことを指しています。

Non-BPも，自分自身のメンタルヘルスの問題を抱えていることがあります。それは，うつ病からパーソナリティ障害までと様々です。実際，non-BPがBPDないし自己愛性パーソナリティ障害をもつことはよくあることです。自己愛性パーソナリティ障害については，51～52ページでより詳しく説明しています。

　BPやnon-BPというのは，愛する人々や家族を別扱いするための言葉ではありません。それらは単に，「自給式の水中呼吸器」の代わりに「スキューバ・ダイビング用具」と言うようなもので，簡単明瞭にするための言い方です。

もくじ

序文 *iii*
謝辞 *ix*
本書について *xvii*

第1部 BPDのABC

第1章 オズの国へようこそ …………………………… 3
境界性パーソナリティ障害（BPD）とは？　*4*
BPDをもつということは？　*6*
BPDをもつ人を思いやることとは？　*7*
重要な原則　*18*
◆数でみる境界性パーソナリティ障害　*20*

第2章 境界性パーソナリティ障害を理解する …………… 23
BPDの9つの特徴　*25*
BPDを説明するための統合的アプローチ　*34*
その他のBPDの特徴　*37*
BPDをもつ人のタイプ：低機能の従来型，高機能で見た目に
　わからないタイプ，2つを組み合わせたタイプ　*40*
子どもと青年におけるBPD　*45*
男性におけるBPDの診断　*46*
BPDをもつ年配者　*49*
併存障害　*49*

第3章 BPDをもつ人との関係を理解する …………… 55
ほとんどのBPDをもつ人の行動はわざとしているのではあ
　りません　*56*
人間関係を複雑にするBPDの特徴　*60*
5つの機能不全　*68*

家族の力学　　74

第4章　BPDのリスクファクター………………………77
　　　生物学的なリスクファクター　　79
　　　環境的なリスクファクター　　85

第5章　BPDの治療………………………………………91
　　　薬物治療　　91
　　　心理療法　　96
　　　◆ BPDはよくなります！　　111

第6章　専門家の援助を求める…………………………113
　　　セラピストを見つけるのが難しい理由　　114
　　　BPDをもつ人が援助を求めるよう動機づけるには？　　116
　　　セラピストを探す準備　　120
　　　クライアントとセラピストの関係　　130
　　　診断を得る　　131
　　　診断の開示　　134
　　　◆ セラピーに対するセラピストの考え　　137
　　　◆ BPDをもつ未成年者の診断に関して　　140

第II部　パワーツール

　　　パワーツールについて　　145

第7章　パワーツール1：自分自身を大切にする………149
　　　サポートの輪を築きましょう　　150
　　　物事を個人的に受けとらないようにしましょう　　153
　　　感情をコントロールしましょう　　154
　　　受け入れる練習をしましょう　　161
　　　笑い，この最良の薬　　163
　　　充実した生活を送りましょう　　165
　　　深呼吸しましょう　　166
　　　少し眠りましょう　　169

スピードを上げてみましょう　169
　　　簡単な方法で変化を起こしましょう　170

第8章　パワーツール2：行き詰まり感の原因を明らかにする… 173
　　　何が原因で行き詰まり感が続いているのでしょうか？　175
　　　行き詰まり感から抜け出す　188

第9章　パワーツール3：理解されるように伝える……… 193
　　　BPDをもつ人のコミュニケーションにおける欠陥　195
　　　BPDの限界を補う　201
　　　◆ある母親のコミュニケーション方法　231

第10章　パワーツール4：愛情をもって境界を設ける… 235
　　　境界とは何でしょうか？　239
　　　どうして境界が重要なのでしょうか？　240
　　　境界の特性　243
　　　境界設定の3つの鍵　249
　　　境界設定の話し合いのための準備　259
　　　境界について話し合いましょう　266
　　　もって生まれた魂の光が輝きますように　275
　　　◆境界とBPDをもつ子ども　277

第11章　パワーツール5：適切な行動を強化する……… 279
　　　強　化　280
　　　消去バースト　286
　　　行動が伝える　289
　　　望まない行動を訓練しない　291
　　　他の方法　296
　　　◆称賛についてのTIPS　298

結び―今日からスタートです　301
文　献　303
監訳者あとがき　313

第 I 部

BPD の ABC

第1章
オズの国へようこそ

> 誤解されても自分自身に誠実でありなさい。
> 痛みはあっても死ぬことはありません。
> ——易経

　みなさんは，自分にとって大切なある人のまわりにいると，びくびくとはれものにさわっているかのように感じますか？　この表現にピンとくるだけでなく，心に強く響くものを感じるでしょうか？　もしそうなら，みなさんの生活の中にいるその人は，境界性パーソナリティ障害（BPD）であるか，あるいはBPDの特性をもっているのかもしれません。

　次の質問について考えてみてください。もしこれらの大部分に対する答えが「はい」であるなら，みなさんの愛する人はBPDかもしれません。

- その人は，みなさんのことを，自分のことを愛してなどくれない憎らしい人，もしくは尊い無条件の愛を与えてくれる人，という2つのうちのどちらかの見方をしているでしょうか？
- その人は，みなさんを絶えず勝ち目のない状況に追い込んでいるでしょうか？　その人の態度が，以前に言ったことと矛盾しているとみなさんが説明しようとすると，その人はさらなる批判を行うでしょうか？
- いつも，すべて，みなさんのせいですか？　みなさんは常時，批判の

的になっているでしょうか？
- 問題のない状況（みなさんがその人の味方とされている，あるいは理想化されてさえいる）のように思えるときでも，何の理由もなくすべてが崩れてしまうことがありますか？
- その人が怒るとき，それは，みなさんを動揺させる執拗な，悪意のある攻撃へと変わっていくでしょうか？
- その人は，自分の思い通りにするために，恐れ，義務感，罪悪感を使いますか？ みなさんは，操作されているように感じ，その人のことをもはや信じられなくなっているでしょうか？
- みなさんは，自分自身の現実感を疑い始めていますか？ その人の歪んだ感覚にさらされているために，家族や友人からの孤立と相まって，みなさんは自分を見知らぬオズの国にいる，混乱したドロシーのように感じているでしょうか？

■ 境界性パーソナリティ障害（BPD）とは？

　BPD（境界性パーソナリティ障害）は深刻な精神疾患です。この障害があると，その人は人や状況をすべて良い，あるいはすべて悪いとみなしたり，自分が空虚でアイデンティティがないように感じたり，極端で瞬間的な気分変動を起こしたりします。彼らは衝動的に行動し，自己嫌悪と極度の見捨てられ不安のせいで，根拠のない批判や非難の言葉を他者に浴びせかけることがあります。なかには，自傷行為をする人や，自殺以外，苦痛をなくすための方法を考えつかない人もいます。

　BPDをもつ人たちは，大部分の人たちとはかなり違ったふうに世界を経験します。私たちが完全には理解できない理由により，この障害は，決定的に重要な思考のプロセスを歪め，異常な感情と行動を引き起こすのです。

　BPDをもつ人々の頭の中を覗き，彼らの考え方を目にすることができ

れば，彼らが極端な世界に住んでいることがわかるでしょう。彼らにとって，人や状況はすべて良いかすべて悪いかであって，その中間はありません。彼らは，誰かをただ称賛したり尊敬したりするのではありません。相手を途方もなく持ち上げ，その後で必然的に失望させられると，今度はその人をこきおろすのです。彼らは，自分自身のこともそのように考えており，小さな失敗によっても「自分は価値のない人間だ」などと思ってしまいます。

　もしみなさんが，指をパチッと鳴らして魔法をかけ，BPD をもつ人が感じていることを経験できるとしたら，自己嫌悪，見捨てられることへの極度の恐れ，そして絶え間ない空虚感で圧倒させられてしまうでしょう。怒りっぽさや抑うつも起こり，それが絶えず現れて，喜びの感情やちょっとした満足も遮断されてしまいます。「BPD は，私の身体，心，そして魂を侵食するガンなのです」とは，この病気をもつある女性が言った言葉です。

　BPD をもつ人々の行動を観察するのは簡単です。思考や感情とは異なり，行動は明白だからです。そしてその行動のために，BPD をもつ人々と生活するのはとても困難です。彼らは，衝動的に行動し，物事をじっくりとは考えません。自分自身を故意に傷つける人もいます。彼らは，身体を傷つけて血を出したり，自殺を企てたりします。浪費，危険な性行為，薬物やアルコールの乱用，無謀運転，万引き，あるいは摂食障害なども見られます。

　BPD をもつ人たちは，しばしば必死に人々を自分のほうへと引き寄せます。その後は，酷評，鎮めることのできない激しい怒り，また不合理な非難で唐突にその人たちを追い払います。彼らは，人を非常に高い台の上にのせてから，突き落とすのです。BPD をもつ人の中には，相手を勝ち目のない状況に追い込んだり，根拠もなく非難したりする人もいます。

　彼らを愛する人々にとって理解しがたいのは，彼らの行動そのもので

はなく，なぜそのように行動するのかということです。

■ BPDをもつということは？

　ヘレンは，22歳の女性です。彼女は，小さな地域の短大から大きな4年制大学に編入したばかりで，友人や家族から遠く離れてしまいました。まわりの人たちは彼女のことを，少しつんとしてはいても，才能があり，利口だと思っています。彼女自身はと言えば，自分のことを落ちこぼれと考えており，人が怖いために人づきあいを避けています。
　孤独を紛らわすため，彼女は，ただ肌のぬくもりを感じようとして，よく知りもしない男性と性的関係をもつことがあります。彼女は現在，過食症ですが，高校生の頃は拒食症でした。彼女は日記をつけており，以下はその一部です（句読点や文法はそのままになっています）。

　　私はときどき誰かに頼りたいと思うことがある，世話を焼かれたい，どんな場合でも愛されたい，皆から完全に理解してもらいたい（そう，いつも。あはは）。ベッドの中で愛し合ってくれて，私を愛してくれて，私がどう感じているかを理解してくれる人が欲しい。この日記以外に，誰かに触れて，触れられたい。どこに行っていいかわからない，自分自身のことが本当に信じられない。自分のことを敬う気持ちがないの。何であれやる自信がないわ。普通の人みたいになりたい本当の愛が欲しい，不安だし疲れているの。
　　自分自身と自分の感情が怖い怖いの，他の人たちに傷つけられるのが怖い，自分自身を受け入れられない自分の行動をコントロールできていると思えない自分の食べ方をコントロールできない。もしすべてを吐き出せるなら，叫んで，泣いて，激怒して，恐れて，がっかりして，怒って，傷つくと思う。自分が小さな女の子のように感じるの。誰かが現れて私をコントロールして，包み込んで，大丈夫だよと言っ

てもらいたいの。生きていることに疲れてしまうときがある。自分自身を助けたい，私の部屋はとても散らかっていて耐えられない…心の中で死んだ気持ちになるのと，ものすごい怒りを感じるのとを行ったり来たりしているみたい。死んだほうがましだわ！ ルームメイトがまわりにいるとこれほど自意識過剰になるのはなぜなの？ 彼女は私の感情は強烈すぎて，私は変だ，すべてを批判的にとらえると言うわ。誰かに心を開いて，感情を分かち合えと言われるとこんなに腹が立つのはなぜなの？ なぜ彼らに私を操作させてしまうの？ すごくお腹がすいている…私は私で私の名前はヘレンヘレンヘレンヘレンヘレンヘレンヘレン

■ BPDをもつ人を思いやることとは？

　BPDをもつ人を愛することは，フルタイムの仕事です。彼らの家族は，それを感情のジェットコースターに乗って生きること，あるいは，はれものにさわることと表現します。家族の人たちは，求められることと拒否されることとの間を行ったり来たりしています。まるで常に何かを試されているかのようですが，それが何であるかは定かではありません。BPDをもつ人に近しい人たちは，時間とともに虐待的な態度に慣れてしまい，それが普通であると考え始めます。家族は，しばしば罪悪感，羞恥心，うつ，疲労，孤立，無力感を経験します。

　BPDをもつ人の行動に影響を受けている人々は，2つに分けることができます。「選ばれた人」と「選ばれたわけではない人」です。選ばれた人の分類には，パートナーや友人が入ります。選ばれたわけではない人の分類には，親，兄弟姉妹，義理の家族，継親が入ります。後者には，血縁家族や，例えば，夫の父親がBPDをもつことがわかった場合など，誰か他の人との関係のためにこの状況にある人たちの両方が含まれます。

　みなさんの生活の中にBPDをもつ人がいたら，みなさん自身につい

て以下のことが言えるかもしれません。

- とても多くの時間，みなさんは自分自身，愛する人，および医療制度に腹を立てている。
- 感情的なエネルギーがなくなってしまっている。自分の内的資源の限界が試されている。
- 幸せな子ども，愛情のあるパートナー，親密な兄弟姉妹，あるいは愛情あふれた親という夢の喪失を嘆き悲しんでいる。
- 自分の身体的な安全が心配である。
- 望ましい親，パートナー，親類，ないし友人であるための自尊心および自分の能力を疑っている。
- その他の家族関係での重圧，緊張を経験している。
- 経済的困難を経験している。
- 常に綱渡りをしながら，自分や他の家族たちの要求と，BPDをもつ人の要求とのバランスをとっている。
- 家族の中に精神疾患をもつ人がいることへの社会的偏見に対処している。
- 家族や友人との連絡が途絶えている。
- 家族の生命と健康を守る責任を感じている。
- 自分の精神性を試している。なかには，自分の宗教的信念，ないし人生を有望な好ましいものであると見る自分の能力を疑う人もいる。

関係の種類によって，引き起こされる問題が異なります。以下の物語は，実際の家族たちの話を合成したものですが，BPDをもつ人が関わる様々な関係性の類似点や相違点が示されています。

■ 親と祖父母

　BPDをもつ人の親は，二重の困難を抱えています。障害がある子どもをもつことによる苦悩と，援助を求めるときに，ほとんどの専門家から子どもの苦しみは親の責任であると言われることによる恥辱と精神的打撃です。

　ジルは，とても可愛い赤ん坊でした。ジルの養母であるカイは，「彼女を見ると，グッと惹きつけられるものがありました」と言います。ジルにとって，小学校は楽ではありませんでした。彼女は，カイにくっついて離れようとはせず，黄色いスクールバスに乗るのを拒否しました。「ママ，行きたくないの。一緒にいさせて！」。彼女にとって，友人をつくるのは難しく，どの先生も彼女に協調性がないことに苦情を言いました。学校のカウンセラーは，成長するにつれて問題はなくなるだろうと確信していました。しかし，そうはなりませんでした。

　14歳になると，ジルは，内向的で，反抗的になりました。カイは，「私たちは，ただの思春期の反抗だと思ったのですが，彼女はずっとそのままでした」と言います。その後，飲酒，反抗的な友人，学校のずる休みなど，悲劇が何年にもわたって続きました。ジルの反抗的態度は，ドアをバタンと閉めたり，瞬間的に激しく怒ったりすることで際立っていました。彼女は，ある少年とつきあいましたが，彼は彼女をロッカーに叩きつけ，腕のいたるところに傷を負わせるような人物でした。彼女は，親を怒鳴りつけ，干渉するのをやめるように言いました。

　18歳になると，すぐにジルは，同じくらい反抗的な女友だち，その女友だちの大酒飲みの母親，そしてその母親の彼氏である麻薬の売人のところに引っ越しました。その母親は，2人の少女と彼氏をアパートに残し，町を出て行ってしまいました。すぐに，ジルの新しい彼氏であるサムが引っ越して来ました。

　数か月後，ジルは妊娠していることを皆に告げました。カイは彼女のところに来て，子どもの父親であるサムに会いました。ジルとサムは結

婚したがっており，カイはすぐに素敵な結婚式を開きました。ジルは，キラキラ輝いていました。

　赤ん坊のアリーシャが生まれたとき，ジルは，親の愛情や支援に感謝しているように見えました。アリーシャは，すぐに彼ら皆に喜びをもたらしました。しかし，ジルは再びいらいらするようになり，反抗的になりました。彼女は，サムに隠れて他の男性たちとつきあい始めました。彼女は，トレバーに出会って，サムとは離婚し，その新しい男性と数か月後に結婚しました。ジルは，自分の親であるカイとダグに近づき，また結婚式の費用を払ってくれるように説得しました。彼女は，自分の家族とは写真も撮らず，写真を撮ったのはトレバーの家族とだけでした。彼女は，彼らのことを「本当の」家族と呼ぶようになりました。

　ジルは，自分の親をコントロールするために，娘や継子たちを利用し始めました。例えば，ある日ジルは，夫となったトレバーの2人の息子も一緒に行ってよい場合にのみ，アリーシャと一緒に過ごしてよいと両親に告げました。カイとダグは，同意しました。どのみち彼らは，新しい継子たちとも関係を築きたいと思っていました。しかし，彼らが3人の子どもたち全員を同等に扱っていたにもかかわらず，ジルは彼らがアリーシャをえこひいきをしていると言って激怒しました。彼女は，「もう二度とどの子にも会わせないわ」と脅しました。

　カイとダグは，アリーシャが父親のサムに会っているときのほうが彼女に会いやすいことを知りました。ジルがそれを気に入らないことはわかっていましたが，彼らは，孫娘と前向きで愛情のある関係を築くには，それ以外に方法はないと感じました。残念なことに，ジルはそのことを知るとひどく激怒し，サムとダグがアリーシャに性的ないたずらをしていると告発しました。医師と心理士による慎重な検査によって，その主張には根拠がないことがわかり，訴えは却下されました。心理士は，ジルにカウンセリングを勧めましたが，彼女は拒否しました。

　カイとダグは，それでもアリーシャと何らかの関係をもてるように，

現在,裁判所の命令による訪問権を得ようとしています。カイは,「孫娘のことを放ったままにしておきたくはないのです。彼女はすでにジルによって多くの感情的なダメージを受けていると思うからです」と言います。「彼女の生活の中で,一貫した無条件の愛を示せるのは私たちだけだと思うのです」。彼らの唯一の望みは,裁判所がジルの嘘を見抜くことです。それでも彼らは,ジルが人を説得するのがかなりうまいことを知っています[1]。

■ パートナー（恋人・配偶者など）

リチャードはパーティでローリーと出会い,すぐに彼女の茶色の美しい瞳のとりこになりました。18か月の交際の後,ローリーはリチャードに結婚をせまるようになりました。彼の時間と関心を独占しようとする彼女の要求は,日増しに激しく,それこそ脅しのようにまでなりました。

ふたりが結婚して間もなく,ローリーは,リチャードが自分と過ごす時間を多くし,友人との時間を減らすべきだと言いました。彼は,彼女を満足させるためにそうしました。「彼女は,いろんなことで癇癪を起こし続けていました。悪いのはいつも僕でした」と彼は言います。「僕は一生懸命彼女を喜ばせようとしましたが,それが十分であったことはありませんでした。僕が出て行こうとすると,彼女は『自殺する』と言い始めます。すると僕は戻ってきて,もっとうまくやれるように努力するのです」

2年後,彼は少しのあいだ別居したほうがいいと彼女に告げました。彼は,その後に起きたことを次のように語っています。

> 彼女は,僕が他の女性と関係をもてるようにするために離婚したがっているのだと言って,金切り声を上げました。そして,僕がいかに「彼女を幸せに」できなかったかなど,とてもひどいことを言いました。僕は,打ちのめされ,ただ口を開けたまま,そこに立ち尽くし

ていました。すると彼女は，僕に向けて皿を投げつけたのです。それは壁を直撃しました。僕は，スポーツバッグを持って出て行きました。

　僕が両親のところに泊まっていると，ローリーは，僕を帰ってこさせようと一日中，両親の家と僕の職場に電話をかけてきました。ついに彼女は，僕が戻ってこなければ自殺すると脅すようになりました。僕は降参して，戻りました。僕の愛情で彼女の心を癒すことができると思い込んでいたのです。そして，彼女は妊娠しましたが，流産してしまいました。彼女は，僕が彼女のこと，あるいは赤ん坊のことを愛していなかったから流産したのだと言って僕を責めました。彼女は，神さまはそうやって僕のことを罰しているのだと言いました。僕の自尊心はとても低くなり，職場でもうまくいかず，お酒を飲まずにはいられませんでした。僕は，彼女の怒りと逆上を避けようと，さらに家から離れて友人と多くの時間を過ごすようになりました。

　僕は，今度こそ別れると断言しました。するとローリーは，自分がしたことを反省し始めました。彼女はとても優しく，正直そうに見えました。そして彼女は，変わることを約束しました。彼女は，心底すまないと思っていると言い，自分以上にあなたのことを愛してくれる人などいないと言い続けました。その夜，僕たちは愛し合い，息子を授かったのです。

　息子のマイケルが生まれた日は，僕の人生で最高に幸せであり，最高につらい日でもありました。マイケルが生まれて2週間後，僕が仕事を終えて家に帰ると，鍵が替えられていました。ローリーは，僕が二度と息子に会うことはなく，僕の親権を取り消しにするとドア越しに叫んでいました。僕は，友人の家まで車を運転していき，玄関前の階段に腰を下ろして，いったいどうすべきか考えようとしました。

　ローリーは，家族と，子どもの性的虐待を専門とするセラピストに連絡を取っていました。彼女は，僕の「忌まわしい性的行動」のせいで，僕が息子を脅威にさらしているとセラピストに思い込ませました。

そのセラピストは，僕の訪問は制限つきの，監視下で行われるべきだと提案する手紙を彼女の弁護士に送りました。

　ある朝，ローリーは，ベビーシッターのところにマイケルを連れて行ってから仕事に行くことになっていましたが，職場に姿を現しませんでした。彼女は，知っている人皆に電話し，自殺すると言いました。6時間に及ぶ捜査の後，彼女がホテルの部屋で過剰服薬をしようとしているのを救急医療隊が発見しました。彼女は命をとりとめ，精神科の治療を受けることになりました。彼女の診断は，境界性パーソナリティ障害でした。

　僕の弁護士は，マイケルの一時的な親権の申請をしました。2年半という時間と，多くのお金を使うことになりましたが，やっとのことで親権を勝ち取りました。ローリーは現在，監視下での息子との面会を義務づけられています。彼女は薬物治療を受けており，過去5年間セラピーに行ったり行かなかったりしています。僕は，彼女の幸せを願っています。息子にとって，それが最善のことであると思うからです[2]。

■ 子ども

ケリーは，BPDをもつ母親のルースに次のような手紙を書きました（しかし，送りはしませんでした）。

　私は人生の大部分を，あなたを恐れて過ごしてきました。それはまるで2人の母親と共に育ってきたようなものでした。良い母親と悪い母親です。良い母親は，とても支持的で養育的です。彼女は，私のチェスが上達するように励ましたり，私の味方になってくれたり，私の将来を心配したり，私のことを愛していると言ってくれたりします。
　でも悪い母親が現れると，優しい母親がしてくれるすべてのことが葬り去られてしまうのです。悪い母親の怒りは，抑制不可能です。な

ぜなら彼女は，壊滅的な打撃を与えてからでないと気分がよくならないからです。私が13歳のときでした。悪い母親は，私の食べ方が気に入りませんでした。彼女は，それが不作法だと思って，私に「そんなふうに食べていたら友だちなんてできっこないわ」と言いました。

　ティーンエイジャーだった私は，1週間に一度のゴミ出しと，自分の部屋の掃除をすることになっていました。ときどき，それをしなくても，特に問題はありませんでした。すると，悪い母親が出てきて，ゴミがあふれた，卵の黄身が床の上で乾燥したと言って叫び，怒鳴り，激怒しました。彼女は，私のことをとんでもない愚か者だと言い，1週間テレビを見てはいけないと言いました。彼女は私に「お前は家族をめちゃくちゃにしている」と叫んだのです。

　大人になると，私は，私のことを愛してくれる人を必死に探そうとしました。私は，最終的に私のことを拒否する男性を選ぶことで，母親との関係を再現し続けました。夫が私に対していらだち，話したがらないとき，あるいは，私がセックスをしようと誘いかけても彼がいやだと言うとき，私は，彼がもはや私を愛していないと確信し，私たちは口論になります。現実に戻ってみると，自分がなぜ彼の愛情を疑ったのか，理解できません。でも，私は彼を試し続けます。それをやめることができないのです。

■ 兄弟姉妹

　ペリー・ホフマン博士は，National Alliance for Borderline Personality Disorder のファミリー・コネクションズ・プログラムの共同創立者です。彼女によると，家族の中に BPD をもつ人がいるというのは大変なことであると言っています。

　　ある18歳の BPD をもつ女性の両親は，15歳になるもうひとりの娘さんが，姉の絶え間ない言葉の攻撃に精神的ショックを受けてお

り，その娘さんのための精神科治療を求めていると言っていました。

　兄弟姉妹の中には，莫大な責任を担い，BPDをもつ兄弟姉妹の世話人になってしまう人もいます。彼らは，BPDをもつ近親者がいるという事実に基づいて，人生の決断を下します。例えば，兄弟姉妹が，この障害が遺伝するかもしれないので決して自分自身の子どもはもたないと言っているのを耳にしたことがあります。また，彼らは，BPDをもつ兄弟姉妹が苦しんでいるようには自分の子どもには苦しんでほしくないとも言っています。

　兄弟姉妹は，BPDをもつ人が家族の中にいるということが自分の婚姻関係に及ぼす影響についても心配しています。彼らは，自分の家族全体がその病気の兄弟姉妹の行動を中心にまわっていることをどのように説明してよいのかわかりません[3]。

兄弟姉妹が直面する具体的な問題としては，次のようなものがあります。

- 親の多くの時間や注目が奪われてしまう。
- 自分が，その兄弟姉妹が病気になるようなことをしたのではないかと考えたり，罪悪感を覚えたりする。
- 自分の友人を家に連れてくることをためらう。
- 自分自身や親の身の安全を案じる。
- 母親と父親に対して，BPDをもつ兄弟姉妹によって引き起こされた問題の埋め合わせをするため，よい子であろうとの莫大なプレッシャーを感じる。
- 自尊心の問題がある。マリーは自分の姉に関して，「大学に行くために家を出て，姉から離れるまで，私にはあまり自尊心というものがありませんでした」と言います。「大学ではある程度，いい意味での注目を集めたので，私はそれで自尊心の感覚を養いました」

- 兄弟姉妹のふるまいが，たいてい破壊的で，お祝いのムードを台無しにしてしまうため，家族の集まりや休日を恐れる。
- 乱暴な仲間など，BPDをもつ子どもの友人から悪影響を受ける。

■ その他の関係

継親は，BPDをもつ家族や元の配偶者との関係で大きな問題を抱えています。これは，夫にBPDをもつ前妻がいて，その女性との間に子どもがいる場合などに特に言えることです。このような男性を夫にもつ女性は，子どものことで前妻とのひどい論争に巻き込まれている夫の主な支援者にならなくてはなりません。彼らは，夫や継子の苦しみを見ているうちに，泥沼に引き込まれます。そしてその多くは，復讐に燃えた前妻の標的となります。

BPDをもつ近親者を支援する友人や拡大家族も，彼らと関わっているばかりに，しばしば感情のジェットコースターに乗ることになってしまいます。多くの場合，これらの関係は，BPDをもつ人がもたらす混乱への対処に関して意見が一致しないため，ぎくしゃくしてしまいます。

■ 社会におけるBPD

BPDは，広範な影響をもたらす複雑な精神疾患です。BPDをもつ人々が，うつ病，物質乱用，摂食障害，その他の深刻な精神科の症状を合併して苦しむことはよくあります。この障害は，家庭内暴力，対立点の多い離婚，仕事の生産性の喪失，性的依存，ギャンブル，自傷，犯罪行為などの発端となっている可能性があります。そう考えると，これは池の上の波紋以上のものです。それはむしろ，岸から何マイルも離れたところに90フィート（約27 m）の波を送り，その過程でほとんどのものを破壊してしまう津波のようなものなのです。

広範囲にわたってダメージを与えるにもかかわらず，BPDはあまり知られておらず，無視されることもしばしばです。発症率がより低いにも

かかわらず，取り上げられることの多い拒食症や双極性障害と比較すれば，なおさらそう言えます。その複雑で多面的な性質のため，BPDは，*Diagnostic and Statistical Manual of Mental Disorders*（これについては後で詳述します）に挙げられているなかでも，最も誤解され，偏見をもたれている精神疾患と言えるかもしれません。臨床家の大部分が，BPDをもつ人々を治療するための訓練を受けておらず，それが誤診や不適切な治療につながっています。臨床家が高機能の患者さんを見過ごしてしまったり，適切な境界を設定することができずに，低機能の患者さんを診るのをやめてしまったりするのはよくあることです。

　しかし，この10年のあいだに，多くの進歩が成し遂げられました。BPDの原因は子ども時代の虐待にあるという広く行き渡った信念は，BPDをもつ人々を対象とした高度な脳スキャンによって異論が出されるようになっています。それらの脳スキャンは，BPDをもつ人々の脳が，この障害をもたない人々のものとは著しく異なって機能していることを明らかにしているのです。

　この調査研究は，BPDをその他の脳障害と比較するうえで重要であり，患者さんや家族を助けるために設けられ，教育を提供し，研究費を集めている非営利団体のような，多くの新たな資源をもたらしています。また，このような調査研究は，その他の公的および個人的なメンタルヘルス機関が，BPDの治療を彼らの使命の一部とせざるをえない理由にもなっています。世間の関心も，BPDに関するたくさんの新しい書物によって強まっています。BPDは，ニューヨークタイムズや他の有名雑誌で特集を組まれたり，テレビや映画のBPDをもつ登場人物によって紹介されたりもしています。

■ 重要な原則

本書を読むときには，次の原則を心に留めておきましょう。これらの考えを，みなさんがBPDをもつ人に対処する際の永続的な心構えとしてください。

■ BPDをもつ人を助けるためには，みなさん自身を最初に助けなければなりません

みなさんの直感は，その真逆であるべきだと言うかもしれません——みなさんの関係が健全であるかどうかは，BPDをもつ人に助けを得ようとする意思があるかどうかによって決まるのであり，みなさんがすべきことは，自分自身の要求を無視し，相手を治すことに集中することであると，みなさんの直感は告げてくるかもしれません。しかし，それは間違いです。

人々は問題を避けるために，自分自身を無理やりねじ曲げることによって，BPDをもつ人を喜ばせようとすることに何年もの時を費やしてしまいます。たとえそれが功を奏しても，代償は高くつきます。家族は，うつ病，孤独感，無力感，低い自尊心，睡眠障害，また身体的疾患に苦しみます（BPDをもつ人々のアダルトチルドレン［訳注：子ども時代の家族関係が原因で，成人後もそのトラウマにより生きづらさを抱えている人々を指す。元来はアルコール依存症の親のもとで育った人に対して使われた］は特にそうです）。予想できることですが，その関係は悪化します。そして，それはまさに家族が避けようとしていたことなのです。

これは，逆説的に言えば，長期的に見て健全な関係をもてるかどうかは，みなさんが自分の時間を過ごしたり，愛情をもって境界を設けたり，またBPDをもつ人から離れて自分自身のしっかりした生活を築いたり，自分自身の要求を大切にできるかどうかにかかっているということです。

矛盾しているのは，家族の人たちの多くがそうしないということです。彼らは，このことを聞きはしますが，信じることはしません。彼らは，自分自身を大切にする能力を失くしてしまっている（あるいは，最初からもっていなかった）のかもしれません。もしくは，彼らは，与えて，与えて，そしてさらに与えることが，その状況に役立っていないことを受け入れたがらないのかもしれません。もちろん，みなさんがそのようなことを経験する必要はありません。

■ BPDの思考，感情，行動は，人と異なるわけではなく，単に際立っているのです

私たちは皆，BPDに関連した特徴をもっているものです。ときに，感情が論理に勝ってしまい，物事を誇張し，あとで後悔するようなかたちで衝動的に行動してしまうことがあります。またそうでなければ，私たちは人間ではなくなってしまうでしょう。

「正常」なことと，パーソナリティ障害への脱線とのあいだにある2つの重要な違いとは，極端さと頻度です。その特徴，思考，感情，行動が，激しく，頻繁になり，仕事，人間関係，および日常生活の他の側面に大きな影響を及ぼすときには，1つかそれ以上のパーソナリティ障害が存在している可能性があります。

■ たとえBPDをもつ家族が変わらなくても，みなさんの生活を改善することができます

今まさに，みなさんは逃げ場を失い，混乱し，無力に感じているかもしれません。しかし，そうである必要はありません。少なくとも，今現在感じているほどである必要はないのです。想像しにくいかもしれませんが，本書を読み終える頃に，みなさんは，みなさんの愛する人がすること，しないことにかかわらず，より気分をよくしてくれ，自分の生活をより管理できていると感じさせてくれる手段や技法を学びとっている

ことでしょう。学習，計画，そして練習を必要とはしますが，みなさんは，自分が思っている以上に自分自身の運命をコントロールすることができるのです。

■ 関係を根本的に変えるのに必要なのは，たったひとりです

関係をもつには2人の人間が必要です。そして，それぞれが50％の責任を担っています。現在みなさんは，みなさんの家族が，みなさんに対する支配力をもっており，したくないことや感じたくないことをみなさんに「させる」ことができると思っているかもしれません。しかし，それは間違いです。自分自身の反応をよりコントロールし，自分自身に対して誠実な決断を下すとき，力関係は変わるのです。

数でみる境界性パーソナリティ障害

National Education Alliance for Borderline Personality Disorder によって提供されたこれらの統計は，メンタルヘルス制度あるいはその他の機関におけるBPDをもつ個人を対象とした調査研究によって導き出されました[4]。ここには，本書が主な焦点とする，治療を求めない何十万，何百万もの人々は含まれていません。

成人の有病率
- 表向きには，400万人（一般人口の2％）のアメリカ人がBPDです。最先端の調査研究によると，この数字はもっと高いようです。
- BPDは，統合失調症よりも一般的です。
- BPDは，拒食症の2倍も頻繁に起きています[5]。
- 精神病院に入院する人々の20％は，BPDです（大うつ病よりも多い）。

自殺と自傷
- BPD をもつ成人の 10%は，自殺します。
- BPD をもつ人の自殺率は，一般人口の自殺率の 400 倍です。
- 自殺する若者の 33%が，BPD の特徴を有しています。

治療上の問題
- FDA（米国食品医薬品局）で認可されている BPD のための薬剤はありません（しかし，多くの薬剤がその症状の治療に用いられています）。
- BPD は，他の病気と合併することがあります。BPD をもつ人のほとんどは，うつ病でもあります。
- 臨床家の圧倒的大多数は，この障害をもつ人々を有効に治療するための訓練を受けていなかったり，その経験をもっていなかったりします。BPD のための研究に基づいた治療は，広く利用可能というわけではなく，障害をもつ人々の一部分にしか適しません。精神科の看護師の 80%は，BPD をもつ人々が不適切なケアを受けていると感じています[6]。
- BPD をもつ女性が 30 歳なら，その人は概して一般の 60 代女性と同じような医学的プロフィールをもっています。[訳注：BPD をもつ人は自傷行為を行ったりするため，身体的な老化が進んでいると言える]

経済的影響
- メンタルヘルスサービスの頻繁な利用者のうち，最高 40%が BPD です。
- BPD をもつ人のうち，50%以上の人々の被雇用能力は著しく損なわれており，Supplemental Security Income（SSI），Social Security Disability Insurance（SSDI），および Medicaid や Medicare［訳注：日本での生活保護や障害年金に相当する］への負担をもたらしています。
- 刑務所にいる男性の 12%，女性の 28%が BPD です。

第2章
境界性パーソナリティ障害を理解する

> 私は矛盾しているだろうか？
> それなら，矛盾しているということにしよう。
> （私は大きくて，多くの面をもっているのだ）
> ——ウォルト・ホイットマン『僕自身の歌』

　本章では多くの基本的な事柄を取り上げます。最初に，BPDの公式な定義を構成する9つの特徴を見ていきます。次に，BPDをもつ人々のふるまい方，そしてその理由をよりよく理解してもらうために，それらの特徴を整理し直します。その次に，以下のことを取り上げます。

- BPDをもつ人々のその他の一般的な特徴
- BPDの3つのサブタイプ
- 子どもや青少年，男性，および年配者におけるBPD
- BPDに付随することの多い，その他のメンタルヘルスの問題

　しかし，まず以下で，よくある質問への答えを提示しておきます。

　1.「ボーダーライン」とは，BPDをもつ人々が何らかの境界線上にあるということを意味しているのか？

短く言うなら，答えは「ノー」です。長く答えるなら，次のようになります。

100年前，精神科医たちは，普段はよく機能しているある患者たちが，ソファに横になって話をしているとき悪化することに気がつきました。当時，精神科医たちは，すべての患者は神経症的（ウッディ・アレン［訳注：神経症で心理療法を受けていることで有名］を思い浮かべてください）か，あるいは精神病的（自分が神だと思っているような人など）かのどちらかであると考えていました。彼らが理論化した境界性パーソナリティ障害は，そのちょうど中間ないし「境界線」上に位置していたのです。

今日，メンタルヘルスの専門家は，100年前とは異なったやり方で精神疾患を分類しており，「中間」や「境界」というものはありません。しかし，「ボーダーライン」という名前はそのままなのです。いつの日か変わるかもしれませんが，近い将来ではないでしょう。

2.「パーソナリティ障害」とは何か？

パーソナリティ障害とは，その人が属する文化が期待するものとは著しく異なる，内的経験や行動のパターンです。それは個人の，人々への反応の仕方に関係しており，大きな苦悩につながります。特徴としては，以下のことが挙げられなければなりません。

- 極端である。その人の生活に重大な影響を及ぼしている。
- 永続的である。世界の見方，および他者との関わり方の長期的な（何年にもわたる）パターンとなっている。
- 広範な状況において現れる[1]。

3. BPDは，「正式」な疾患と考えられているのか？

はい，考えられています。1980年，経験豊かな臨床家や専門家の機関

からの情報提供を得て，米国精神医学会は，診断バイブルである *Diagnostic and Statistical Manual of Mental Disorder*（DSM）に，境界性パーソナリティ障害を加えました。DSM は，様々な診断分類に当てはまる思考，感情，行動について記述しています。精神科医とその他のメンタルヘルスの専門家は，精神障害を診断するためにこの分類を使っています。

■ BPD の 9 つの特徴

　以下に挙げるのは，境界性パーソナリティ障害について DSM-IV-TR が用いている 9 つの基準をごく簡単に言い換えたものです。DSM-IV-TR によれば，BPD の診断を受けるためには，この 9 つの基準のうち，5 つを満たす必要があるだけです。

1. それが現実であれ，想像上のものであれ，見捨てられることへの不安に対する強い反応
2. 行動や態度の極端さを伴う人間関係上の一連のトラブル
3. 乏しい自己の感覚
4. 少なくとも 2 つの方法（例えば，物質乱用，自傷，摂食障害）による衝動的で，自己破壊的な行動
5. 繰り返される自殺の傾向
6. 極端で頻繁な不機嫌さと気分の不安定性
7. 慢性的な空虚感
8. 極端な，抑えきれない怒り
9. 持続的な解離状態

■ 診断基準 1：見捨てられ不安
誰しもが，ある程度は見捨てられることを恐れています。しかし，

BPDをもつ人の不安はより顕著です。また，たいていの人が通常は現実の脅威にのみ反応する一方で，BPDをもつ人は，現実あるいは想像上の脅威にも反応します。そして，彼らは想像力に富んでいます。

ちょうど心気症の人が軽い咳をペストの前兆と考えるように，BPDをもつ人は，見捨てられることを予感させるどんなことにも過度に敏感です。いったん喚起されると，その度を越えた不安の表現は，簡単には鎮めることができません。それは，内側から生じているものであり，外側から生じているものではないからです。

The Journey from Abandonment to Healing（邦訳『わかれからの再出発―見捨てられ傷ついた心をいやす5つのステップ』星和書店）の著者であるスーザン・アンダーソンは，次のように述べています。

> 見捨てられるということは，愛情そのものの喪失，すなわちその重要な結びつきの喪失である。……ときにそれは，昔の喪失によって引き起こされた，なかなか消えることのない嘆きであったりする。ときにそれは恐れでもある。ときにはそれが，関係の構築や私たちの真の可能性への到達を阻止する，目に見えない障壁になることもある[2]。

見捨てられることは，ドアから出て行ったり，あるいは電話をガシャンと切ったりといった，物理的な事柄である必要はありません。それは，感情的な距離，あるいはカーリル・ジブランが言うように，「一体感」における大きすぎる隙間ということもあります。

私たちのほとんどは，重要な事柄について，自分の人生における重要な人々が同意しないとき，あるいは彼らが自分とは違うやり方をするときにも，それに対処できるだけの健全さをもっています。しかしながら，BPDをもつ人々の場合，意見の相違は，たとえそれが小さなことであっても，影響を及ぼすのです。それは，信心深い親が，子どもが宗教を変

えることにしたと知るときの衝撃とよく似ています。これは，見捨てられるだけでなく，その人の最も大切な信念を否定することとしても解釈されかねません。

BPDから回復したA・J・マハリは，次のように述べています。

> 感情の距離は，ほぼ何によっても引き起こされます。脅かされることなく真に親密であるためには，その距離に（そして親密さにも）耐えられなければなりません。BPDをもつ人々は，この距離を拒否として感じるという点で異なっています。それにより彼らは，自らが愛し親密になりたいと思う，まさにその人に対して，自分自身を必死に防衛することになってしまうのです。このことがパートナーを遠ざけ，BPDをもつ人を再び見捨てられた気持ちにしてしまいます[3]。

> あるBPDをもつ女性は，次のように振り返ります。
>
> 口論の最中，彼は車で逃げようとしていました。私は立ちふさがり，彼を行かせないようにしました。彼がうまくすり抜けると，私は拳で車の後部を強く叩きました。私がドアのところに走り，無理やり開けようとすると，彼は手を伸ばしてロックしてしまいました。彼が通りに出ると，私はできるだけ速く走って，止まってと叫びました。

■ 診断基準2：極端な理想化と価値下げを行き来することで特徴づけられる不安定な関係

不安定な関係は，本書の核心とするところですから，この特徴の重要な部分，すなわち理想化と価値下げというBPDをもつ人のパターンを見ていくことにしましょう。この思考プロセスは，「スプリッティング（分裂）」と呼ばれています。これは，知らぬ間に起こり，世界，自分自身，および最も親密な関係に対する，BPDをもつ人の見方に影響を及ぼ

します。そのためこれは，ほとんどの関係上の問題の裏に潜んでいます。

　たいていの人々は，ある人についての自分の肯定的，否定的な感情を統合することができ，中間をとることができます。しかしながらBPDをもつ人々は，その2つを調和させることができません。彼らは他者をとてつもなく持ち上げ，必然的に失望させられると，今度はその人をこきおろします。他者を擁護者もしくは敵のどちらかとみなし，また自分の意見を一瞬のうちに変えることができます。これまで違った感じ方をしてきたことは，記憶から消し去られてしまうのです。

　Get Me Out of Here（邦訳『ここは私の居場所じゃない―境界性人格障害からの回復』星和書店）の中でBPDからの回復について著したレイチェル・レイランドは，彼女の精神科医であるパジェット医師を分裂させて見ていました。パジェット医師が彼女に共感すると，彼女は自分が実際に彼の娘であるかのように空想しました。しかし彼が距離を置いているように見えると，その帰属感が壊れてしまうのでした。そんなあるとき，彼女は，セックスについて嘘の証言をして懲らしめてやると医師を脅しました。パジェット医師がもとに戻ったように見えると，彼女はすべてを許しました。しかし，同じようなことが繰り返されたのです。

> 　あるBPDをもつ男性は，次のように言っています。
>
> 　この障害の深みにはまっているときのスプリッティングは，完全で根本的な現実のシフトです。反対に感じていたことを思い出すことはできるのですが，どうしても，それがなぜかがわかりません。酔っ払いのように，何か馬鹿げたことをして，次の日の朝，目を覚まし，「一体全体，自分は何を考えていたんだろう？」と言うようなものなのです。

■ 診断基準3と7：不安定な自己像と空虚感

　青年期においては，自分の核心的な価値観や信念については不明確な

ものです。私たちの大部分は，成熟するにつれ，安定した真の自己感を発達させます。しかし，BPDをもつ人はそうではありません。夫や母親などの役割を果たすことによって，空虚感はいくらか満たされます。しかし，子どもの自立や，配偶者に離婚される恐れなど，それらの役割が脅かされると，殻が崩れ始めます。BPDをもつ人々の中に，現状維持のために過激な手段をとる人がいるのはそのためです。例えば，親権を失わないために，パートナーを児童虐待で訴えることなどがそうです。

　実際にはBPDをもつ人々も，自分自身についての中核的信念を1つもっています。それは，自分は価値のない人間だ，というものです。あるBPDをもつ女性は言います。「私の人生は，『まあまあ』であるための絶え間ない苦闘です。私にそばにいてほしい人なんていない，といつも思います。誰も私のことなど気にかけていません。人に好きになってもらうための唯一の希望は，完璧になることです。誰かが私を好きになるときには，私が自分自身の中に見ていない何を彼らは見ているのだろうかと考えます。彼らが他の友人たちと出かけるときには，ひどく傷つきます。そして，私は気にしていないふりをしなくてはなりません。そしてそれは，いつもなのです」

■ 診断基準4：衝動性

Borderline Personality Disorder Demystified の著者，ロバート・フリーデルは，インタビューで次のように述べています。

　　BPDをもつ人々は，小さな事柄に対して強烈な感情を抱きます。そして，とんでもない勢いで彼らの感情が支配権を握り，衝動を抑制する脳の部分は感情の激しさを加減できなくなります。不安やうつは，衝動性を高めます。適度な不安をもち，衝動をうまく抑制できる人は，「私はこれを切り抜けられるだろう。大丈夫」と言うことができます。しかしBPDをもつ人は，その抑制ができないのです[4]。

衝動性はまた，DSMで挙げられている，残りのBPDの特徴とも関連しています。BPDをもつ人は苦痛を感じると，それを受け入れたり，その問題についてじっくり考えたりすることができません。青年期にある場合は特にそうです。代わりに，気持ちを変化させる薬物を使用したり，インターネット上で知り合った人と会うために家出したりなど，緊急の対応を要する即座の危機となるのです。

■ 診断基準5：自傷と自殺傾向

ティーンエイジャーのミッシェルは，自分の外見が嫌いです。彼女は，自分の脚を青あざができるまで叩きます。マギーは，苦悩から気をそらすために腕に熱湯をかけます。ロッドは，頭を，血が出て皮がむけるまで引っかきます。

自傷は，皮膚を軽く傷つけることから，縫合を必要とするくらい深くかみそりで切ることまで，広範囲にわたります。他にも，やけどさせる，焼き印をつける，傷跡をつつく，刺し貫く，などがあります。自傷は，その効果のために強迫的衝動になっていきます。緊張が高まり，その衝動に屈することで，それが和らぎます。

自傷は，死ぬためのものではありません。人々は，感情的苦痛から気をそらしたり，自分自身に罰を与えたり，感覚を無くしたり，ストレスを和らげたり，コントロールを維持したり，怒りを表現したり，また，苦痛を人に知らせたりするために自傷します。切ることはまた，幸福感を促す脳内化学物質エンドルフィンを放出させるようです。

マサチューセッツ州ベルモント市にあるマクリーン病院青年期DBTセンターの所長を務めるブレーズ・アギーレによると，自傷する若者は通常，自分のことを，同年代の子どもに比べて敏感で，人よりも物事を素早く感じ取り，また通常の状態に戻るのに時間がかかると言うそうです。彼らは，親に傷を見られると，言い訳（「犬にかまれた」など）をすることもあります。アギーレは，以下のような兆候は自傷行為を示す可

能性があると言います。

- 常に長袖のシャツを着ている。
- シャワーの時間が長すぎる。
- 喧嘩や他のストレスの多い出来事の後でひとりになる。
- 物質乱用が増える。
- 鋭いかみそりの刃，画鋲，ナイフ，そして，消毒液，バンドエイド，その他の応急処置の用具一式をためこむ[5]。

自殺は，また別の問題です。ある人にとって，死の概念は，現実逃避の役目を果たします。自殺を企てる人のほとんどがそうであるように，彼らも本当に死にたいとは思っていません。ただ，自らの苦痛を和らげることに必死なのです。

> あるBPDをもつ女性は，次のように言っています。
>
> 　信じがたいほどの絶望感によって，私は自分自身を消したくなりました。自傷行為はどんどんひどくなっていきます。200錠の過剰服薬をして，人々の対応の仕方が気に入らなければ，次には400錠を試すのです。私には，自分自身を懲らしめ破壊しなければならないという，圧倒的で不合理な要求がありました。それが人生における私の唯一の目的でした。空虚感と孤独は，ひどく耐えがたいものだったのです[6]。

■ 診断基準6：感情の変わりやすさ（不安定な情緒）

感情の変わりやすさは，3つの要素からなっています。

- きっかけとなる出来事に対する不釣り合いな激しい感情。
- それらの激しい感情は，障害をもたない人のものに比べると，はる

- これらの激しい感情が誘発されると，BPD をもつ人が通常の感情レベルまで戻るのには長い時間がかかる。

> ある BPD をもつ女性は，次のように振り返っています。
>
> 帰りに混み合っているスーパーに寄らなくてはいけないとき，私はいつもいらいらします。家に着くと，機嫌が悪いのかと娘が尋ねてきます。それで余計にいらつき，娘に八つ当たりします。娘も言い返します。私は，見たいテレビ番組が始まるまでの 1 時間，腹を立てています。テレビが始まって 5 分後には気分がよくなるので，なぜ娘がまだ機嫌が悪いのかが理解できません。口論はもう終わったということが彼女にはわからないのでしょうか？

■ 診断基準 8：極端な怒り

BPD をもつ人の激怒は，普通の怒りに比べてずっと恐ろしく，衝撃的で，説明しがたいものです。爆発前には，空気が変わり，それが明白にわかります。以下では，ある non-BP がパートナーの怒りをうまく言い表しています。

> 激怒しているとき，彼女には悪魔の魂が乗り移っているかのようでした。目には生気がなく，無表情でした。彼女には，僕がいったい誰なのか，あるいは僕のことをどれだけ傷つけているかなんてわかっていませんでした。交渉することなどできませんし，論理的に話したり，議論したりすることもできませんでした。彼女には，理性的な議論は理解できなかったのです。
>
> 彼女の声は，より険しく，非難めいて，侮辱的で，横暴で，不合理で，被害妄想的になりました。声の調子は，僕に向けて機関銃を撃ち

まくるように速くなりました。落ち着きなく歩き回り，威嚇するようで，接近するにつれ，僕はさらに恐ろしくなりました。

　彼女はもはや僕の知っている人ではありませんでした。僕は全力で彼女を霧の中から出そうとしましたが，うまくいったことはありませんでした。その激怒は，彼女が出すものを出すまで止むことはなく，僕にとってはどれほどつらいものであっても，自然におさまるのを待つしかありませんでした。

　BPDをもつ人の怒りの激しさに寄与しているのは，感情の深さを他者に理解してもらうのに，言葉だけでは十分ではないということです。例を挙げましょう。想像してください。みなさんは，ある国を訪ねていますが，その国の言葉を話すことができません。みなさんは，突然，胸が痛み，呼吸困難に陥ります。みなさんは，警官を見つけ，しきりにこう叫びます。「心臓発作を起こしているんです！　今すぐに救急車を呼んでください！」

　警官は奇妙な表情で「○×△□，□○×△，△○▽×？」と言っています。みなさんはパニックに陥ります。いらだって，半狂乱になり，声を荒らげ，もっと力強く身振り手振りで伝えようとします。「死にそうなんです！」

　基本的に，BPDをもつ人とそうでない人は異なる言語を話していることがあります。BPDをもつ人の激しい怒りが，火急の要求を知らせるための方法ということもあります。助けを求める叫びのようなものなのです。別の説明は，依存が怒りを引き起こすというものです。BPDをもつ人は，彼ら自身が何者であるかを決める権利は，他者がもっていると感じています。彼らにとってさらに大変なのは，他の人は，いつでも愛情を与えたり，差し控えたりできるということです。他人の小さな行動によって，気分がよくなったり，収拾がつかなくなったりするのはそのためです。

■ 診断基準9：解離

解離する人々は，周りから分離しているように感じます。まるで自分の身体を外側から観察しているようなものです。見慣れた物体が奇妙に見えます。知らぬ間に同じ文章を繰り返し読んでいることに気づいたことはありませんか？　あるいは，車の運転をしているときに，1マイル（約1.7km）手前で右に曲がるのを忘れていたことに突然気づいたことはありませんか？　それが，解離です。物理的な世界に焦点を当てること（「私のアイスティーのコップはここにある。その青いコップの中には3つの氷が入っている」など）は，解離を中断するのに役立ちます。

> BPDをもつアリスは，次のように述べています。
>
> ボーダーラインの時間のほとんどは，無意識の状態で費やされます。心が混乱状態にあると，現実世界がとても遠くなるのです。全く思い出せない期間というのもあり，多くの時間を空白の状態で過ごしています。職場でさえも，それを経験します。私は，実際にはそこにいないのです。

■ BPDを説明するための統合的アプローチ

DSMの定義は，臨床的診断を行う臨床家のために開発されました。この障害をよりしっかりと把握し，それを行動において理解するためには，より統合的なアプローチが必要です。これは，特徴を3つのグループに整理し直すことで行うことができます。その3つとは，思考をコントロールする特徴，感情をコントロールする特徴，および行動をコントロールする特徴です。（私たちの感情は知覚に影響を与えますが）これらは普通，ドミノ倒しのように，次々に，順番に起こります。

ある友人が通りを渡っているのを見かけたとしましょう。あなたは，「おーい」と叫んで，手を振りますが，彼はあなたのことを無視します。

思考，感情，行動ごとにまとめたBPDの特徴

	DSMの特徴
思考：知覚と推論に障害がある	・スプリッティング（極端な理想化と価値下げ） ・ストレスに関連した短時間の被害妄想，あるいは重篤な解離症状（かなり「イッて」しまっている）
感情：うまく調整がなされず，極めて変わりやすい感情	・環境の変化に対する激しい，不安定な気分と極端な反応。かんしゃくや不安が，通常，数時間ないし数日間続く。急性の絶望感，失望，および悲嘆 ・現実の，あるいは想像上の見捨てられを避けるためのすさまじい努力 ・空虚感とアイデンティティの欠如。これは気分と感情を複雑にする
行動：衝動的行動	・自己にダメージを与えうる，少なくとも2つの領域にわたる衝動性（浪費，性行為，物質乱用，無謀運転，無茶食いなど） ・不適切で激しい怒り，あるいは怒りの制御の困難（頻繁なかんしゃく，絶え間ない怒り，身体的な争いの繰り返しなど） ・浪費，他者への攻撃，自殺，自傷，物質乱用，摂食障害などの，「痛みを何とかする」ための行動

このトリプル・パンチによって，スプリッティングに特徴づけられる不安定で極端な対人関係のパターンがもたらされる。

あなたは傷つき，少し不機嫌になり，毎年恒例の自分の誕生パーティに彼を招待しないことにします。あとでわかったのですが，彼は耳が遠かったのです。しかし，あなたは，彼があなたのことを無視したと思ったので，あなたは怒りを感じて不機嫌になり，彼をパーティに呼ばないという行動をとったのです。

■ 思考の障害

　当然ながら，鍵となる認知的な障害とは，スプリッティングです。その他の認知の歪みは次に来ます。近視（近眼）が視力の問題を起こすように，認知の歪みは思考に問題をもたらします。思考が私たちの現実を

形づくり，人々や状況への反応の仕方を決定します。それらは，自動的で習慣性があり，目には見えません。私たち皆が認知の歪みに苦労していることに気づくことは重要です。しかし，次ページの表にあるように，BPDをもつ人々においては認知の歪みがずっと極端かもしれないのです（「感情は事実に等しい」という歪みに注意しておいてください。後ほど取り上げます）。

■ 感情の障害

感情に関係するDSMの特徴には，激しい怒り，不安定でいらだった気分，見捨てられ不安，および圧倒的で持続的な空虚感があります。

BPDをもつ人々は，私たち皆が感じるのと同じ感情を感じています。違いは，その激しさです。1（極度に否定的な感情）から10（極度に肯定的な感情）までのスケールがあるとすると，彼らの感情は，スケール外の，不可能なくらいの0から11に及ぶのです。

BPDの顕著な特徴である羞恥心は，人として全く重要ではない，あるいは不十分であるという内的感覚です。羞恥心が根底にある人は，基本的に自分は無力で，欠陥があり，価値がないと感じています。彼らはそれを，自分がすることに対してではなく，ただ存在していることに対しても感じているのです。

■ 行動の障害

行動に関係するDSMの特徴とは，潜在的に自己にダメージを与えうるような領域での衝動性です。繰り返される自殺行動，自傷行為，怒りの制御困難などがそうです。

他者を勝ち目のない状況に追いやることのほかに，批判，非難，混乱を生じさせること，人を怯えさせるような行動すべてが含まれます。そして，BPDの王様とも言えるような特徴があります。それは，DSM-IV-TRでも2番に挙げられている「極端な理想化と価値下げの間を行き来

認知の歪み	BPDをもつ人の認知の歪み
感情は事実に等しい：感情は人々や状況についての解釈に影響を与える	現実とかけ離れている，あっけにとられるような解釈，想定，推測をする。
早合点：裏づけを伴わない否定的な解釈	人や状況との過去の経験が肯定的なものであっても，早合点する。BPDをもつ人は，自分の考えとは反対の事実を退ける。
読心術：他者が自分のことを悪く思っていると思い込む	他者が自分のことを価値のない人間だと考えていると思い込む。
破局視：最悪の事態が起こり，その状況に対して何もできないと考える	破局視は，自傷や自殺企図などの，不健全で，軽率な決断や危険な行動につながりかねない。些細なことも大事になってしまう。
非難：否定的な状況の責任を他者に負わせる	自分の考えとは反対の事実を退けるだけでなく，それを打ち負かし，切り刻み，叩きのめして，降伏させる。BPDをもつ人は，何に対しても責任を負おうとはしない。
肯定的な事柄の無視	ある意味，スプリッティングと似ている。なかには，自分自身や他者のどんな望ましいことも無視する人がいる。
精神のフィルター：称賛をはねつけ，くどくど自己批判をする	自分への批判に素早く反応し，それが深い傷となる。称賛は，素早く，遠くに退けられる。

することで特徴づけられる不安定で，激しい対人関係のパターン」です。

■ その他のBPDの特徴

その他のBPDの特徴とは，次のようなものです。

■ 本当のことを言わない

BPDをもつ人々と嘘について，正式な研究をした人はいませんが，家族の人たちはそれが重大な懸念であると言います。親にとっては，特に

そうです。ある non-BP のブロガーは，家族のためのサイトで検索される事柄の 20％が嘘に関係したものであることを発見しました。

　BPD をもつ人々は，故意に（誰もがそうすることがありますが），無意識に，あるいはその中間で，嘘をつくことがあります。発言の中には，周到な嘘で始まり，時間とともにそれらが真実として思い出されるようになるものもあります。発言によっては，大げさに言っているだけで，嘘ではないというものもあるかもしれません。嘘は，BPD をもつ人がストレスにさらされているときに起こることが多いようです。嘘をつくことは，次のような役目を果たしている可能性があります。

- 何らかの理由で格好悪く見られることによって羞恥心が強くなるとき，それを払いのけてくれます。アンジェリン・ミラーは，次のように言っています。「自分に価値がないと感じている人々は，状況がうまく運ぶように，どんな嘘でもつかなくてはならないと思い込んでいます。そして，実際よりもよく，あるいは実際とは異なって見えるようにするのです。自尊心の高い人々は，カバーをかける必要などないと感じています。彼らは，間違いをしても，誰もが間違いをするとわかっているので，自分に対する価値観が間違いを認めさせてくれるのです」[7]
- Non-BP が真実を知ったら，BPD をもつ自分を拒否するのではないかという恐れを鎮めてくれます。
- 劇的な雰囲気をつくり，注意を引きます。
- 本当の感情を覆い隠し，強い外見を装わせてくれます。
- 混乱した現実の中で，なぜいろいろなことが自分の身にふりかかってくるのかがわかるような気がします。

第 2 章　境界性パーソナリティ障害を理解する　39

ある男性は，次のように言っています。

　何か月も否定した後で，妻はやっと深刻な借金を抱えてしまったことを認めました。私がそれに関連した質問をすると，妻はさらに嘘をつきました。彼女は，私が実際の請求書をもっていることに気づくと，部分的に嘘をつくようになりました。それから彼女は，もう二度と嘘はつかないことを約束すると言いました。彼女がまた嘘をついたとき，私の彼女に対する信用は完全になくなりました。

■ コントロール欲求

　BPD をもつ人々は，自分自身の混乱した世界をより予測可能に，そして対処可能にするために，状況や他者をコントロールしようとします。すると彼らは自分のコントロール感（そのコントロール感がどれだけ不合理なものであっても）を脅かす事柄に強く抵抗します。彼らの希望を否定すれば，コントロールを奪っていると非難されかねません。そして，BPD をもつ人は自分の意見が正しいと信じています。この力関係は，たとえ健全なやり方であっても，non-BP が境界を定めたり，挑発に反応したりするときに，かなり頻繁に起こります。

　Non-BP は，このようなコントロールの駆け引きを，操作されているように感じています。辞書では，「操作（manipulation）」は，間接的に，こっそりと，あるいは不正な方法で他者に影響を及ぼそうとする意図と定義されています。ここでの鍵となる言葉は「意図」であり，それは，「操作する人」が前もって自分の欲しいものが何かをじっくり考え，それを得るために賢い手口をひねりだしたことを意味します。

　しかし BPD をもつ人は，それほど先のことまで考えているわけではありません。彼らは，計画を立てるには衝動的すぎます。必要とするものは，今すぐ必要なのです。彼らは，密かにやることもできません。単刀直入に，自分の必要とするものを得るために最善を尽くしますが，真

に操作する人というのは，それを陰で行います。

　BPDをもつ人の中には，目の前の危機が去っても，他者に対する自分の行動の影響に気づかない人がいます。BPDをもつ元彼女，テリーへの「君と別れた理由」という長い手紙の中で，クリスは次のように書いています。

　　　君は，他の人たちに敵対的にふるまい，彼らにひどいことをする権利があると思っている。でも，彼らが親切な態度で対応しないで，気分を害したり，怒り返したりしようものなら，君はそれを，最初から彼らに親切にすべきではなかったことのさらなる証拠と考える。君はこんなことを繰り返し僕にしてきた。君は，不明確な，あるいは不当な理由で僕に突然当たりちらし，僕が気分を悪くしても，その責任を取ることを完全に拒否した[8]。

　なかには，自分の行動を振り返って，恥ずかしく思う人もいます。しかし，彼らの感情は非常に強いものです。次に同じような状況になると，彼らは再びそのように行動せざるをえないように感じます。こうして，自己嫌悪のサイクルが続きます。

■ BPDをもつ人のタイプ：低機能の従来型，高機能で見た目にわからないタイプ，2つを組み合わせたタイプ

　BPDをもつ人々は，2つの重複するカテゴリーに分類することができます。どのタイプに属しているかによって，みなさんが直面する苦難が違ってきます。簡単に言うと，低機能の従来型に分類される人々は，セラピーを求め，高機能のタイプに分類される人々は，相手がセラピーを受けるべきだと言って挑発します（43ページの表を参照してください）。

■ 低機能で従来型の BPD をもつ人々

この人たちは，第1章で挙げた統計にみられるような，典型的な BPD をもつ人々です。以下に挙げるのは，低機能で従来型の BPD をもつ人の特徴です。

1. 彼らは，自傷や自殺行為のような自己破壊的な行動によって苦痛に対処します。このための用語が，「内に向かう行動化（acting in）」です。
2. 彼らは，自分に問題があることを認め，しばしば必死にメンタルヘルス制度に援助を求めます。自身の安全のために入院する人もいます。
3. 彼らは，日常的に機能することが困難で，政府の障害年金を受けていることもあります。これは，「低機能」と呼ばれます。
4. 摂食障害や物質乱用など，重複する，あるいは同時に起こる障害がある場合，その障害は専門的な治療を必要とするほど深刻なものとなります。
5. 家族にとっての最大の課題としては，適切な治療を見つけること，危機への対処（特に自殺企図），罪悪感，および治療への経済的負担，などがあります。親たちは，自分の子どもが自立して暮らせないことを心配しています。

低機能で従来型の BPD をもつ人は，メンタルヘルス制度の援助を求めるため，次に紹介する高機能で見た目にわからない BPD をもつ人とは異なり，治療に関する研究を含む，BPD についての調査研究の対象となっています。

■ 高機能で見た目にわからない BPD をもつ人々

低機能の従来型とは異なり，より高機能で見た目にはわからない BPD

をもつ人は，次のような特徴をもっています．

1. 彼らは，たとえ小さな問題であろうと，どんな問題をも否定します．彼らが言うには，人間関係の問題は，他の人たちのせいなのです．家族にBPDなのではないかと言われると，彼らはほぼ必ずと言っていいほど，相手のほうがBPDであると言って非難します．
2. 彼らは，誰かがその関係を終わらせると脅しでもしないかぎり，援助を求めようとはしません．カウンセリングに行っても，自分自身の問題に取り組まない傾向にあります．カップルセラピーにおける彼らの目標は，多く場合，自分がひどい扱いを受けているとセラピストを説得することです．
3. 彼らは，外に向かって激怒したり，現実ないし想像上の問題について家族を非難し責めたりすることで苦痛に対処します．
4. 彼らは，内的混乱を覆い隠す，気の強い，自信ある態度の裏に，低い自尊心を隠しもっています．職場では通常，かなりよく機能し，身近な人たちにだけ攻撃的行動を示します．家族は，それがジキル博士とハイド氏を思い起こさせると言います．
5. 彼らに他の精神障害がある場合，それはたいてい自己愛性パーソナリティ障害のような高機能障害です．
6. 家族にとっての最大の課題としては，言語的，感情的，身体的虐待への対処，BPDをもつ本人に治療を受けるように説得すること，BPDの行動が他の子どもたちに与える影響についての心配，知らぬ間に起こる自信と自尊心の喪失，および境界を設ける試みと失敗，などがあります．Welcome to Oz（WTO）のメンバーの大多数は，BPDをもつ人をパートナーにもつ人々です．

BPDから回復したA・J・マハリは，高機能で見た目にわからないBPD

BPDをもつ個人の２つの重複する分類

	主に低機能で従来型	主に高機能で見た目にわからない
対処技法	内に向かう行動化（acting in）：主として自傷などの自己破壊的行動	外に向かう行動化（acting out）：抑えられない，衝動的な怒り，批判，非難。これらは，対人関係スキルのなさから生じるというよりも，無意識の，自分自身の苦痛を他者に投影することから生じる場合が多い。
機能	低機能：BPDとそれに関連した状態は，自立した暮らし，仕事の継続，家計管理などを困難にする。家族が介入して援助することが多い。	高機能：正常に見えたり，カリスマ的にさえ見えても，裏ではBPDの特徴を示している。キャリアを積んで，成功していることもある。
援助を得ようとする意思	メンタルヘルス制度に関わる理由は，自傷や自殺傾向であることが多い（入院と外来両方）。セラピーに対する関心は高い。	否認の状態は，未治療のアルコール依存症の場合とよく似ている。人間関係の問題に対する責任を否定し，治療を拒否する。直面させられると，相手のほうがBPDであると責める。脅されればセラピストに会うかもしれないが，真剣に取り組んだり，長く続いたりすることは稀である。
同時に生じる（併存する）メンタルヘルスの問題	双極性障害や摂食障害などの精神疾患は，医学的介入を必要とし，低機能の原因となる。	併存する病気で最も一般的なのは，物質使用障害，あるいは別のパーソナリティ障害である。特に，自己愛性パーソナリティ障害が多い。
家族に対する影響	家族の主な焦点は，治療の探索，自己破壊行動の阻止・軽減，実用的および感情的支援の提供など，実用的な問題に当てられる。親は，極度の罪悪感を抱え，感情的に圧倒されている。	はっきりとした診断がない場合，家族は自分自身を責め，BPDをもつ人の感情的要求を満たそうとする。彼らは，本人に専門的な援助を受けるように説得するが，無益に終わる。主な問題としては，対立点の多い離婚や親権の争いなどがある。

をもつ人が，いかに現実から目を背けて暮らしているかについて述べています。

> BPDをもつ人は，要求を満たし，苦痛を避けるための方策を必死で探しますが，それは，何重もの防衛機制を作り出します。これは，不安定なアイデンティティにつながります。自分には援助が必要であると気づいていないのはそのためです。彼らにとって，人生とは，これまでと同じものにすぎません。その傷，問題，苦悩は，他の人皆のせい，皆の責任です。彼らの多くは，自分が実際に援助を必要としているということを「知る」だけの理解や自覚をもっていません[9]。

BPDから回復しつつあるアリスは，次のように言っています。
　BPDをもつ人は，ステージ上にいるかのように，完璧に演じることができますが，それは彼らが異なる状況で，異なる役割を演じるからです。人前では（高機能で見た目にわからないBPDをもつ人は），違う人になります。コントロールできていて，ボーダーラインの行動を見せない人になるのです。なぜならそのとき，その人のパーソナリティのもう一方の部分は存在していないからです。BPDをもつ人は自分をコントロールできていると本当に信じているため，そのパーソナリティに従って行動します。
　しかしながら，その演技は，皆を永遠にだませるわけではありません。何かがもう一方のパーソナリティを刺激し，そのきっかけが十分に強いものであれば，それが優位に立ち，コントロール感は失われてしまいます。

■ 重複する特徴を有するBPDをもつ人々

BPDをもつ人々の多くは，低機能の従来型と高機能の見た目にはわからないBPDをもつ人の両方の特徴をもっています。*Get Me Out of Here*（『ここは私の居場所じゃない』）の著者であるレイチェル・レイランドは，

重複する特徴をもつ人の典型です。彼女が銃で自殺するとほのめかしたとき，彼女の精神科医は，彼女を精神科病院に入院させました。それでも彼女は，フルタイムの母親としての仕事をこなし，教会においても活動的でした。彼女は夫と精神科医に対しては感情をあらわにしましたが，家族以外のほとんどの人の目には障害をもたない人としてふるまうことができました。

■ 子どもと青年における BPD

ブレーズ・アギーレ医師は，マサチューセッツ州ベルモント市にあるマクリーン病院青年期 DBT センターの所長です。彼は，その症状が1年以上ある場合，DSM によって児童期における BPD の診断を下すことは可能であると言っています。彼は，13歳くらいの子どもたちが診断基準を満たすのを目にしてきました。親たちは，しばしば思春期から子どもに BPD の特徴が出始めていたことを認めています。

青年期における BPD の症状は，この障害をもつ成人のものとそれほど異なるわけではありません。例えば，自傷（ピアスを含む），薬物乱用，乱れた性生活，激怒（特に，自分の思うようにならないとき），友人や家族に対する極端な理想化および価値下げ，自殺や自殺企図について継続的に考えること，などです。

最先端にいる臨床家たちは，最善の早期介入は，予測可能で一貫したケアの提供であると言っています。ケアを提供する人は，環境がどのように非承認的であるかを認識している必要があります。例えば，彼らの世界観と BPD の子どもの世界観の間には，ずれがあるかもしれません。最も重要なのは，そのギャップを埋めることです。それは，親や子どもを非難することによってではなく，問題を認識し，BPD の力学に精通した家族療法のセラピストと共に取り組むことによって行われます。このメッセージは，現在の調査研究を把握できていない一般のセラピストに

も伝えられる必要があります。

■ 男性におけるBPDの診断

　DSMは，BPDの男性の割合を25％，つまり4人に1人としています。この割合は，実際にはもっと高いかもしれません。パートナーのためのWTOグループにおけるnon-BPの半分は女性だからです（彼女たちの男性のパートナーはしばしば，BPDに併存して自己愛性パーソナリティ障害をもっています）。しかし，男性においてBPDがいかに表れるのか，あるいは女性のために構成された治療プログラムが男性にも有効であるのかどうかについては，ほとんどわかっていません。この障害をもつ男性についてよくわかっていないのはなぜなのでしょうか？　それにはいくつかの理由があります。

■ 専門家の援助を求める男性は少ない

　調査研究は再三にわたり，男性がうつ病など，それほど複雑ではないものの，同等に深刻なメンタルヘルスの問題に対する治療さえ求めないことを明らかにしています。BPDのように，汚名を着せられた障害であればなおさらです。多くの男性は，とりわけ傷つきやすさや，BPDに関連した見捨てられ不安など，感情を認めることを「男らしくない」と考えているのです。

■ 臨床家の偏見

　ある研究によると，カリフォルニア州のメンタルヘルス機関の52人の専門家が患者の寸描を評価したとき，症状は女性の寸描と同じであったにもかかわらず，男性においてはBPDの存在を正確に診断することができなかったことがわかりました[10]。

　これらの結果は，男性のものか，女性のものかにより，怒りが異なっ

て解釈される様子を説明するのに役立ちます。セラピストであるアンドレア・ブラントは言います。「たいがい，女性が怒ると，不合理である，逆上している，感情的すぎると評価されます。一方，男性の怒りは，強さや積極性とみなされることがあるのです」[11]

■ 文化的影響

　男性は，BPDの顕著な特徴である，見捨てられ不安，あるいはその他の感情的な脆弱さをあらわにしないように社会化されています。彼らは，男らしく，怖いもの知らずということになっています。たくさんの女性と性的関係をもち，その誰とも将来の約束をしない，精力絶倫な男というわけです。たとえ結婚へと「引っ張り込まれ」てしまっても，「尻に敷かれている」と言われないよう，亭主関白であるべきなのです。

　また男性はとりわけ，ある「べき」ほどの自信がなくても，あるいは，孤独やうつ，恐れを抱えていても，感情を見せてはいけないことになっています。しかし，怒りは許可されています。状況によっては，誰かを叩きのめすことでさえ，もっともなことであったりします。

■ BPDをもつ男性と家庭内暴力

　世界中で一番恐れていることが見捨てられることで，その次が，鏡の中を覗き，空っぽの価値のない自分がこっちを向いているのを見る恐怖であるという男性になったと想像してみてください。自分のことを拒絶するのではと恐れている人たちと，それらの感情を分かち合うことがどれほど難しいか，想像してみてください。専門家の助けが必要であることを認めるなんて，もってのほかです。

　それらの感情は，どこかにはけ口を求めます。男性によっては，自殺の脅しをするなど，BPDをもつ女性と同じようなはけ口を用います。彼らの多く（おそらく，女性よりも多い）は，アルコールやコカイン，メタンフェタミンなどの薬物で自分自身を麻痺させます。しかし，なかに

は自分の感情を，より社会的に許容される激怒や攻撃性で表す人たちもいます。

　男性も女性も見捨てられ不安を，自分の苦悩の「原因」に向けての，身体的に攻撃的な激しい怒りとして表現することがあります。しかしながら，男性の暴力は，しばしばより致命的です。裏切りとして知覚されることや，現実もしくは想像上の見捨てる行為は，ドアを蹴ったり，性行為を無理強いしたり，パートナーの逃避を阻止したり，またパートナーを武器で脅すなどの，外に向かう行動化を引き起こす可能性があります。電話を盗聴したり，隠しカメラを設置したり，私立探偵を雇ったりなど，支配的でストーカー的な行動をする人もいます。

　このような攻撃性は，しばしば反社会性パーソナリティ障害（反社会的人間），あるいは思春期であれば，行為障害と誤診されることもあります。結果として，これらの男性は，適切な治療を受けることがありません。そのかわりに，彼らは投獄されるのです。実際，非常に多くのBPDをもつ男性が投獄されており，弁証法的行動療法（DBT）というBPDのためのセラピーが刑務所で，男性犯罪者のために適用されています[12]。

■ 性的な行動化

　多くのBPDをもつ男性を治療している，セラピストのマリー・ゲイは，彼らがしばしば依存的で性的な強迫行動に従事していることを発見しました。それらの行動には，定期的に売春婦を買う，連続的に浮気をする，ストリップ劇場へ行く，強迫的にポルノを見る，覗き見，性器を露出する，強迫的にマスターベーションをする，などがあります[13]。

　あるBPDをもつ男性は，危険度の高い性行為を自傷の方法として用いていました。彼は次のように言っています。

　　抑制のきかないセックスのことでは，自分自身が嫌になっていました。それは強迫的なものでした。まるで目に見えない手に襟元をつか

まれ，無理やりどこかに連れて行かれる感じでした。自分自身に十分な苦痛を与え，堕落させる必要があったのです。自分がパートナーに与えていた危険性に対する途方もない罪悪感によって，自分の中の何かが本当に粉々に壊れてしまいました。でも内側にある孤独はとても強く，その恐れを鎮めてくれるのはセックスだけだったのです。

■ BPD をもつ年配者

BPD をもつ人が50代やそれ以上になって「BPDから回復する」かどうかについては，専門家によって意見が異なりますが，一般的にはそのように考えられています。しかし，それは決定的なものではありません。国立精神衛生研究所のジム・ブレイリング博士は，加齢によって落ち着くことを示す研究があるけれども，さらに多くの調査研究が行われる必要があると言っています[14]。

■ 併存障害

BPD をもつ人たちのほとんどは，併存障害と言われるものを抱えています。すなわち，BPDに加えて，別の脳の障害があるということです。それらは，お互いを複雑にしてしまいます。

National Alliance on Mental Illness によると，うつ病は，併存障害の最も一般的なものです（それは70%に上ります。別の情報源では，ほぼ100%です）。それに続くのが，物質乱用（35%），摂食障害（25%），自己愛性パーソナリティ障害（25%），双極性障害（以前は躁うつ病と呼ばれていました）（15%），および演技性パーソナリティ障害（率は不明）です[15]。

■ うつ病

うつ病は，BPDをもつ人たちのほぼ全体に広まっており，BPDの治療をより困難にしています。重篤である場合には特にそうです。うつ病の症状には，圧倒的な悲哀，見捨てられ不安，活力の喪失，強い罪悪感，緊張感，無力感，絶望感，そして無価値感があります。

■ 物質乱用

物質使用障害（アルコールや他の薬物の乱用もしくは依存）をもつとされる人々のおよそ3分の1がBPDでもあります。逆に，BPDをもつ人々の半数以上が，物質使用障害をもっています。彼らの選択する薬物は，アルコールや処方箋薬から，コカインやクリスタルメスなどの違法薬物まで，様々です。

物質の乱用と依存は，独立した障害ではありますが，DSM-IV-TRのBPDの定義の一部でもあります（特徴4：自己にダメージを与えうる，少なくとも2つの領域にわたる衝動性）。BPDをもつ人は，アルコールや他の薬物を使って一時的に感情的な痛みを和らげようとすることがあります。物質使用障害を専門とする臨床家の多くは，物質の乱用ないし依存を主問題と考え，BPDが根本要因であることには気づかないことがあります。

BPDをもつ人が化学物質を乱用すると，薬物療法と心理療法の両方の有効性が著しく低下し，自殺企図やその他の重篤な精神医学的問題のリスクが増加します[16]。物質依存のためだけの治療を受け，根底にあるBPDの治療を受けない場合，再発が起こりやすくなったり，他の不健全な対処機制が助長されたりする可能性があります。アメリカ議会への報告で，精神科医のロバート・フリーデルは，患者はBPDに対処する前にまず物質依存の治療を受けるべきであると言いました。そうでなければ，BPDをコントロールできる望みはほとんどなくなってしまうというのです[17]。

■ 摂食障害

物質乱用が女性よりも男性にずっと多くみられるのに対して，摂食障害（特に過食症）は，女性により一般的です[18]。

拒食症の人々は，危険なまでに自分自身を飢えさせます。これを自傷の代替であり，コントロールを得るための一手段と考えている専門家もいます。ある BPD をもつ人は言います。「とてもやせていて，どこかが悪いに違いないと言われると，もっと体重を落とそうという気になります。これが私にできること，ほんの僅かの人にしか成し遂げられないことでした。それは，この私がコントロールできることだったのです」

過食症の人々は，むちゃ食いのあと，嘔吐や浣腸，過度な運動，下剤の使用などによって，食物を自分の身体から取り除こうとします。これが長期にわたると，胃が破裂したり，歯がなくなったり，死に及んだりすることもあります。

■ 自己愛性パーソナリティ障害

ある人気のテレビアニメの中で，父の日に，少女が父親にきれいに描かれた絵をプレゼントします。お父さんは，「ありがとう」と言いますが，息子が店で買った「本物」のプレゼントのほうを気に入っていることを見てとると，娘は文句を言い始めます。彼女をなだめるため，父親は，彼女の絵を冷蔵庫に貼ります。でもそれは重すぎて滑り落ちてしまい，水に濡れてしまいます。娘は，泣きながら走り去ります。困った父親は，その日が自分にとってとても特別な日であることを知っていながら，なぜ娘は不幸な気持ちになるのだろうかと妻に尋ねるのです。

これはアニメの中の話ではありますが，自己愛性パーソナリティ障害の人々の行動としては，誇張されたものではありません。Welcome to Oz のメンバーの経験をもとにすると，とりわけパートナーやアダルトチルドレンの場合，高機能で見た目にわからない BPD をもつ人が自己愛性パーソナリティ障害または自己愛性パーソナリティ障害の特徴をも

つことは非常によくあることで，男性においては特にそうです。実際に，Welcome to Oz の女性のおよそ75％が，BPD と自己愛性パーソナリティ障害の両方の特徴をもつ夫ないし彼氏のパートナーなのです。

BPD をもつ人が愛情に対する貪欲な要求を満たすために他者との親密な関係に頼る一方，自己愛性パーソナリティ障害をもつ人は，ひっきりなしのお世辞，特別待遇，優越性の確認ほどには，本当の人間関係を必要としません。この障害の顕著な特徴は，彼らが他者への共感をもたないということです。すなわち彼らは，自分自身を他の人の立場に置いてみることができません。自己愛性パーソナリティ障害をもつ人にとって，他者とは，要求を満たしてくれるために機能する対象なのです。

自己愛性パーソナリティ障害をもつ人は，チャーミングで自信があり，傲慢でさえあるような印象を与えるかもしれません。彼らは，自分の能力を過大評価し，功績を誇張しますが，他者の功績は低く評価します。しかし，それにだまされないでください。内的経験ということでは，BPD をもつ人と自己愛性パーソナリティ障害をもつ人はよく似ているのです。

www.mentalhelp.net によると，自己愛性パーソナリティ障害をもつ人の誇大なイメージの下には，極めて低い自尊心と，根底に空虚感や無価値感をもつ不安な人が隠れています。傲慢なイメージは，弱みや欠点があることを他者に知られないようにするための方法なのです[19]。

The Jekyll and Hyde Syndrome という自身の本の中でビバリー・エンゲルは，「自己愛的な個人は，たいていの人々よりも飢えている」と述べています[20]。人間関係が重要であると認めることは，彼らを欠乏感に直面させることになります。するとそれは，耐えられないほどの空虚感，嫉妬，激怒を生じさせます。もし誰かが彼らに逆らったり，どんな形であれ彼らに挑んだりしようものなら，彼らを自分自身ないし現実に直面させる人物として，大変な目にあわされることになるでしょう[21]。

■ 双極性障害

　BPDをもつ人も双極性障害をもつ人も，劇的な気分変動を経験するため，この2つの障害は互いに間違えられることが多いものです。両方の障害をもっているとなると，状況はさらにややこしくなります。

　双極性障害は，劇的な気分変動を引き起こします。それは，過剰に「ハイな気分」やいらいらから，悲しみ，絶望に変わり，そしてまた前の状態に戻ります。その間には，正常な気分であることもよくあります。活力や行動の重大な変化が，気分変動に伴います。ハイな気分と落ち込んだ気分の期間は，それぞれ躁，うつのエピソードと呼ばれます[22]。

　ひとつの周期は，躁のエピソードとうつのエピソードを経験するのにかかる期間ということになります。この周期の頻度と持続期間は人によって様々で，5年に一度であったり，3か月に一度であったりします。急速交代型双極性障害という，双極性のサブタイプの人々は，より急速に周期が循環しますが，BPDをもつ人々よりはずっと遅いと言えます。

　バージニア・コモンウェルス大学のBPDプログラムの責任者であるフリーデル医師によれば，BPDと双極性障害には2つの主な違いがあるそうです[23]。

1. BPDをもつ人の周期は，ずっと速く循環し，1日に数回であることが多い。
2. BPDをもつ人の気分は，肯定的にであれ否定的にであれ，その瞬間に生活の中で起こっていることに左右される。

　ワシントン大学の心理学教授であるマーシャ・リネハンは，双極性障害をもつ人々が，あらゆるものを含む躁病と大うつ病のあいだで変動するのに対して，BPDにおける典型的な気分変動は，より特定されていると言います。彼女は，「恐れの浮き沈みがあり，悲しみの浮き沈みがあり，怒りの浮き沈みがあり，嫌悪感の浮き沈みがあり，愛情の浮き沈みがあ

る」と言っています[24]。

■ 演技性パーソナリティ障害

アダルトチルドレンは，自分のBPDをもつ母親が演技性パーソナリティ障害の特徴をもっていると述べることが多いものです。その特徴としては，著しい自己中心性，誘惑的な行動，度を越えた感情表出，過剰で一線を越えた注目への要求などがあります。演技性パーソナリティ障害をもつ人々は，魅力をふりまき，外見を使って注意を引いたりします。彼らは，しばしばパーティの主役です。自分の欲しいものを得られなくなるまでは。

第3章
BPDをもつ人との関係を理解する

> 人は私から離れていく。みんな離れていく。
> 私はそれを知っているし，あなたもそれを知っている。
> なぜ？ 私が傷つけてしまうのは，私の愛する人たちだけだから。
> まるで私は，離れていく理由を彼らに与えるように駆り立てられて
> いるかのようだわ。見捨てられることが何よりも怖いのに。
> ——マリー・アン，BPDをもつ女性

Non-BPがWelcome to Ozの家族コミュニティに参加すると，自分の話が珍しいものではないことがすぐにわかります。彼らの愛するBPDをもつ人たちが，同じように行動するというだけではありません。BPDをもつ人たちは皆，基本的に同じ診断基準を満たしているのですから，それは当然のことです。新メンバーをびっくりさせるのは，BPDをもつ人とnon-BPの関係における力学（dynamics），すなわち心理学的な相互作用の類似です。例えば，たびたび耳にするのは次のような言葉です。

- 「BPDをもつ彼女に，君のことを嫌ってなんかいないと言い続けています。僕は彼女を愛しています。でも彼女は，僕のことを信じないのです」
- 「私のBPDをもつ夫は，私が出会った中でも最も賢い人のひとりよ。でも彼ときたら，私の気持ちを理解することに関しては，ちっとも

わかってないのよ」
- 「僕が自分の時間を過ごしたいと思っていると，彼女は僕が彼女のことを拒絶していると思って泣き出すんです」
- 「夫は，救急治療室で働いていて，プレッシャーの中でも落ち着いていられるの。でも誰かが夫を怒らせると，彼は私に向かって怒鳴り散らしながら食ってかかる。彼はそうせずにはいられないと言っているわ」
- 「彼女は，『あなたは私のことを愛してなんかいないわ』と言い続け，僕が愛していると言って安心させようとしても，首を横に振って信じないんだ」
- 「私の母はBPDですが，いつも物事を逆転させてしまいます。彼女が被害者で，私は彼女を傷つける，意地悪で理性を欠いた人になってしまうのです」

本章では，BPDをもつ人とnon-BPの関係性を説明します。それは，人々にびくびくと怯えて生活させたり，行き詰まりを感じ続けさせたりするような，機能不全の相互作用パターンのことです。本章を注意深く読んでください。ここで取り上げられている専門用語や概念は，みなさんとBPDをもつ人との間の対人関係上の衝突を理解するための基礎となります。それらは，他の章でも頻繁に用いられています。

■ ほとんどのBPDをもつ人の行動はわざとしているのではありません

BPDについての教育を受けていないと，家族はBPDをもつ人の行動を個人的にとらえてしまいます。BPDをもつ人が高機能で見た目にわからないタイプである場合には，特にそうです。これは，多くの，本来感じる必要のない苦痛につながります。なぜなら，BPDの行動は意図的

ではないからです。次のように考えてみましょう。腹が立つことをされたり，不幸な気持ちにされたりする状況，あるいは別の苦しみをわざわざ選ぶ人などいるでしょうか？

次回，BPDをもつ人と衝突しているときにその人の顔を見てみてください。その人は陽気で，事態に満足しているように見えますか？ その人の妬み，怒り，批判，そして気をおかしくさせるようなふるまいは，その人を満足させているように見えますか？ 全くその逆なのではないでしょうか。結局のところ，BPDをもつ人の10人に1人は自殺しています。つまり，最悪な状況なのです。

以下の感情移入の演習は，実際にBPDをもつ人の行動の裏にあるものを垣間見させてくれます。

■ BPD色の眼鏡で世界を見ましょう

この感情移入の演習をやり終えるには，2か月かかります。みなさんは，厚い日記帳か，罫線の入ったノートを買う必要があります。

重要：以下を全部読み終えてから始めてください。

第1週：ノートを持って座り，小学校時代から始めて，自分が人前で恥をかいたとき，あるいは恥ずかしい思いをしたときのことをすべて思い出してください。ここでは，家族に関係した出来事については記録することはまだしないでください。

第2週：思い出せるかぎり昔のことから始めて，自分の人生を振り返ってみましょう。家族のそれぞれがみなさんにひどい苦痛を与えることをしたり，言ったりしたときのことについて考えてみましょう。それから，そのときに抱いた感情をすべて思い起こします。次に，みなさんの愛情ある関係すべてについて同じことを行ってみましょう。

第3週：誰かに対して激怒したときのことをノートに書き出してください。大きな口論の最中に，壁に，あるいは相手に，何かを投げつけた

い気分になったことがありますか？

　第4週：次のことに焦点を当てて，同じことを繰り返してください。死にたいような気持ちに——本当に死にたい気持ちに——なったことはありますか？　食べすぎや飲みすぎなど，生活の中でコントロールできていない領域はありますか？　自分自身の嫌いな部分をすべてリストにしてください。

　第5週：相手を傷つけたときのことをすべて考えてみましょう。子どもとの約束を破ったり，不当な罰を与えたりしたことはありますか？

　第6週：ノートを見直しましょう。それぞれの出来事に対して，高機能のBPDをもつ人と同じように，その責めを受けるべき誰か他の人，あるいは物事を見つけましょう。たとえそれが無理があってばかげているように思われてもです。自分自身に対して「私のせいではなかった。彼女（彼）のせいだった」と繰り返し言ってみます。その言葉が日焼けでただれている感情の肌に効く日焼けクリームであるかのように，安堵を感じましょう。

　各週に戻って，責任と批判をばらまきましょう。例えば，5週目なら，みなさんが傷つけた人のことを考えて，自分がそのようにしなければならなかったのは，その人のせいということにしましょう。それができたら，みなさんの周りのおかしな人に対処しなければならない代償として自分自身にご褒美をあげましょう。

　第7週：今度は，低機能で従来型のBPDをもつ人がするようなことをします。すべてのつらい出来事を自分自身のせいにするのです。親があなたの誕生日を忘れたら，あなたが何か悪いことをしたか，あなたには価値がなく，誕生日を覚えていてもらうに値しなかったからだと考えましょう。

　第8週：最も複雑な課題を行う時がきました。ノートと共に数時間を過ごします。すべてのメモを頭の中で同等に並べます。例えば，自分自身を責めることと他の人皆を責めることなど，互いに矛盾することでも

(実際にはこれを特に) やってみましょう。他のことをほとんど考えられず，機能するのが困難になるかもしれません。自由に，たくさん泣いてください。

■ 演習の解釈

さて，みなさんは新しい日記帳を買いに行く準備ができているでしょうか。でもそんなことはしないでください。願わくは，この演習を読んだことで，BPDであることがどのようなものか，洞察が得られていればと思います。四六時中この感情の混乱を抱えて暮らしていることを想像し，自分自身を次の状況に置いてみましょう。みなさんならどのように反応しますか？

- あなたは職場にいて，上司があなたの仕事ぶりについて批判します。
- あなたの娘さんが，あなたのことが大嫌いだと言います。
- バスに乗り遅れてしまい，雨も降っています。
- 仕事の面接を受けたのに，他の人が選ばれてしまいました。
- あなたが好意を寄せている人が「ただの友だちでいたい」と言います。

生活の日常的な困難に直面しながら，自尊心やユーモアを維持することは，どんな人にとっても難しいことでしょう。BPDをもつ人ならなおさらです。BPDをもつ人は，しばしば傷ついた気持ちになります。意図的に傷つけられたと思い込むときの苦痛の一部は，自分のことを愛してくれるはずの人が，なぜ自分のことを傷つけたいのだろうかと考えることによるものです。

彼らを救済しようとして，その人生に巻き込まれようとすることは，一瞬にして激しい恋に落ち，ドラマチックな永遠の愛に生きたロミオとジュリエットのようなものです。彼らは（無意識に）恐ろしい心の監獄

から抜け出すチャンスをうかがっています。彼らがどれほどはやく恋に落ち，すべてをかけてその愛にしがみついたとしても，不思議ではありません。

■ 人間関係を複雑にする BPD の特徴

BPD は，次の 4 つに特徴づけられます。これらすべてが関係を困難なものにします。

1. 子どものような特徴と防衛機制：non-BP は，BPD をもつ大人との話し合いが，小さな子どもとの言い争いを思い起こさせると言います。発達的な観点から言えば，実際に小さな子どもと口論しているのと同じです。
2. 感情的知性の低さ：賢くあるための方法は 1 つではありません。IQ テストで測定できる種類の知能に加えて，「感情的知性」(EI: emotional intelligence)があります。感情的知性とは，自分自身および周りの人々の感情を観察し，その後にその知識を使って思考と行動を導くことです。
3. 拒絶に対する敏感さ：見捨てられ不安に加えて，BPD をもつ人々は，拒絶に対して過度に敏感です。彼らは，拒絶されることを常に心配し，実際そうでなくても拒絶されたように感じ，いずれにせよ過剰反応します。そのため，ちょっとした軽視，あるいはそのように感じられることがあると，大きな混乱が起こりかねません。
4. 衝動的な攻撃性：衝動的な攻撃性は，みなさんがはれものにさわってしまったとき，つまり待っていたものがやってきた結果として起こることであり，そのとき感情のジェットコースターが U ターンします。攻撃性は，内側に向けられることもあれば（自傷，自殺），外側に向けられることもあります（激怒，言葉による虐待，

家庭内暴力）。

■ 子どものような特徴

　BPDをもつ人々は，社会的，職業的な状況において，他の成人と同じくらい成熟しているように見えるかもしれません。もし，みなさんが人の心を読めるなら，BPDをもつ人が内側では，初めて親から留守番を任された小さな子どものように，心細く，不安で，世話を必要としていることがわかるでしょう。

　《形態もしくは感情の状態》
　ジェフリー・ヤング博士は，スキーマ療法（105～106ページ）の創始者です。彼は，BPDをもつ人々は次の4つの子ども時代の形態に分類できると言います。見捨てられた，あるいは虐待された子ども，怒った，衝動的な子ども，懲罰的な親，そして，よそよそしい保護者です[1]。

　見捨てられた，あるいは虐待された子ども：見捨てられた子どもは，孤独で，悲しく，誤解され，支持されず，不完全で，圧倒され，飢え，恐れ，不安で，犠牲にされ，愛されず，弱く，仲間はずれにされ，悲観的に感じています。
　見捨てられた子どもを低機能で従来型のBPDをもつ人の中に見つけるのは簡単です。それは，マリリン・モンローやダイアナ妃に見いだされるような特質です。ふたりともBPDをもっていたと言われています。

　怒った，衝動的な子ども：怒った子どもは，激高し，いらだっており，我慢がききません。それは，中核的な感情的，物理的要求が満たされていないからです。これらの子どもは，自分のことに夢中で，抑制がきかず，要求を通すために願望を行動に移します。

懲罰的な親：懲罰的な親は，要求や感情を表現したり，間違いを起こしたりすることに対して子どもに罰を与えます。結果として，BPDをもつ人は，自己嫌悪や自己批判，自己否定でいっぱいで，自傷する可能性もあります。

よそよそしい保護者：BPDをもつ人は，自分の要求や感情を退けたり，他者から離れたりすることによって感情的に自分自身を保護します。その結果が，空虚感と倦怠感です。それは，物質乱用や無茶食い，自傷につながります。

《原始的防衛機制》
　防衛機制は，特に自分自身についての，嫌な気分になるような思考や感情を意識的に自覚することから私たちを保護する心理学的戦略です。一般的なのは合理化で，私たちが望む一連の行動に対して適当な理由を作り上げます（「皿を洗いたいから，皿に残った最後のケーキを食べてしまおう」）。
　私たちは，やり方がかなり原始的な子どものときから防衛機制を使い始めます。原始的防衛機制には，スプリッティング，解離，否認，行動化などがあります。
　大人になり，社会的状況に精通してくるにつれ，私たちのほとんどは，それらの「原始的」防衛機制から，合理化のように，より成熟した，複雑なものへと移行します。しかしながら，BPDをもつ人々は，大人になっても原始的防衛機制を使い続けます。BPDをもつ人とのやりとりが，子どもと対応しているかのように思えるのはそのためです[2]。

■ 感情的知性の低さ
　感情的知性は，自己認識，個人的動機，共感，また，友人，パートナー，家族を愛し，彼らから愛される能力などの特質の指標です。

感情的知性の概念は，BPDをもつ人々は，複数の博士号をもつような知的な人であったりするのに，なぜ他者が感じていることを感じとれないのかを説明するのに役立ちます。

感情的知性の理論はBPDを念頭において構築されたものではありません。にもかかわらず，感情的知性を理論化した社会科学者たちと，BPDの概念を形づくった人たちは，糸電話で互いに通じていたのではないかと思わせるほどです。

ベストセラー，*Emotional Intelligence: Why It Can Matter More Than IQ*（邦訳『EQ—こころの知能指数』講談社）は，幸せで成功した暮らしをする人とそうでない人がいるのはなぜかについて，私たちの考え方に革命をもたらしました。この本の中で，著者であるダニエル・ゴールマンは，感情的知性が5つの領域に分類されると述べています[3]。

1. 自分の感情を知ること
2. 感情を管理すること
3. 自分自身を動機づけること
4. 他者の感情を認識すること
5. 人間関係に対処すること

BPDは，これら5つのすべての領域におけるスキルを減らしてしまう働きがあるようです。

《自分の感情を知る》
BPDをもつ人々の中には，自己認識があり，自分の感情を的確に述べることができる人もいますが，それ以外の人々は問題を抱えています。まず，彼らの感情は素早くシフトします。それは，彼らにとっても，他の人にとっても，ついて行くのが大変です。次に，BPDをもつ人の中には，自分の感情を他者の感情と分けて考えることが難しい人もいます。

自分が何を感じているかを知ることは，自分を知るうえで必要不可欠です。他者の困難に巻き込まれてしまう BPD をもつ人は，アイデンティティの問題に苦しんでいます。

《感情を管理する》

臨床家たちが「感情の調節困難」と呼ぶものは，BPD の顕著な特徴ですので，ここでこれ以上説明する必要はないでしょう。

《自分自身を動機づける／衝動性》

動機の一部は，衝動的行動，特に激しい感情に駆り立てられたものをコントロールする能力に関係しています。

ゴールマンは，「衝動に抵抗することほど基礎的な心理的スキルはおそらくないだろう」と述べています。「この衝動のコントロールは，あらゆる感情のコントロールの根本にあるものです。なぜなら感情は，衝動的な行動につながるからです」。誘惑に抵抗する 4 歳児の能力をテストした実験で，満足を遅らせることのできる 4 歳児は，青年期になっても，社会的，個人的により有能で，欲求不満に対処できると報告されています[4]。

《他者の感情を認識する》

先に考察したように，BPD をもつ人の中には，自分自身の感情を同定するのが困難な人がいます。他者の感情であればなおさらでしょう。彼らは，手がかりを読み違えてしまうことがあります。例えば，怒っている人を見て，その怒りが自分に向けられていると考えます。実際にはそうでなくてもです。そして，その怒りが，その人から見捨てられる，あるいは傷つけられることを意味するかのように，そのことに重要性をもたせすぎるのです。

しかし，ほとんどの場合，BPD をもつ人は自分自身と他者のいかなる

距離であれ，それを非常に恐れています。そして，他の人々の注意をとても必要とするため，他者にも要求があるのだということを簡単に忘れてしまいます。このことは，BPDをもつ親とnon-BPである子どもの関係（役割が逆転し，子どもにとって有害である）や恋愛関係（non-BPはより対等なつきあいを期待する）において最も問題となります。

《人間関係に対処する》

　感情を管理できるということは，親密な関係をもつうえで必要なことです。感情の自己コントロールには，忍耐強くある能力と，衝動や怒り，苦痛を調整する能力が含まれます。それには，自己認識と，他者の良いところと悪いところの両方を見る，そして他者にもニーズ（欲求）があることに気づくための能力も必要です。私たちは，自分自身についてよい気分にさせてくれる人のまわりにいたいものです。

　誰かのそばで安心できるということは，自分の傷つきやすさや敏感な部分を見せられるほど居心地がよいということで，ここに信頼が生まれます。信頼とは，神聖なものです。配管工から精神科医まで，誰でも，どんな関係を築くときでも，必要となってくるものです。私たちは，次のような人々を信頼する傾向にあります。

- 私たちのありのままを受け入れてくれる。
- 安全と安心を感じさせてくれる。
- 傷つけたり，裏切ったり，ばかにしたりしない。
- 私たちが完璧であることを期待しない。
- 筋が通っていて，頼りになる。
- 正直で，公平である。
- 私たちの限界を尊重してくれる。
- 私たちが本当に思ったり，感じたりすることを，反撃せずに言わせてくれる。

境界性パーソナリティ障害は，これらの性質のいくつかとは両立しません。決定的な悲劇とは，BPDによって親密で安全な関係への渇望が生まれるものの，まさにこのBPDが，そのような関係に必要とされる特質を本人から奪い去ってしまうということです。

■ 拒絶に対する敏感さ

人間であるということの一部には，拒絶の経験も含まれます。これは，幼稚園で友だちから粘土を分けてもらえなかったり，シニアのためのダンスパーティでダンスを申し込まれなかったりなど，一生涯，様々な形で続きます。拒絶は，このような小さなことから，解雇，パートナーからの離婚の申し立てなどといった大きなものまであります。取るに足らないようなことでも，ひどく傷ついたり，自尊心が著しく低下したりします。

拒絶に対する感度は，嫌われているのに気づかない神経の図太い人から，BPDをもつ人のものまで，連続体上にあります。BPDをもつ人は，ほとんどの人たち以上に見捨てられることを恐れているように，拒絶に対してもより敏感です。すでに抑うつ的で，自尊心の低さに苦しむ彼らは，拒絶されると信じ込んでいます。アフリカの草原の水たまりで捕食動物を警戒するキリンのように，彼らは，常に自分の環境に目を配り，不同意や排斥のサインを探し，ごく小さな事柄の中に意図的な侮辱を見て取るのです。

拒絶に敏感な人が，誰かに拒絶されていると確信すると，その人は，そのことに対する自分なりの理由を考え，事実を調べることなく，敵対的に反応します。

ある BPD をもつ男性は，それを次のように述べています。

> 誰かが自分のことを嫌っているとか，一緒にいたくないと思っていることがちょっとでもわかると，いつも気をもんで警戒してしまいま

す。パートナーとは，読書のような静かなことをしているときでも，しょっちゅう顔色をうかがって申し開きをするみたいに，「僕に怒ってるの？」と話しかけてしまいます。パートナーがうるさがり，本当に怒りだすまでそうするのです！　でも僕にとって，パートナーが僕に対して嫌気がさしているという印象は，事実のように思えます。拒絶されたように感じるには，沈黙だけで十分です。そして僕は，恐怖でいっぱいになるのです。

■ 衝動的な攻撃性（ボーダー・ライオン）

　本書の第Ⅱ部では，「ボーダー・ライオン」（衝動的な攻撃性）の概念が何度も登場するので，この項は注意深く読んでおいてください。

　衝動的な攻撃性とは，フラストレーションと組みになった，差し迫った拒絶や見捨てられの恐れによって生じうるBPDの中核的な特徴であり，マウント・サイナイ医学校の精神科教授であるラリー・J・シーヴァー医師や他の人たちによって広く受け入れられているものです。衝動的な攻撃性とは，次のようなものです。

- 言語的攻撃性，身体的攻撃性，またはその両方から成っており，他者や自分自身を傷つける目的が伴う。
- 外側（怒りの爆発，激怒，物にあたる，他者への暴力など），あるいは内側（自殺企図，自傷など）に向けられる。
- 衝動的で，計画されておらず，無謀である（つまり，その人はその行動の結末について考えていない）。
- 激怒，不安定な感情，衝動性，自殺思考，自傷など，いくつかのBPDの特徴とつながりがある。
- 脳の論理的な面と感情的な面との間の「綱引き」に関連しており，その「綱引き」の結果，論理的な面が負ける。これらの攻撃的な傾向は，遺伝的でありうる[5]。

- BPDに限られたものではなく,間欠性爆発性障害など,いくつかの衝動抑制障害の構成要素である。

衝動的な攻撃性を「ボーダー・ライオン」として考えてみましょう。これは,BPDをもつ人の感情がとても強く,圧倒的でもはや抑えきれないとき,それを檻に入っていない恐ろしい動物としてたとえたものです。ボーダー・ライオンは,BPDをもつ人の内側にある「見捨てられた,あるいは虐待された子ども」を保護することもします(これについては第4章で取り上げます)。

ボーダー・ライオンは,内側に向いていても,外側に向いていても,BPDをもつ人と彼らを愛する人たちがお互いに切望する,親密で信頼できる関係を築くうえでの最大の障壁となります。

難しいとは思いますが,BPDをもつ人(ボーダーライン)とボーダー・ライオンは同一ではないという認識を堅持してください。ボーダー・ライオンは,彼らの内側から生じているものですが,適切な治療で飼いならすことができるのです。

■ 5つの機能不全

BPDをもつ人を愛する人にもつということは,いつも「デジャブの繰り返し」を感じているということです。みなさんは,このフラストレーションにはまり込んでしまい,何が起きているのか,どうしてそうなったのか,あるいはどのように脱け出したらよいのかが全くわからなくなっているかもしれません。

■「あなたのせいよ」

他者を責めることによって,BPDをもつ人は,自分自身の行動の責任を取ることを回避しようとします。羞恥心やスプリッティングも一役

買っています。

　BPDをもつ人にとって，自分が完璧ではないことを自分自身や他者に対して認めることは，自分に欠陥があるということを認めることになります。しかし，この戦略は他者を遠ざけ，現実をぼやけさせ，結局，BPDをもつ人の羞恥心を和らげることにはなりません。BPDをもつ元恋人に書いた長い別れの手紙の中で，non-BPのクリスは次のように述べています。

　　喧嘩をした夜の翌朝，僕は自分が間違っていたことに気づき，それを謝りたいと思った。きまり悪くて，恥ずかしくて，僕は「ごめんなさいと言うのは，僕にとって大変なことなんだ」と言った。これは，ひどく正直な発言だった。僕の正直さへのご褒美は，君の「ごめんなさいを言うのがなぜそんなに難しいの？」という厳しい言葉だった。
　　君はいつも，僕にいらだっていた。僕が不満を言うと，君は余計意地悪になった。あるときは，僕がDVDを間違った方法で見ていると言って，つらく当たった。僕はとても落ち着いた声で「何に怒っているの？」と聞いた。君は，その日ずっと不機嫌で，僕を完全に無視し，話してもくれないし，僕のことを見てもくれなかった。実際，君は，僕が話をしようとすると，応えもせずに離れていった！[6]

■「どちらに転んでも勝ち目のない状況」

　何かをしてもしなくても非難されるとき，みなさんは勝ち目のないシナリオの中にいるようなものです。クリスは，さらに例を提供してくれます。

　　君は二重拘束の達人だった。一日が終わり，アパートに帰ってきても，僕は君にいつ電話をしていいかわからない。すぐに電話すると，君は夕食の途中だったり，雑用をしていたりして，短くて失礼になっ

てしまうように思える。でも後になるまで待って電話すると,「家に帰ってきて何時間になるの？ 電話もくれないなんて」と非難めいた言い方をされる。

　君が何かのことで落ち込んでいて, 僕が君をなぐさめようとすると, 君は怒って僕を追いやり, ひどいダンマリ作戦だ。でも, 僕がそのような状況でひとりにしてあげようとすると, また驚かされる！ 怒りと強烈なダンマリ作戦で！ いったい僕はどうすればよかったんだ？[7]

■「投影」

　人は, しばしば自分自身の嫌な特徴や行動, 感情についてのよくない思いを, 誰か他の人のせいにすることで避けようとします。これは「投影」と呼ばれる, よくある防衛機制です。他のことと同様, BPDをもつ人々はこの点でも極端です。

　Non-BPのサムと, BPDをもつ友人のハンクは, 仲のよい友だちでした。ハンクはベスと結婚しており, それはハンクにとっては二度目の結婚でした。サムは, ふたりが最高の状態であるとは思っていませんでしたが, ある晩遅くハンクが口を開くまではその理由については知りませんでした。

　主な問題領域のひとつは, 彼らの性生活に関係したもののようでした。サムは, ハンクが話したがっていることがわかったので, 気さくに話を聞きましたが, それは確かに不快なほどに生々しいものでした。サムは, 話を聞き, 頷き, いくつか丁寧な意見を述べましたが, ハンクが家に帰ると言ったときには, 安堵のため息をつきました。数日後, サムが仕事から戻ると, ハンクと妻のベスが, サムの妻のマンジュラと共に台所のテーブルに座っていました。サムは次のように言っています。

　　ハンクは, 彼が読んでいた境界線に関する本を持っていました。それは教科書か何かのように, いたるところに線が引いてあり, マー

カーも付けられていました。ハンクとベスはそこに座り，私に対して境界線を引かなければならないと説明していました。彼らは，私が彼らの結婚を邪魔しており，私が彼らの問題の多くの原因になっていると言うのでした。何だって？　どうして？

ハンクは，私に自分たちのプライベートな事柄を話したことでベスを「裏切った」ことを彼女にすでに「告白した」と私の妻に言いながら，ひどく頭をうなだれていました。でも，彼は話をねじ曲げていました。私がでしゃばって，彼らの問題を詮索し，結婚生活においてすべきこととすべきでないことを告げたというのです。それは，すべてが反対に映る鏡のように，現実と全く逆でした。

私たちは全く連絡を取らなくなりましたが，数か月後，ハンクが電話をしてきて，彼の家で日曜日のフットボールを見ないかと言ってきました。彼は，あのことすべてがなかったかのように，仕事のことなどについて喋りました。私にはそれが信じられませんでした。

■「大嫌い―でも行かないで」

BPDをもつ人々は，人と親しくなりすぎると飲み込まれてしまうように感じます。すると，彼らは自分自身を相手から遠ざけ，コントロールされているように感じるのを避けようとします。しかし，そうすると彼らは無視されているように感じたり，見捨てられたようにさえ感じたりします。そのため，また親しくなろうとして同じことが繰り返されます。

例えば，アグネスは，BPDをもつ恋人のバーニスを理解することができません。彼らは遠く離れて暮らしているので，数か月に一度しか会えません。バーニスはアグネスにすてきなラブレターを書き，彼女に会えるのが待ちきれないと電話で伝えます。

アグネスが実際に訪ねて行くと，バーニスは喧嘩を売り，絶え間なく彼女を批判します。最後には大きな喧嘩になります。バーニスは怒鳴り，関係は終わりだと言います。アグネスは泣いて，家に飛んで帰り，嘆き

悲しみます。

　次の日，バーニスはアグネスに電話し，戻ってきてくれと懇願します。アグネスは戻ります。こんなことが，その後も二度起こります。三度目には，アグネスはこれで終わり，もうバーニスを受け入れることはしないと自分に言い聞かせます。しかしその後，彼女はバーニスから次のような手紙を受けとるのです。

　　可愛い君へ
　　僕には，君なしで残りの人生を生きることなんて想像できないよ。ときどき僕は「気が変になる」ことがあるけど，それは，自分がどれだけ本当におかしくなるほど君に恋をしているかがわかっていて，それが怖いからなんだ。この手紙を書きながら，僕の手は震えている。僕はとても気弱になっているけど，君なんだ，僕の，たったひとりのソウルメイトは。僕は自分の問題に取り組み続けるつもりだよ。どうか許して。もう二度とあんなことにはならないから。君がいなければ，僕には何の価値もないんだ。

　目に涙をため，アグネスはバーニスに電話し，ふたりとも泣いて，自分たちの永遠の愛を誓います。彼らは，アグネスの次の訪問の計画さえ立てるのです。
　数か月後，嬉しい再会となります。仲直りのセックスの後，20分たつと，バーニスはアグネスに向かって叫び始めます。バーニスがコーヒーに入れるミルクをアグネスが買ってくるのを忘れたと言うのです。

■「あなたを試す」

　みなさんは，BPDをもつ人の行動やみなさんへの要求が，徐々にとんでもないものになっているように思ったことはありませんか？　以前は決して耐えられないと思っていたふるまいや，もしかしたら他の人に知

られたくないようなことにも耐えている自分がいますか？　もしそうなら，みなさんは試されているのです。

　どれだけ non-BP が言ったり示したりしても，BPD をもつ人は，他の人が彼らのことを本当に愛していて，見捨てたりしないとは信じません。エリザベスは BPD から回復した女性ですが，彼女は次のように言っています。「自分には愛される価値などないのに，どうして他の人は，こんな私を愛していると言えるのでしょう。私は本当に愛され，受け入れられたかったのです。ただ，その愛をどのようにして招き入れたらよいかがわからなかったのです。私がその愛情や受容に値するとは思えなかったからです」

　愛する人がいずれ，別れたり，見捨てたりしてどこかに行ってしまうことがわかっていても，それがいつ起こるかがわからないと，人生はストレスの多いものになります。そして，子どものようなことをすることになります。少しだけ態度に出してみて，自分の行動に耐えてくれるかを見るのです。耐えてくれたら，次は1つ段階を上げて，それも受け入れてくれるかを見ます。エリザベスは次のように言います。

　　私は，「あなたを試して，あなたがいつ私から離れていくかを見ているの。だって誰もが離れていくんだから。よくないこととはわかっているけど，そうせずにはいられないの」という言葉を最初に口にしたときのことを忘れないでしょう。お金のことについてのちょっとした不満で始まったことが，やがてはお金の管理に関する3日間にわたる激怒になるわけです。私は叫び，暴言を吐き，怒り狂ってめちゃくちゃになりました。

　　本格的な BPD の怒りで始められないことはわかっていました。だから優しく，ゆっくりと始めたのです。私が出すそれぞれのテストにその人が合格すると，私は賭けに出て，「私のことを愛しているなら，あれもこれもどうにかしてくれるんでしょ」と言いました。通常，

人々は，ひどく突飛で不適切な行動も，関係を維持するために受け入れてくれました。

みなさんは，non-BPがテストに合格すると，家族の中のBPDをもつ人は，より安心すると考えるかもしれません。しかし，そうはならないのです。その代わりに，BPDをもつ人は，相手が正気なのか，いったいどういう性格をしているのかと，疑問を感じ始めます。彼らは，「健全で，正常な人がどうしてこんな虐待を受け入れるのだろう？　私が言っていることに耐えるなんて，どこかおかしいに違いない」と考えるのです。

■ 家族の力学

家族は，相互につながり，依存しあっている個々人から成る組織です。その組織から切り離して，各人を理解することはできません。よく知られているモデルのひとつは，創始者のスティーブン・カープマン医師の名をとって，カープマン・トライアングルと呼ばれています。カープマン・トライアングルは，比較的健全な家族であっても，すべての家族に起こります（256〜257ページ参照）。その関係性における役割とは次のようなものです。

- 「被害者」
- 被害者をいじめる「迫害者」
- 飛び込みで，被害者を救う「救済者」

次ページのトライアングルの例において，2人の姉妹は，子どもを世話するうえでの問題について話し合っています。姉のエレノアは，シングルマザーで，BPDをもっています。

口論の最中，参加者はお互いを負かそうと，それぞれが被害者である

人	言い分	役割
ルイーズ (non-BP)	「あなたは, 間際になって電話をかけてきて, 子どもを世話してもらおうとしている。私は自分の予定を全部取り消さなくてはならないし, 困るわ」	ルイーズは, 被害者のように感じていて, エレノアは彼女の迫害者である。
エレノア (BP)	「仕方ないのよ！ そのときになってはじめてわかることだってあるし, 予定は立てられないわ！」	彼女は, 自分自身を被害者として見ており, 妹は, 迫害者である。
ルイーズ	「もっとうまく予定を立てられるはずよ。火曜日は本当に彼氏の家に急いで行かなくてはならなかったの？」	同上。彼女は, 姉によって不当に扱われている。
エレノア	「無理よ！ もっとうまく予定を立てることなんてできないわ。彼は気分を損ねていて, 私がすぐに来なければクスリをやると脅したのよ」(泣く)	同上。自分が妹の被害者である。
父親ハリー	(部屋に入ってくる)「君たちが口論しているのを聞いたよ。ルイーズ, 口論する必要があるのかなあ？ 一歩譲って, 和解しなさい」	ルイーズにとっては, 父親はまた別の迫害者である。エレノアにとって, 彼は救済者である。
ルイーズ	(ため息)「いいわ, わかったわ。泣くのはやめて。ただ, もう二度とこんなことのないようにしてね。いいわね」	プレッシャーを感じた彼女は, もっと前に知らせをくれるようにとの要望を取り下げる。事実上, 彼女はエレノアを救済している。そして, 彼女は被害者のような気持ちのままでいる。
エレノア	「ありがとう。ありがとう。わかったわ。やってみるわ。お父さん, ありがとう」	さしあたり, 被害者モードから出る。
母親テルマ	(部屋に入ってくる)「夕食の席に着いてちょうだい！ 一日中料理をしたのに, 全部冷たくなってきているわ。誰も私に感謝してくれないんだから」	ハリー, エレノア, ルイーズを迫害者とする, 新たな被害者がつくり出されている。

ことを主張し，相手に迫害者のレッテルを突きつけようとしています。このような絶え間ない綱引きは，骨が折れるものです。役割は常にシフトします。

　2人でもこのゲームをすることができます。例えば，父親のハリーが家におらず，エレノアの言い訳で，ルイーズが明確な境界を設定する代わりに引き下がったとしましょう。ルイーズがため息をつき，「気にしないで，必要なときにはいつでも電話して」と言ったら，ルイーズは救済者を演じることになります。これは，BPDをもつ人がいる家族内で頻繁に起こっていることです。これについては，さらに第10章のパワーツール：愛情をもって境界を設ける，で学ぶことにしましょう。

　カープマン・トライアングルの綱引きは，現実的な問題解決を阻止してしまいます。それは解決策ではなく，混乱と苦悩をもたらします。それぞれの争いで誰が「勝って」も，両者が惨めになります。これが，問題を二重にします。ひとつの層は，終わりのない争いです。もうひとつは，そのときの，議論の中での意見の相違です。

　BPDをもつ人が参加していると，この力学がより強く，危険なものになります。例えて言うなら，その綱引きが，ワニやピラニアでいっぱいの川の上で行われているようなものです。BPDをもつ人の観点から見る感情移入の演習を読み直し，みなさんも感じたことがあるかもしれない被害者としての全般的な感覚を思い起こしてください。さらに，この障害をもつ人々の思考，感情，行動の機能障害は，中立の立場を見いだすことを不可能にします。

　いくら自分が被害者であると思っていても，BPDをもつ人はnon-BPを被害者にはさせてくれません。肝心なことは，みなさんが愛する人の，みなさんとの関わり方を変えることはできませんが，みなさんが，振り回されないように選択することはできるということです。

第4章
BPDのリスクファクター

　BPDの「原因」は1つではないという考えは，広く知られています。つまり，この障害の発症の可能性を高めうる多くのリスクファクター（危険因子）が存在するということです。リスクファクターとは，聞いての通り，それが存在するときに何か他のことが起こる危険性を高めるもののことです。リスクファクターは，生物学的，環境的のどちらでもありえます。リスクファクターが多ければ多いほど，何らかの精神的または身体的疾患にかかる可能性が高くなります。

　例として，心臓病について考えてみましょう。祖母と叔父を心臓発作で亡くしている男性を想像してみてください。親がパン屋を経営しているため，彼は，クロワッサンやチョコがけのクリームパフなど，バターの利いた味を好んで育ちました。大人になっても彼は，脂肪分とコレステロールの高い食事をし，運動する時間がありません。

　彼は，60歳の誕生日に，雪かきをしている最中に突然の心臓発作で亡くなります。何が彼の死を引き起こしたのでしょうか？　遺伝的な経歴でしょうか？　食生活でしょうか？　運動の欠如でしょうか？　雪かきをしていたからでしょうか？　答えは，4つの要因すべて（そして，おそらくは他の要因も）が一体となって働いているということです。

　では，この例をBPDの発症に当てはめて考えてみましょう。4人を例に挙げます。ジュリアスとネルソンは兄弟で，30歳と32歳です。テ

リーとシェリーは，出生時に別れ別れになり，異なる家族の養子となった一卵性双生児です。

テリーとシェリーには，どちらも BPD に対して生物学的なリスクファクターがあります。しかしながら，彼らは異なる環境で育ちました。テリーは争いの多い家庭で育ち，10 歳のときに近所の人から性的虐待を受けました。彼女は BPD になりました。シェリーのほうが幸運でした。彼女の家族生活は安定しており，大きな問題はありませんでした。彼女は発病していません。

ジュリアスとネルソンは，ちょうどシェリーのように，適度に安定した望ましい環境で育ちました。ジュリアスは，リスクファクターが遺伝したので，望ましい養育であったにもかかわらず，BPD になりました。兄のネルソンは，リスクファクターが遺伝しなかったため，BPD になりませんでした。

本章の残りの部分では，BPD の発症につながる，生物学と環境という 2 種類のリスクファクターについて見ていきます。どちらが優勢かについての議論は，数十年間にわたり続いています。ニワトリが先か，卵が先かの議論と同じようなものです。研究によると，どちらか一方が優勢ではないということが次第にわかってきています。両方なのです。

だからといって，2 つが常に同等というわけではありません。多くの生物学的要因が存在する場合，BPD の発症に必要なのは，ほんのわずかの環境的側面のみです。生物学的要因が少なければ少ないほど，環境的要因が多くなければ BPD にはなりません。どちらが優勢であるにしろ，結果は同じです。多くの飛び散った卵と砕けた卵の殻です。

まず，生物学的なリスクファクターについて検討します。物理的な脳そのもの，脳化学，および遺伝子です。別々に見てはいきますが，それらは互いに絡み合っています。それらを分離することは，ケーキの中の砂糖と卵と小麦粉を分けるのと同じくらい大変なことです。

■ 生物学的なリスクファクター

以下は，脳の働きについての非常に簡略化した説明です。

1. 私たちの脳は，考え方，感じ方，行動の仕方をコントロールしている。
2. BPD は，思考，感情，行動の障害で特徴づけられる。
3. 大体において，脳内におけるこれらの生物学的障害が，BPD をもつ人々の特徴である歪んだ思考，感情，行動に寄与している。

たとえ BPD の化学的原因を知的に理解しても，1kg 強の器官である脳と，複雑な化学物質のアンバランスが，なぜ博識な大学教授が不合理なふるまいをしたり，愛情ある家庭に育った子どもが自殺したりするようなことを引き起こすのか，それを受け入れるのは難しいものです。しかし，この概念が私たちの中に真に根づけば，愛する人に共感したり，その行動を個人的なものとして見ないようにしたり，また本書の後半部分でご紹介するパワーツールを用いたりすることが，より容易になるでしょう。

私たちの脳は，3つの部分に分かれています。原始脳，辺縁系，そして大脳皮質です。逆さまになったゴルフクラブを想像してください。それが，脊柱（シャフト）につながった原始脳（クラブヘッド）です。では，そのクラブヘッドに靴下をかぶせてください。それが辺縁系です。それにバイクのヘルメット（大脳皮質）をかぶせれば完成です。これが，平たく言った形での脳のモデルです。

各部分には，特殊な任務があります。

- 原始脳は，呼吸，消化，心拍のような機能をコントロールしていま

す。「脳死」と言われるときに、唯一働いている脳の部分がここです。
- 辺縁系には、強力な扁桃体(へんとうたい)が含まれ、私たちの感情を支配しています。これが、感情脳です。
- 大脳皮質は、私たちの思考脳です。IQ で測定されたり、あるいは CSI［訳注：科学捜査班についての米国のテレビドラマ］の検視解剖でチラッと見えたりする部分です。

■ 物理的な脳

私たちのしわしわの脳みそがパーソナリティを形成するうえで大きな役割を担っていることは、100 年以上も前から知られています。これは、フィニアス・ゲイジという名の不運な鉄道従業員が、珍しい事故の犠牲者となった 19 世紀中頃に証明されました。この事故については、今日でも科学書籍の中で論じられています。

ゲイジが多量の火薬を地盤に埋め込んでいたとき、その火薬が誤って爆発しました。そして、彼が使っていた鉄の棒（長さ 120cm、直径 3cm）が左頬から脳に突き刺さり、頭蓋骨を貫通してしまいました。信じられないことに、彼はその事故から立ち直り、その後 13 年間生きました。

しかし、この事故は彼のパーソナリティを完全に変えてしまいました。ゲイジの医師、ジョン・ハーロウは次のように書いています。

> 怪我の前、ゲイジはバランスのとれた心をもち、知人たちからは、エネルギッシュで粘り強い、賢明なビジネスマンとして尊敬されていた。事故後、ゲイジは発作的で、不遜で、品のない、冒瀆(ぼうとく)なことを言う人物となり（以前には、それは彼の習慣ではなかった）、仲間にほとんど敬意を示さず、ときにはいらいらし、頑固で、移り気で、煮え切らないことがあった。…彼の心は明らかに変化し、友人たちは、彼は「もはやゲイジではない」と言った[1]。

ゲイジのパーソナリティがなぜそれほど完全に変わってしまったのかを解明するために，1990年代，科学者たちは最新の技術を使って，この事故の脳への影響を調査しました。彼らは，その鉄棒が脳の思考部分であるゲイジの大脳皮質の構造に損傷を与えたことを発見しました[2]。

では，具体的には，脳のどこが損なわれてBPDの発症につながるのでしょうか？ 答えの一部は，馬蹄形をした海馬と呼ばれている組織に関係があります。海馬は，記憶と，感情の敏感さに関連しています。海馬の機能的な問題は，BPDをもつ人がなぜすぐに怒りだすのか，彼らの記憶がなぜそれほど信頼できないのか，またなぜ単純な出来事や当たり障りのない発言が極度の怒りを誘発するのかといったことを説明してくれるかもしれません[3]。

■ 感情脳

扁桃体は，辺縁系（靴下）の中にあり，私たちの感情の中心です。アーモンドほどの大きさと形をしていますが，強大な力をもっています。（ところで，扁桃体は実際には2つあります。右側頭葉と左側頭葉の上です。海馬も2つあります）

人がある出来事を経験するとき，大脳皮質はその人に客観的に起きていることを伝えます。（例えば，高校の同窓会で，「昔の級友のチャーリー・リチャードがいるわ。頭がはげて，太っているわ。奥さんが出て行ったらしいわね」と頭の中で自分に語りかけます）

そして，みなさんの扁桃体は，感情を生み出すのを助けます。チャーリーが仲のよい友人なら，みなさんは同情を感じるでしょう。彼がかつて，みなさんをわざと失敗に追い込んだことがあるなら，みなさんはニヤニヤ笑うかもしれません。それが12,000分の1秒の速さで扁桃体につながる脳の認知部分です[4]。

扁桃体は，私たちの感情の強さもコントロールしています。チャーリーが親友だったなら，みなさんの悲しみは悲嘆に変わるかもしれませ

ん。彼が卒業式のダンスパーティでみなさんを無視していたなら，みなさんのニヤニヤは大きな笑顔に変わるかもしれません。もしかしたらクスクスと笑いだすかもしれません。

私たちは皆，論理に基づいて決断を下していると思いたがるものですが，多くの場合，感情は私たちが考えるよりもずっと大きな影響力をもちます。印象的な例をご紹介しましょう。数十年前，小さな町での家族の暮らしを描いたあるテレビシリーズは，悲劇的な結末で幕を閉じました。その町の住民は，腹黒い男性が自分たちのコミュニティの支配権を握ることになると知ります。それを止めることができない彼らは，その男性の手に渡らないようにと，自分たちの家を爆破させてしまうのです。

何年もたった後でも，その腹黒い男性を演じた俳優は，道で見知らぬ人に近寄られ，ひどいことをしていると説教をされていました。このことの珍しさは大したことではありません。何が珍しいかというと，*Little House on the Prairie*（邦題『大草原の小さな家』）というマイケル・ランドン主演のこのシリーズの中で，その架空の出来事は1901年に起きたことになっていたにもかかわらず，このようなことが起こったということです。

■ ティーンエイジャーの物理的な脳

親たちは氷河時代の昔からこのことを直感的に知ってはいますが，調査研究は，危険度をはかりにかけたり，判断を下したり，衝動的な行動をコントロールしたりする脳の部分が，10代でもまだ発達途上にあり，25歳頃までは完全には成熟しないことを確証しています[5]。

若者は，感情を大人とは異なったやり方で処理します。そのため，彼らにとっては感情について話すことが難しいのです。ある実験で，研究者たちは，被験者にスクリーン上の顔の感情を同定してもらいながら，その人の脳の活動をMRIでスキャンしました。研究者たちは，この課題を行う際，大人が前頭葉（脳の論理的部分）を使うのに対して，10代の

若者は扁桃体を使っていたことを発見しました[6]。

■ 化学的な脳

たいていの人々は，BPDをもつ人の脳内には何らかの化学的不均衡があるという漠然とした考えをもっています。それは真実である一方，単純化しすぎであるとも言えます。バスが走るのは，車輪がグルグル回るからだ，と言っているようなものなのです。

その複雑性をより理解するために，夏の日差しの中で葉がきらめいている，かえでの木が開花した深い森を想像してみてください。かえでの木は，風にのって空中を漂う花粉の煙を放ち，お互いに「話」をしています。花粉は，枝と枝の間に空気の隙間がありながらも，木々が相互作用するのを助ける化学的な伝達物質です。

私たちの脳内に複雑に入り組んでいるたくさんのニューロンは，森のようなものです。木々と同じで，ニューロンは枝のような形をしていて，神経伝達物質と呼ばれる化学的メッセージを受けとるために枝を伸ばしています。神経伝達物質は，花粉のようなもので，ニューロンからニューロンへと，ときには非常に遠くにあるニューロンにも，シナプスを介して情報を運びます。

わずかな電流でも，風と同じように，ひとつのニューロンから神経伝達物質を浮動させ，次のニューロンに移行するのを助けます。脳の異なる部分は，このようにしてお互いの会話を組み立てます。

これまで，科学者たちは，およそ50の神経伝達物質を発見してきました。それぞれが異なるメッセージを運んでいます。例えば，ノルエピネフリンは，記憶や闘争／逃走反応に関係しています。ドーパミンは，報酬の感覚と関係しています。また，セロトニンは，衝動性と気分の両方に関係しています。神経伝達物質は，さらに多くのメッセージを運ぶために，様々な形で協力し合うことができます。

神経伝達物質が多すぎたり少なすぎたりすると，あるいは，神経伝達

物質系の変化が起こるのが速すぎたり遅すぎたりすると，問題が生じます。ニューロンが互いに「話をする」ことが困難になってしまう可能性があるのです。これは，神経学的構造に他の問題を生じさせるかもしれず，その精神的および身体的健康への影響は，深刻なものにもなりうるのです。

例えば，脳の運動野におけるドーパミンレベルの低さは，筋肉の硬直と調整の失調を伴うパーキンソン病を生じさせることが知られています。セロトニンのアンバランスは，うつ病，慢性疲労，社会的引きこもりに関連しています。頻繁な，抑制のきかないパニック発作は，ノルエピネフリンの量の急激な変化と関連しています。

神経伝達物質系における問題は，BPDの3つの中核的な側面に関係しています。その3つとは，誤った思考（認知能力），感情（感情の調節困難），および行動（衝動性）です。それがどのようにして起こるのかを的確に言葉にできたなら，すばらしいでしょう。しかし現実は，それに関係している神経科学が非常に複雑で，研究者たちも何が起きているのかをやっと理解し始めたところなのです。

では，神経伝達物質や，海馬や扁桃体のような他の脳の部分に問題がある人がいる一方で，問題がない人もいるのはなぜなのでしょうか？ その答えは，遺伝的な部分に関わっています。

■ 遺伝子と脳

ある遺伝子はそれだけで，ハンチントン病という稀な，不治の病の原因となっています。その遺伝子をもっていると，やがてはハンチントン病にかかります。しかし，ほとんどの遺伝性の医学的問題は，いくつかの遺伝子が一緒になって発生します。

例えば，糖尿病には，20以上の遺伝子が関与しています。通常，それらのうちの4つか5つを受け継ぐ人が糖尿病になります。それらの遺伝子の組み合わさり方によって，その人の糖尿病の重症度，治療の難易度

などが左右されます。

BPDそのものが受け継がれることはありません。受け継がれるのは，この複雑な障害を定義する2つから4つの特徴です。両親のどちらもBPDではないとしても，以下のようなBPDに関連した特徴につながりうる，いくつかの遺伝子をもっている可能性はあります。

- 攻撃性
- 抑うつ
- 興奮性
- 怒りやすさ
- 衝動性
- 依存症になりやすいこと
- 認知（思考，論理）障害

遺伝子は，ある種の運命なのでしょうか？　そうとも言えますし，そうでないとも言えます。心理学者ピアス・ハワードは，遺伝子を一粒の種と考え，その種から，環境（日光，水，肥料など）に反応して育つものをパーソナリティと考えています。ですから，遺伝子も影響してはいますが，環境やライフスタイルも大きな影響力をもっているのです[7]。

■ 環境的なリスクファクター

次の環境的なリスクファクターは，BPD発症の一因となっています。

■ 虐待：神話と現実

みなさんが少しでも境界性パーソナリティ障害（BPD）について学んできているなら，虐待がBPDを引き起こすと書かれているのを読んだことがあるでしょう。この考えは，BPDをもつ人々の75％が虐待の経

験を有すると述べている，*Diagnostic and Statistical Manual of Mental Disorders*（DSM）から生じているところがあります。

　しかしながら，そのデータにはいくつかの問題があります。まず，虐待がBPDを引き起こすのなら，BPDをもつ人の4人に1人が虐待されていないという事実にはどのような説明がつくのでしょうか？　次に，相関関係とは，必ずしも因果関係を示すものではありません。バージニア・コモンウェルス大学のBPDプログラムの責任者であるロバート・フリーデル医師は，次のように言っています。「私が議論してきた環境的なリスクファクター（早期の離別や喪失，心的外傷，効果的でない育て方，有害な社会的習慣）のうち，BPDを引き起こすと証明されたものは何もありません。同じような虐待，離別，ひどい子育てにさらされている多くの人々は，BPDを発症せず，BPDをもつ患者さんの中には，これらの環境的なリスクファクターのうちどれも経験したことがない人もいるのです」[8]

　第三に，その75％という数字は，自己報告に基づいています。ということは，それは成人患者に虐待の経験を尋ねることによって出されたものだということです。前提となっているのは，その回答が百パーセント正確であり，「虐待」を構成するものが，感情的，性的，あるいは身体的なものであるかについての合意があったということです。

　しかしながら，データ収集の方法として，自己報告は信頼性がないと考えられています。ダイエットをする人は，自分の食物摂取量を過小評価することで有名です。食べ物は，「虐待」に比べると，測定対象としてはかなり単純なものです。一方，BPDと虐待との関係で言えば，被験者たちは，その定義上，知覚や論理の欠陥で特徴づけられる障害をもっています。虐待という言葉の曖昧さや方法論の限界に加え，それらの認知的障害が意味するところは，75％の虐待の統計は絶対ではないということです。

　ここに中庸をとる見方があります。臨床家であるハリエット・レフ

リー博士は，次のように説明しています。「生物学的に BPD を発症する傾向にある人は，成長の過程でほとんどの子どもたちが耐えている侮辱，批判，懲罰に対して過敏であり，それらをより強く経験します。そして，親が並外れて扱いにくい子どもを育てている場合，そのような批判や懲罰は頻繁に起こり，家族関係に緊張を生じさせ，後に虐待的として想起される可能性があるのです」[9]

シャロンは，BPD をもつ子どもの母親で，この障害をもつ子どもたちの親のインターネット・サポートグループの管理者です。彼女のグループは，NUTS (parents Needing Understanding, Tenderness, and Support to help their child with borderline disorder：BPD をもつ子どもを援助するための理解，優しさ，支援を必要とする親たち) と呼ばれています。彼女は次のように言っています。

> NUTS を運営して 10 年以上になりますが，その中で虐待，ネグレクト，トラウマが問題であった家族を見たことはほとんどありません。虐待的な親は，おそらくグループに参加したり，そのことについて話したりしないのでしょう。でも，BPD の世界の私たちの小さなサンプリングは，ここにいる私たちの多くが，トラウマや虐待が関係していなくても，BPD の問題に取り組んでいることを示しています。
>
> さらに，NUTS の子どもたちのおよそ 70% は，不当に誰かを虐待で訴えたことがあります。私自身の娘も私のことを訴え，調査が行われました。私のもうひとりの娘は，私たちが虐待的であったことを否定しました[10]。

National Education Alliance for Borderline Personality Disorder のファミリー・コネクションズ・プログラムの共同創立者であるペリー・ホフマンは，同じ問題への懸念を示しています。彼女は次のように言っています。

私たちは，家族を非難しないように臨床家を教育しなければなりません。確かに，虐待が起きることがあるということはわかっています。しかし，私が接触する家族，あるいは私たちのファミリー・コネクションズ・プログラムに来る家族が，子どもを虐待した親たちではないことも確かです。そして彼らは，虐待やそのBPDとの関連について読んだりして，とてもつらく感じています[11]。

■ 家族と仲間の影響

　他にも多くの環境的要因がBPDの発症を助長します。

　私たちのパーソナリティはすべて，育った環境によって形づくられます。弟妹を思いやる兄，望ましい学校制度，十分な経済的資源をもつ家族など，ポジティブな影響もあります。

　そしてまた，ネガティブな影響も存在します。祖父の喪失，肺炎の発症，危険な地域での暮らし，などがそうです。そして，私たち皆が「正常な範囲内の機能不全」の中で育ってきたことも，もちろんそれに含まれます。文化や，その基準や期待も，私たちに影響を及ぼします。

　生活環境の中には，BPD発症のリスクを高めるものもあります。医師によっては，そのように病気を誘発するものを「環境的負荷」と呼びます。それらには次のものが含まれます。

- 感情的，身体的，あるいは性的虐待。
- 効果的でない育て方，あるいはBPDをもつ本人が効果的でないと思っている子育て。これは，乏しい子育てスキルから，親の精神疾患，物質乱用まで，様々なことを意味します。
- 危険で，無秩序な家庭状況。
- 親の気質と子どもの気質の不適合。
- 突然の親，あるいは親の関心の喪失（子どもによって見捨てられと知覚されることもある）。これは，親の死，離婚，赤ん坊の誕生など

からも生じる可能性があります。

　みなさんは，これは99％の家族に当てはまるのではないかと考えるかもしれません（アメリカでは，結婚の約50％は離婚に至ります）。おそらくはそうでしょう。ですから，以上のことに身に覚えがあったとしても，自らをとがめないでください。また，同じような虐待，別れ，効果的でない育て方にさらされたとしても，多くの人はBPDを発症しないということも心に留めておいてください。
　研究は，仲間との関係が，パーソナリティの発達にとって決定的であることを示し始めています。これは，Welcome to Oz のコミュニティのほとんどの親たちが，自分の子どもがなかなか友人をつくれず，対人的スキルに欠けていると言っていることを考えれば，興味深いことです。それは，心理学的な援助を求める他の人々に比べて，BPDをもつ人々は，対人的やりとりを誤解したり，間違って記憶していたりする可能性が高いせいかもしれません[12]。BPDをもつ人は，強い見捨てられ不安を伴うので，幼いときでさえ，友人関係により多くを求め，期待する可能性があるのです。

■ BPDの一因としての「非承認的な環境」

　BPDとその他の障害の治療に用いられる弁証法的行動療法（DBT）（100ページ参照）の生みの親であるマーシャ・リネハンは，BPDの原因に関する「生物社会的（biosocial）」モデルを開発しました。「生物（bio）」は生物学，「社会（social）」は環境のことです。
　彼女は，BPDをもつ人々が生まれつきストレスに対してより激しく反応することを示した研究に賛同しています。彼らの感情的な頂点は，より際立っています。ストレスがなくなっても，彼らは落ち着くまでに普通より長い時間を要します。リネハンは，この傾向を「感情的脆弱性」と呼んでいます。彼女は，感情的に脆弱な子どもが「非承認的な環境

(invalidating environment)」で育てられるとき，BPDを発症すると言います。非承認的な環境とは，次のようなものです。

- 世話をする人物が，子どもたちに彼らの感情や経験は間違っている，あるいは真実ではないと言う。
- 世話をする人物が，期待される水準を満たせない子どもの欠点を探し，「おまえはやる気が足りない」などと批評する。

このような環境で育てられる子どもたちは，自分自身の直感的な反応を信用しなくなり，自分がどう感じるべきかを言ってもらい，問題を解決してもらうために，他者に目を向けるようになります。

■ 親と子どもの適合不良

　National Education Alliance for Borderline Personality Disorderの理事長であるペリー・ホフマンは，BPDのリスクファクターのひとつが，生物学的に脆弱な子どもと，何らかの理由でその子の要求を満たすことを重荷に感じている世話をする人物との適合不良であると言っています。
　例えば，母親が産後うつを発症している，あるいは家族が危機を経験している場合などです。別の例としては，経済的な理由から2つの仕事をもつシングルマザーが，子どもと過ごせる時間が制限されてしまうことなどがあります。

　これらすべては，重要な点を私たちに気づかせてくれます。私たちは，BPDが意識的に行動を選択していると信じているかもしれません。そしてある意味，それはそのとおりです。しかし別の意味で言えば，もし私たちがBPDをもつ人と同じ遺伝子をもち，同じ環境的な影響を受けていたら，私たちは，まさに同じ行動をしているかもしれないということです。

第5章

BPDの治療

> 複雑な状況に直面するとき，それをすぐに，あるいはひとつの単純な解決策で解決することはできないことに気づきなさい。
> ——易経

　まず，最も難しい質問を取り上げることにしましょう。セラピーは，治りたいと思っているBPDをもつ人がこの障害を克服するのに役立つのでしょうか？　答えは，紛れもなく，「イエス」です。新薬や革新的な心理療法は，無視できないほどに改善されてきています。個々の事例も，同じ結果を示しています。BPDがかなり改善したと感じ，自分の経験を共有したいと望む人々を，ある著者がインターネット上で募集した際には，10人以上の人たちからの応答がありました。

■ 薬物治療

　著名な，精神科の臨床教授であるロバート・フリーデルは，メンタルヘルス関係の仕事をしている人たちの多くは，BPDの経験があっても，その症状の治療で薬物が劇的な役割を果たしていることを知らないと言います。しかし実際は，セラピーの有効性を証明する研究と同様，薬物の有効性を裏づける数多くの研究があります。薬物治療は，BPDをもつ人々がセラピーを最大限に生かすために必要な安定性を提供すること

できるのです。

■ 薬物治療によって可能なことと不可能なこと

ジキル博士をハイド氏に変えてしまった薬を除けば，パーソナリティを変えられる薬はどこにもありません。薬によって可能なのは，抑うつ，気分変動，解離，攻撃性，衝動性などのBPDの症状を軽減することです。薬剤は，脳の神経伝達物質の機能を正常化することによってそれを行います。ちょうど，ある薬剤が「良い」コレステロールと「悪い」コレステロールのレベルを変えるようなものです。

心理学者のジョセフ・カーヴァーは，彼のウェブサイトで，薬剤の働きについて説明しています。

- いくつかのものは，神経伝達物質を模倣し，その神経伝達物質が存在しているかのように反応を誘発する。
- いくつかのものは，シナプス（ニューロン間の極めて重要な空間）において神経伝達物質をより利用可能にする。
- いくつかのものは，神経伝達物質の放出を余儀なくさせ，誇張された効果を引き起こす。（ストリート・ドラッグの中にも同じ働きをするものがあり，ドラッグをやることが「自己治療」と呼ばれるのはそのためです）
- いくつかのものは，特定の神経伝達物質の供給を増やす。また，それらの生成を減らす，あるいは阻止するものもある。
- いくつかのものは，神経伝達物質の貯蔵量に影響を及ぼし，それらの効力を失わせる[1]。

■ 適切な薬物治療を見つける

薬物治療については多くのことがわかっていますが，身体の反応は皆異なります。同じ量の同じ薬剤が，様々な人々に様々な形で影響を与え

ます。患者さんが同時に２つか３つの薬剤を服用することはよくありますが，それは，異なる薬剤が異なる脳化学の問題に働きかけるからです。

そのため，最善の結果をもたらす薬剤（あるいは薬剤の組み合わせ）とその量を見いだすために試行錯誤する期間があります。目標とするのは，副作用を最小限に抑えながら，症状を有効に治療するために可能なかぎり少ない服用量を用いるということです。患者の服用量と，最大限の効果に達するまでにかかる期間によって異なりますが，このプロセスは長期にわたる可能性があります。

そして，この試行錯誤の期間は楽しいものではありません。患者さんは今，よくなりたいのです。薬剤によっては，効くまでに６週間かかるものもあります。よい面を言えば，幸運にも私たちには，薬剤の選択肢が数多くあるということです。重要なのは，医師と密接に取り組み，紙面上でも症状を観察することです。最終的には，通常は，やっただけの価値があるということになります。BPDをもつ人々の多くは，適切な薬物治療が彼らの人生を好転させることを発見しています。

精神科医が薬剤の使用を勧めたら，以下の質問をしましょう。

- その薬剤は何のために用いるのですか？　多くの薬剤には，一次的効果と二次的効果があります。なかには，別の薬剤の効果を強めるような薬もあります。
- 初回用量はどれくらいですか？　許容できる最大用量は？　精神科医は，副作用を最小限に抑えるために低用量で始め，必要に応じて増やしていきます。このプロセスは用量設定と呼ばれます。
- その薬剤が効くまでにはどのくらいかかりますか？　伝達物質であるセロトニンに影響を及ぼす有名な薬剤（パキシルやプロザックなど）でも，６週間程度かかる可能性があります。対照的に，アルプラゾラムのような抗不安薬はすぐに効果が現れます。
- ジェネリック薬は利用可能ですか？　最新薬は最も高価で，ばかば

かしいほど高価であることもしばしばです。
- 副作用にはどのようなものがありますか？　眠気と口の渇きなどが一般的です。
- その薬剤を中止した場合，どのような副作用がありますか？　これは，しばしば見逃されてしまう重要な質問で，製薬会社はこの情報をなかなか提供してくれません。
- その薬剤を服用するのが未成年の子どもである場合，子どもを対象とした研究が行われたかどうかを尋ねましょう。

　時間とともに，服用する薬剤の数が増えていくことがあります。特に，2人以上の精神科医の診察を受けている場合はそうです。家庭医を含め，医療提供者のそれぞれが，薬の服用目的，用量，服用時間もあわせて，患者さんが服用しているすべての薬剤を把握している必要があります。
　インターネット上には，薬剤に関するウェブサイトがいっぱいです。信頼できるものを調べてみましょう。製薬会社は，バラ色のイメージを描いているかもしれませんので，必ず公平なサイトも見るようにしましょう。薬剤について知るためのもうひとつのよい方法は，薬剤師に尋ねることです。彼らの仕事は薬剤がすべてなので，彼らもみなさんの医師と同じくらい，その薬剤に精通している可能性があります。ときには，医師以上に詳しいこともあるでしょう。

■ 入院中の薬物治療

　BPDをもつ子どもや青年を専門とするブレーズ・アギーレ医師は，BPDをもつ患者さんが入院するときには，いくつかの薬剤を組み合わせて服用していることが多いと言います。

　　入院時，担当の精神科医は，全体像の一部のみを提示されることが多く，私たちはこれを「入院時症状」と呼んでいます。例えば，

第5章 BPDの治療 95

ボーダーライン障害の治療において研究され用いられた薬剤[2]

薬剤の分類		薬　剤	分類の中の1つかそれ以上の薬剤によって改善される症状
抗精神病薬	神経遮断薬	チオチキセン（日本未発売）* ハロペリドール（セレネース）* トリフロペラジン（トリフロペラジン）* フルペンティキソール*（日本未発売）	不安, 強迫神経性, 抑うつ, 自殺企図, 敵意, 衝動性, 自傷／攻撃性, 錯覚, 妄想的思考, 精神病, 全般的な低機能
	非定型	オランザピン（ジプレキサ）* アリピプラゾール（エビリファイ）* リスペリドン（リスパダール）† クロザピン（クロザリル）† クエチアピン（セロクエル）†	不安, 怒り／敵意, 妄想的思考, 自傷, 衝動的攻撃性, 対人的過敏性, 憂うつな気分, 攻撃性
抗うつ薬	SSRI	フルオキセチン（日本未発売）* フルボキサミン（ルボックス）* セルトラリン（ジェイゾロフト）† ベンラファキシン（日本未発売）†	不安, 抑うつ, 気分変動, 衝動性, 怒り／敵意, 自傷, 衝動的攻撃性, 全般的な低機能
	MAOI	フェネルジン（日本未発売）*	抑うつ, 怒り／敵意, 気分変動, 拒絶に対する過敏性, 衝動性
気分安定薬		ジバルプロエックス（日本未発売）* ラモトリギン（ラミクタール）* トピラマート（トピナ）* カルバマゼピン（テグレトール）† リチウム（リーマス）†	不安定な気分, 不安, 抑うつ, 怒り, 過敏性, 衝動性, 攻撃性, 自殺性, 全般的な低機能

* 偽薬対照研究
† 非盲検研究
SSRI：選択的セロトニン再取り込み阻害薬
MAOI：モノアミンオキシターゼ阻害薬

患者が「うつ」「躁」「不安」「精神病」であることなどです。

通常，それ以前に患者を診ていた精神科医は，症状ごとに薬を処方しています。その後の入院で，それまで処方されていた薬が中止されることは稀であるため，子どもたちは，前の入院から続けられている薬剤を全部服用しています。

しばしば，私たちのアプローチでは，うつ病や精神病の診断を決定する臨床基準を整理します。これらの診断が正しいという確信がなければ，徐々にその薬剤を取り除いていきます。問題行動は，人間関係上の対立の後で生じることが多いのですが，残念ながら，傷ついた心を治療できる薬剤はありません[3]。

■ 心理療法

人によっては，生活の一部の領域において，自分がなぜそれほど行き詰まっているのかを知ろうとしてセラピーを開始する人もいます。過食，怒りの制御不能など，具体的な問題について取り組もうとする人もいます。より幸せになったり，不安を軽減したり，リラックスして生きられるようになることが目的の人もいるでしょう。

セラピーは，自分が同じ，満足のいかないパターンに何度も陥っていることに気づいている人にとっては，特に有益です。例えば，破壊的な関係に巻き込まれたり，職を失ったり，あるいは自己破壊的にふるまったり，といったことが頻繁に起こる場合などです。しばしば人は，これらのパターンから自力で脱出しようとします。しかし，どのようにしてそうなったのかわからないため，そこから脱け出すことができません。

理由が何であれ，目的は同じです。つまり，人が，人生をより楽しみ，自分自身についてより好ましく感じ，人間関係を改善し，目標を達成するのを援助することです。

■ 臨床的な「アプローチ」

　何十年にもわたって，精神疾患をもつ人々を治療する最善の方法に関して，様々な学派もしくは「アプローチ」が出現してきました。それらの数は何百にも及びます。例えば，精神分析，問題解決志向療法，ブリーフセラピー，力動的精神療法，認知行動療法などがあります。

　しかしながら，ほとんどのセラピストは，様々な学派を少しずつ組み合わせ，自分が受けた教育，訓練，個人的経験，個人的スタイルなどをもとにセラピーを行っています。これは，「折衷的アプローチ（eclectic approach）」と呼ばれます（折衷とは，様々な材料から引き出された要素で成り立っていることを意味します）。本質的に，折衷主義の臨床家のアプローチはそれぞれ独自のものです。このような場合，臨床家とそのアプローチに対する評価は，基本的には同じになります。

　「標準化された治療」の場合，臨床家は，同じような教育と訓練を受けます。米国であれ日本であれ，その手法の訓練を受けたセラピストは，同様の技法やアプローチを用います。このような一貫性は，研究者たちが，それらのセラピーの効果を調査することを可能にしています。

■ 折衷療法

　おそらく何百という数の異なる理論的アプローチや技法がありますが，ほとんどの折衷主義の臨床家は，大体において2つの学派の技法を用いています。その2つとは，力動的精神療法と認知行動療法です。

《力動的精神療法》

　力動的精神療法のセッションにおいて，セラピストとクライアントは，クライアントの感情や過去の経験を明らかにし，それを検討します。未解決の葛藤や昔の問題が，クライアントの非生産的な行動を引き起こしているのかどうかを調べるのが目的です。

例えば，権威者への対応の仕方を知らないために次々に職を失う人は，権威主義的な父親への怒りと未解決の問題があるために，高収入で興味深い仕事に就けないでいるということをセラピーの中で発見するかもしれません。そのような知識を得たクライアントは，上司をより客観的に見ることができるようになり，また，彼とセラピストは，セッション中に彼の父親に関する問題に取り組むことができます。

ニューヨーク市の臨床心理学者であるベネット・ポロージは，次のように述べています。

> ひとつのセッションから得たいのは，洞察の経験です。それが起こるときには，それとわかります。これは知的学習とは異なります。突然，自分自身がより明確で，分別をもち，希望にあふれ，決断力が高まり，活力が増え，症状が消えていることに気づくのです。これが，心理療法が提供する唯一の魔法です。感じないようにしてきた物事を感じ，避けてきた物事を認識するようになるとき，気分がよくなり，より機能できるようになるのです[4]。

《認知行動療法》

力動的精神療法の欠点のひとつは，洞察が必ずしも思考，感情，行動の変化につながらないことだ，と言う人もいます。ここに認知行動療法が登場します。The National Association of Cognitive-Behavioral Therapists は，認知行動療法を次のように説明しています。

> 私たちの思考が，私たちの感じ方や行動を引き起こします。そのため，望まない感情や行動を経験していれば，その感情と行動を引き起こしている思考を同定し，人々，状況，出来事などの外的な事柄に頼るかわりに，その思考をより望ましい反応や行動につながる思考に置き換える方法を学ぶことが重要です。そうすれば私たちは，

状況が変化しなくても，感情を改善することができるのです[5]。

認知行動療法は，基本的に本書全体で取り上げられている，思考 - 感情 - 行動へのアプローチです。

《折衷的組み合わせ》
　力動的精神療法と認知行動療法（他のものが加わる場合もあります）を統合して折衷的アプローチを作り上げることは，多くの柔軟な対応を可能にします。セラピストは，クライアントが必要とするものを，必要とするときに提供できるのです。
　例えば，威圧的な上司が，セラピーを受けているある男性の人生を悲惨なものにしているとしましょう。その上司は，時間的にその男性に無理な要求をし，彼の家族は，彼に会う時間がないと不満をもらします。セラピストと患者は，その上司が，いかに患者に厳しかった父親を思い出させるかということについて話し合います。それによって男性は，なぜ上司との間に境界線を定めることがそれほど難しいのかについての洞察を得ます。男性がその洞察（思考）を得ることで，セラピストは，患者がより自信をもち（感情），それによって，彼が実用的な境界設定のスキルを改善できる（行動）よう援助できるかもしれません。
　ほとんどの臨床家は，折衷療法を用いても，何か別の呼び方をするかもしれません（あるいは，名前をつけることもないかもしれません）。

■ 標準化された療法

　BPDを治療するために用いられる3つの構造化された療法には，弁証法的行動療法（DBT），Systems Training for Emotional Predictability and Problem Solving（STEPPS），およびスキーマ療法があります。

《弁証法的行動療法》

　弁証法的行動療法は，低機能で従来型のBPDをもつ人々のための，最も急速に広がりつつある治療形態です。これによって，自傷や自殺の割合が有意に低下するとともに，救急治療室の利用や入院も減るからです[6]。

　「弁証法」という言葉は，2つの反対の事柄が同時に真実でもありうることを意味します。ここでは，患者は自分自身のありのままを受け入れる必要があると同時に，自分の破壊的な対処方法を変え，新たなスキルを学ぶことによって，人生を生きる価値があるものにすることができるということを認識する必要があります。

　弁証法的行動療法は，認知行動療法の要素と，徹底的な受容とマインドフルネスという禅の概念を組み合わせています。後に考察しますが，これらの考え方がプログラムの基礎となります。弁証法的行動療法の創始者であるマーシャ・リネハン博士は，「BPDの基準を満たす人々は，ほとんど常に自分自身を嫌っています」と言います。「ですから私は，私自身が彼らを受け入れ，それから，彼らに自分自身を受け入れる方法を教える必要があるとわかったのです。自分自身をありのままに受け入れなければ，実際に変わることなどできません。矛盾しているようですが，本当のことです」[7]

基本的な弁証法的行動療法の概念

- 患者は動機づけられており，変化しようとする気持ちがある。
  BPDの患者は，自らの痛みと孤独を自分自身で克服しようとしてきました。しかし，それはすべて彼らにとっては重すぎる課題でした。彼らは，落伍者であるように感じたり，見捨てられることを恐れたり，人間関係の終焉や入院につながるような衝動的な行動をとったりすることにうんざりしています。そのため彼らは，変わることに対して強い関心をもっているのです。

- 徹底的受容は，回復に必要不可欠である。

 徹底的受容とは，肯定的な変化に向けて活動できるようにするために，今現在のありのままの自分自身を，判断したり非難したりせずに受け入れなければならないということです。徹底的受容は，一生涯にわたるプロジェクトであり，BPDをもつ人だけでなく，私たち皆にとっての重要な手段です。

 例えば，ある若い男性は，恋愛相手を失うたびに何か月も打ちひしがれ，むせび泣き，ひとりぽっちだと考えてパニック状態に陥り，別の関係に突入しなければならなくなります。同時に彼は，そのような自分自身を嫌っています。皆は彼に，そんなことはもう忘れて，「男らしくなれ」と言います。彼は，関係が終わったこと，そして自分の傷つきやすさへの羞恥心で苦しみます。

 リネハンは，徹底的受容は，その羞恥心から彼を解放すると言います。そして，彼は自分自身に「自分とはこのようにできているのだ」と落ち着いて言うことができるでしょう。「そうでなかったらよかったのだが，そうなのだ」。皮肉にも，いったん自分自身についての判断を手放すと，真に前進することができるのです。

- 感情をうまく扱うための鍵は，マインドフルネスにある。

 怒り，フラストレーション，悲嘆，そしてその他の感情は，しばしば過去あるいは起こりうる未来に関係しています。マインドフルネスは，少しの間一歩下がり，自分の内側やまわりで起きていることを観察し，過去でも未来でもなく，その瞬間に生き，呼吸することを可能にしてくれます。リネハンは，「どれだけの苦しみが，将来について考えたり過去を反芻したりすることによるものであるかに気づき，驚かされるでしょう」と言います[8]。

 第4章で出てきた高校の同窓会についての話に戻りましょう。チャーリーのほかに，みなさんは初恋の相手であるクリスのこともひそかに目で追っています。クリスとはずっと前に別れています。

みなさんは，馴染みのある心の痛みを感じます。そしてその他の感情にも気づきます。例えば，もうそんなに若く無知な自分に戻れないことに対する感謝と悲しみの気持ちです。みなさんは，自分の感情を客観的に認識し，その感情に巻き込まれるかわりに，それを観察します（これが簡単だと言った人はいません！）。

マインドフルネスはまた，幸せなときにもその瞬間に生きることを意味します。それは，公園を散歩しながらでも，その瞬間にいるということで，過去や未来に心を奪われるのではなく，自然の美しさに浸るということです。

マインドフルネスは，BPDをもつ人だけでなく，すべての人のためのものです。

- BPDをもつ人々は承認を必要とする。

簡単に言うと，承認とは，BPDをもつ人の気持ちを共感的に聞き，その人の言ったことを評価せずに，正確に別の言葉で言い表すことです。それは，「このことについて怒る理由なんてないはずだ」などと，BPDをもつ人にどのように感じるべきかを伝えるような表現を避けるということです。その代わりとなる承認の言葉とは，「そのことで君がとても腹を立てているのがわかるよ」のようなものかもしれません。このとき，その怒りの理由が正しいと同意しているのではないことに留意してください。

プログラム構成

プログラムの中心となっているのは，(1) ひとりのセラピストによって指導される，毎週2時間のグループスキル訓練と，(2) 個々のセラピストとの毎週1時間のセッションです。必要であれば，電話による危機対応も可能です。

グループスキル訓練のセッションでは，きっちりとしたスケジュールに従い，苦悩耐性，中核的マインドフルネス，感情調節，対人関係とい

う，4つの相互に関連したテーマが取り上げられます。

- 苦悩耐性：ソーシャルワーカーのマイケル・ボーは，「私がクライアントに言うのは，苦悩耐性とは，惨めな瞬間にそれを悪化させることなく乗り越えることだということです」と言います。「DBTは，自殺を試みたり，麻薬をやったり，あるいは虐待的な関係に飛び込んだりすることよりも肯定的な，注意をそらす多くの方法を集めたものです」[9]
- 感情調節：感情調節の目的は，患者の怒り，恐れ，羞恥心，悲しみなどの激しさを和らげることです。BPDをもつ人の中には，それほど感情に敏感ではない人々の中にうまく溶け込むために，自分の感情を無視する人もいます。彼らは，その感情に圧倒されてしまうまで，自分がどう感じているのかがわかりません。
- 対人関係：この訓練の狙いは，患者の対人的混乱を減らし，見捨てられ不安を軽減することです。そのために，グループスキル訓練のリーダーは，患者の環境，人間関係，そして彼ら自身について，より前向きな見通しをもつことを教えます。その内容は，自己主張訓練のクラスのものと非常によく似ています。課題としては，より建設的なやり方で自分の要求を満たしてくれるよう他者に頼むこと，自分の境界を主張すること，関係をうまく維持するためにすべきことを積極的に行うこと，などがあります[10]。
- 個人セッション：週に一度，患者は自分のセラピストと面接します。セラピストは，弁証法的行動療法のプログラムに提携している人が望ましいでしょう。セッション中，セラピストが最優先させるのは，その週の自傷や自殺行動について話し合うことです。第二の優先事項は，「セラピーを妨げる行動」についてです。それには，セッションに遅れて来たり，不適切な時間にセラピストに電話をかけたりすることなどがあります。その次に優先されるのは，うつや物質乱用

など，生活の質を低下させる問題です。最後にセラピストは，スキル訓練において患者がどれだけ進歩しているかについて話し合います。

弁証法的行動療法の限界

弁証法的行動療法は，大きな希望，そしてBPDのための治療は存在しないという，繰り返し耳にする言葉への対抗策を提供してくれます。患者さんの多くが，弁証法的行動療法によって生活が著しく改善したと言います。とはいえ，弁証法的行動療法は奇跡の治療法ではありません。治療の選択肢について評価するときには，以下の限界に留意しましょう。

- 弁証法的行動療法によって，自殺思考や自傷が減ることが明らかにされています。しかし，研究で，弁証法的行動療法がうつを緩和したり，クライアントをより幸福な気持ちにさせると示されているわけではありません（多くの人がそれを肯定していますが）。
- 弁証法的行動療法は，自分の病気を認め，それについて学びたいと思い，セラピーで努力する患者さんにのみ適切なものです。高機能で見た目にわからないBPDをもつ人は，この基準を満たしません。
- 弁証法的行動療法は，多くの労力を必要とするセラピーです。毎日，日程表に書き込みをし，ほとんどの患者さんは，毎週，多くの時間を治療的な活動に費やします。セラピーから利益を得るには，極めて高いモチベーションをもっていなければなりません。
- 弁証法的行動療法は，どこででも受けられるわけではありません。また，経済的負担が大きい場合もあります。

弁証法的行動療法のセラピストを探す

弁証法的行動療法のセラピストは，2つのタイプに分けられます。
1. 公式の訓練を終え，正式な弁証法的行動療法のプログラムで働

く（あるいはそれを運営する）セラピスト。
2. 弁証法的行動療法の訓練をある程度受けたことがあるか，あるいはリネハンの患者教育の資料や技法を用いるセラピスト。弁証法的行動療法の支持者は，この第二のグループに属する臨床家が必ずしも肯定的な結果を生み出さない可能性があると警告しています。

《STEPPSグループ治療プログラム》

STEPPSは，Systems Training for Emotional Predictability and Problem Solving（感情の予測と問題解決のためのシステムズ・トレーニング）の略称です。オランダで好評ですが，最近では他の国々にも広まってきています。STEPPSは，従来のセラピーの代わりとしてではなく，追加的に用いられることを意図しています。

弁証法的行動療法と同様，STEPPSは，認知行動的なスキル訓練のアプローチです。クライアントは，特定の感情と行動への対処スキルを学びます。家族は，クライアントが新たに学んだスキルを強化し，支持する方法を学びます。それは，障害や，その対処に用いられるスキルについて明確なやりとりをするために，共通の言葉を生み出すことによって行われます。STEPPSでは，家族はチームの重要な参加者であり，彼らの愛する人がこの障害に対する援助を受ける手助けをします[11]。

基本スキルのプログラムは，問題への対処，目標設定，自己ケアなどのスキルに焦点を当てた，毎週2時間の20回に及ぶ面接で構成されています。クライアントは，自分の思考，感情，行動の強度を毎日追跡記録するために1冊のノートを使います。このプログラムは，個人的責任を重視しています。また，治療チームのメンバーは，勤務時間後も対応してくれます[12]。

《スキーマ療法》

　スキーマ療法は，認知行動療法の原理を基にしていますが，他の心理療法の技法や概念も盛り込まれています。スキーマ療法は，より深いパーソナリティの変化に焦点を当てながら，患者が自己破壊的行動を軽減できるようにします。予備調査からは，スキーマ療法によってBPDをもつ患者の約半数が回復し，3分の2の患者が有意な改善を示すことが示唆されています[13]。

　「スキーマ」とは，確立してしまった自己破壊的な生活のパターンです。「スキーマ・モード」とは，私たち皆が経験する瞬間ごとの感情の状態や対処反応です。本書では，見捨てられた，あるいは虐待された子ども，および，怒っている衝動的な子どもに言及しています。これらは，スキーマ療法で用いられる言葉です。要求や感情を表現することに対して子どもを罰する懲罰的な親や，要求や感情から自分自身を切り離しているよそよそしい保護者もスキーマ療法の一部です。

　スキーマ療法で基本的に前提としているのは，患者は，子ども時代に感情的に傷を負っており，再養育が有効かもしれないということです。スキーマ療法は，セラピストと患者の結びつきを重視します。お互いを尊重することと誠実さが必要不可欠です。患者は，毎週2回の集中セラピーを3年間続けます。このセラピーの創始者であるニューヨーク認知療法センターのジェフリー・ヤング博士は，弁証法的行動療法が行動における変化のみを狙いとする一方，スキーマ療法の目標には，患者の気分を改善させることも含まれていると言います。彼は，「スキーマ療法の場合，患者は，混乱した，悲惨な人生から解放され，より深いパーソナリティの変化を起こします」と言っています[14]。詳細は，www.shematherapy.com を参照してください。

■ 個々の治療プログラムを比較する

　BPDをもつ人々は，この障害を多くの異なる形で経験するため，セラ

ピーを比較することは容易ではありません。精神科医ロバート・フリーデルは,「BPDのための『定番』のセラピーを開発できるのではないかという考えは,この障害のリスクを高める環境的,生物学的相違についての私たちの理解に反するものです。私が知るかぎり,今日まで,これらの患者の相違を考慮に入れて行われた研究はありません。それが行われるまで,どの治療が最善であるかについての論議は続くでしょう」と述べています[15]。

最終的に,最も重要なのは,みなさんの家族の健康と幸福,そしてみなさん自身の幸福と心の健康です。他の人が治療Xにいかに反応するかは,みなさんの愛する人がそれにいかに反応するかほど,重要ではありません。ある人がある特定の治療にいかに反応するかを予測できる研究はないのです。

治療には時間がかかることを覚えておいてください。数年かかるかもしれませんが,方法にもよります。パーソナリティ障害は,個人の中にがっちりと織り込まれたものです。併存する障害をもつ人には,さらに時間がかかるかもしれない,より複雑な治療計画が必要かもしれません。

セラピストであるアンドレア・コーンは,インタビューで次のように述べています。「BPDをもつクライアントは,自分の感じていることを認識するまでに長い時間を必要とします。彼らはほぼ常に,『相手が自分にそう思わせている,彼女のせいだ,あるいは彼のせいだ』と言いたいのです。彼らにとって,自分の問題を自分のものとして受け入れることは,とても難しいことです。このような考え方を変えるためには,何年もかかるでしょう」[16]

■ カップルセラピー

カップルセラピーにおいては,患者はみなさんではありません。みなさんのパートナーでもありません。「患者」は,みなさんの関係そのものです(支払いはみなさんがするわけですが)。セラピストの役割は,審判

を下すことではなく，パートナーであるふたりにとって意義あるものに関係を改善することです。

　主な目的は，カップル間のコミュニケーション・スキルの改善です。ふたりが無効なコミュニケーション・パターンをやめて，より効果的なパターンを築くために新たな知識を適用することができるようになるにしたがい，セラピーがその効果を発揮します。その他の目標には，批判，防衛，相手を愚弄するといったことを減らすことも含まれます。

　BPDをもつパートナーがいる人たちの多くは，相手に援助を受けるよう説得してもうまくいかなかった場合に，カップルセラピーを勧めるようです。彼らは通常，相手の無理な要求や不合理な行動に直面したとき，セラピストが自分の肩をもってくれると期待しています。もちろん，BPDをもつ人も，それと同じことを期待しています。

　重篤なBPDの場合，特に本人が結婚生活上の問題に対する自分の責任を考慮しようとしない場合，カップルセラピーには限界があります。セラピストがその限界に気づかない場合は，よくあることですが，そのセラピストがBPDをもつ人の誤った知覚を承認し，カップルの溝をさらに深めてしまうことになるかもしれません。

　セラピストの中には，BPDをもつ人のより深い病理に気づいている人もいます。しかしながら，彼らは，BPDをもつ人が逃げ出すかもしれないという恐れから，non-BPがデリケートな問題を持ち出さないように仕向けることもあります。Non-BPが結局自分の思いを承認してもらえなかったと感じて，セラピーが実際に状況を悪化させてしまう可能性もあります。このため，みなさん自身とパートナーのためにカップルセラピーを選択する場合には，最大限の注意をもって始めるようにしてください。

　セラピストであるジェームズ・ホリフィールドによれば，カップルセラピーのもうひとつの問題は，多くの人々が，危機が起きたときのみ，切羽詰まって何か新しい解決策を得ようとしてセラピーを開始するとい

うことです。そのよい例が，一方の人が，相手が変わらなければ関係を終わらせると脅すときなどです。BPDをもつ人は，セラピーを受けることに同意するかもしれませんが，差し迫った脅威がなくなり，non-BPが関係に再び引っ張りこまれると，セラピーをやめる口実を見つけるかもしれません。通常，この時点で，彼らの行動は前の状態に戻ってしまいます。

ホリフィールドは，「それは本来のセラピーとはかなり異なります」と言います。「ですからたいてい，私の最初の目標のひとつは，そのプロセスに参加するモチベーションを確立することです。それはある種の契約のようなもので，そこでのセラピーの目的は，彼らが考えていたようなものとは異なり，彼らの快適なレベルを超えて，ふたりの関係にとってより有益な形で，お互いに関わり合う方法を考えていくことです。そうでなければ，うまくいくことはありません。どちらかでも，そのプロセスを強制されているように感じるなら，決して一定のレベル以上に進歩することはないでしょう」[17]

カップルカウンセリングは，根本的な関係を変化させることはないかもしれませんが，本書の後半で学ぶ新しいコミュニケーションや境界設定のスキルを試すための，より安全な場を提供することができます。ときには，構造化された環境や第三者の存在が，大きな，肯定的な変化をもたらすことがあるのです。

■ 入院

入院は，BPDをもつ人が，他の人たちにとって危険であったり，集中治療を必要とする併存障害をもっていたり，自殺を考えたり試みたり，精神病的であったり，あるいは，外来治療ではよくならない重篤な症状をもっていたりする場合に必要となる可能性があります。低機能で従来型のBPDをもつ人は，しばしば自殺企図の後で搬送された救急治療室から精神科に入院することになります。

保険会社は，入院への補償には意欲的ではありませんし［訳注：日本には当てはまらない］，臨床家の中には，入院は依存を促すという理由から，BPDをもつ患者さんにとって入院はすべきでないと考える人もいます。

入院したら，担当の精神科医がその後のことを決めることになります。適切な入院日数，服用する薬剤，病棟を離れて食堂に行けるかどうか，参加する活動，退院時期，などです。

入院するときには，安全の程度を評価する用紙への記入を求められるかもしれません。持ち物の中に禁止されているもの（錠剤，鋭利なものなど）がないかどうか，簡単に調べられるということも予期しておいてください。みなさんや他の訪問者も調べられるかもしれません。

病棟で行われることは，病院ごとに異なります。個人のカウンセリング，対処スキルの訓練，芸術もしくは音楽療法が行われるかもしれません。最善の環境とは，十分に構造化されたものです。

看護師と親しくなりましょう。おそらく，各シフトにつき誰かひとりが担当看護師となるでしょう。最も重要なのは，本人に毎日会って状態を評価し，本人とその心配事について話をし，必要であれば医学的な指示を変えてくれる精神科医と話をすることです。

一般に，入院した者は，安全レベルの用紙に再度記入し，自分自身や他者に対してもはや危険ではなくなったことが示されるまでは，退院とはなりません。退院後にかかる専門家，服用する薬剤などを明確にした，アフターケアの計画も立てる必要があります。

部分入院は，デイケアとも呼ばれますが，これは，日中は教育的・支援的セッションに出席し，夜は家に戻るというものです。通常，入院の後には1週間程度のデイケアを受け，病院ほど経費がかからず，拘束されない環境で，支援，構造，教育が提供されることになります。

これらはすべて，最初はみなさんを怖気づかせてしまうかもしれません。しかしこれは，みなさんにとっての休息でもあります。BPDをもつ人に入院が必要だとしても，それはみなさんのせいではありません。み

なさんが失敗したわけでも，BPDをもつ人が失敗したわけでもありません。彼らは，専門家のケアを受けているのだということを思い出してください。

BPDはよくなります！

　私は，たったひとつの治療法しかなく，それを得られなければ（BPDをもつ人は）よくならないと言うことが，人々の役に立つとは思いません。私のDBTの治療プログラムに来る人々は，「これは私にとって，最後のチャンスです。もしここでよくならないなら，この先もよくなることはないでしょう」と言います。

　私たちは，それが全く正しくないことを，すぐに彼らに伝えます。私たちは，私たちの治療法が役に立つことを願っていますが，これが最後のチャンスではありません。ときどき，タイミングが悪かったり，セラピストとの相性がよくなかったりすることはありますが，それは，彼らが他でも援助を得られないという意味ではありません。人々は，希望が存在し，実際によくなるということを知る必要があります[18]。

境界性パーソナリティ障害のための米国教育同盟理事長
ペリー・ホフマン

第6章
専門家の援助を求める

> 共に取り組めるセラピストを探すことは容易なことではなく，適切な人を見つけるまで，ある程度の試行錯誤が必要かもしれません。セラピストは，皆と同じように，基本的には人間という生き物であり，千差万別です。他の人々と同じように，間違いをしたり，態度に出したり，あるいは役立たずに見えることもあります。賢い人もいれば，そうでない人もおり，何に関して賢いかは，人それぞれなのです。
> ——グレン・ジョンソン博士

　Welcome to Oz のコミュニティメンバーの訴えで最も多いのは，BPDをもつ人のために有効な治療を探すことがフラストレーションとなり，費用もかかり，感情的にも苦しいものであるということです。自分のクライアント名簿にこの障害をもつ人を加えたがるような，BPD治療の経験に富んだ臨床家に対する需要は，その供給を大きく上回っています。

　理想的なのは，誰かに何人かのセラピストを紹介してもらい，その人たちを調べて，彼らにBPDの治療経験があるとわかり，そして，そのセラピストに喜んでもうひとり受け入れると言われ，もちろん保険もきき，そして最も早く，明日にでも予約が入れられることです。

　しかし，たいていの人々にとって有効な臨床家を探すことは，試行錯誤のプロセスです。受話器を取り，カタログに載っている，ある色とサ

イズのシャツを注文するのとは違います。それはむしろ，あなたの独特な状況に合った仕事を見つけることに近いでしょう。しかし，よい知らせがあります。それは，今回は少なくとも，みなさんが雇う側だということです。

■ セラピストを見つけるのが難しい理由

生き生きとした，内面をさらけ出すような会話が聞きたければ，メンタルヘルスの専門家グループがBPDをもつ人について話しているのを聞くとよいでしょう。インフィニット・マインドというラジオ番組のプロデューサーであるジューン・ピープルズは，まさにそれをやりました。ソーシャルワーカー，心理士，精神科医が出席しているカクテルパーティでのこと——ピープルズが言う「賢くて，気遣いと思いやりのあるセラピストたち」の会話です。

　　野菜とディップを食べながら，そのグループは，どうやらセラピストにとって最も扱いにくい患者について話し始めたようです。あるセラピストは，常にそういう患者はひとりだけしか治療しないようにしていると言いました。別の人は，「私は彼らを全く診ていません」と言います。これらの患者に対する，迅速で正しい診断の重要性について，白熱した議論が行われました。それは，治療的な理由からではなく，彼らから逃れられるようにするためのものでした[1]。

セラピストがこのように否定的な考え方をするのには，ふたつの一般的な理由があります。まず，BPDをもつ人は，一番でないにせよ，治療が非常に困難です。第二に，BPDを治療することは，セラピストにとって感情的に疲れるものになりやすいのです。このふたつの要因は，それぞれがもう一方を助長しています。

■専門家にとっても難しいBPD

　パーソナリティ障害は，他の脳障害に比べて，その人の存在により深く織り込まれています。BPDは，人が考え，感じ，行動するプロセスを変えてしまいます。それ以上に根本的なものはないと言えるでしょう。

　低機能で従来型のBPDをもつ人は，しばしば，どうせだめだろうという否定的な態度でセラピーにやってきます。メンタルヘルス制度に多くの時間を費やしたにもかかわらず，よくなっていないのですから仕方ありません。精神科医のリチャード・モスコビッツは言います。「最初のセラピーのセッション中でも，患者は，『先生には私を助けることなどできません』『先生は，過去に私のことを裏切った人たちと，どこが違うと言えるのですか』『私は，治るには欠陥が大きすぎます』といったことを口にします」[2]

　結局，BPDをもつ人というのは，おそらく臨床家が治療する中でも，最も難しいクライアントだということです。彼らは，最も経験を積み，十分な訓練を受けたセラピストのスキルさえも試すことになります。一般的なジレンマのひとつは，BPDをもつ人が常に危機的状況にあるので，それを対処するために時間を費やさなくてはならず，より深い問題を探求する時間をつくるのが難しいということです。もうひとつは，セラピストの中には（特に，BPDの治療に熟達していないセラピスト），診療時間以外の電話を適度な回数に抑えることなど，自分自身の境界をなかなか守れない人がいるということです。こうなると，いったん問題が起こったときに，過度に批判的になったり，見捨てられたりするかのように思わせることなく，セラピストがやり方を変えるのは大変です。そのような状況では，訓練を受けていないセラピストは，いないほうがましかもしれません。

■治療者も感情的にさせられる

　メンタルヘルスの専門家も人間です。人として，彼らも激怒や非難に

直面したときには，みなさんと同じように本能的に反応することが多いものです。たとえ，それが個人的なものではないと頭ではわかっていてもです。マーシャ・リネハンは，「BPDをもつ患者が敵対的で攻撃的になると，セラピストはとても恐れ，怒り，いらだち，あるいは無力に感じ，退いてしまうことがあります。そしてそれは，患者にとっては有害なことです」と言います[3]。

BPDをもつキャサリーンも，これと同じ意見です。「私が会ったことのあるセラピストの多くは，私の激怒や，私が彼らと協力し合えないことに恐れをなしていました。私自身，あまりよくなりたいとは思っていませんでした。ただ怒りを表現したかったのです。私はいつも，私のことを扱う人たちが，私にうんざりしているのを感じていました」[4]

逆に，反対の方向に行き過ぎるのも恐ろしいことです。セラピストを理想化したり，セラピストと関係をもつことを空想したり，セラピストを自分の生活の中心に据えてしまったりすることなどがそうです。

メンタルヘルスの専門家は，人を助けたいという理由から，この分野に足を踏み入れます。セラピストの最善の努力にもかかわらず，クライアントがよくならないときには，提供している治療の有効性を疑問視するよりも，進歩のなさをクライアントのせいにしたり，クライアントが要求を満たそうとする試みを「操作」として考えたりしたくなるものです。

もちろんこれらすべての問題は，BPDをもつ人が臨床家にかかる気がある場合にのみ起こりうることです。

■ BPDをもつ人が援助を求めるよう動機づけるには？

Welcome to Ozのコミュニティのほぼ全員が，BPDをもつ本人をセラピストに会わせようと，数多くの努力をしてきています。そのための方法としては，一般的に次のようなものがあります。

- 操作する
- 買収する
- 泣く
- 相手の欠点を指摘する
- 論理的に説明する
- 頼んだり，懇願したりする
- 家の中に自己啓発書を置いておく

それでどうなるかは，季節の変化と同じくらい予測可能です。

ステージ1：BPDをもつ人は，セラピーが必要なのは，自分ではなくnon-BPのほうだと言います。Non-BPが，彼らの行動を説明するのに，よく考えずにBPDのことを持ち出すと，BPDをもつ人は，non-BPのことをBPDであると言って責めます。おまけに，BPDをもつ人は，non-BPのことを虐待的で，理不尽で，支配的だと非難する手段も使います。

ステージ2：危機のときに多いのですが，non-BPは必死になって，ついには「セラピストに会いに行かなければ出て行く」のような最後通告を行ったり，他の結論を出したりします。Non-BPは，BPDをもつ人がセラピーを始めれば，臨床家に説得してもらえるだろうと期待するのです。

ステージ3：自分の愛する人がその脅しを本当に実行するのではないかと恐れ，BPDをもつ人は，パートナーか他の家族と共にセラピストに会うことに同意します。しかし，セラピーは暗礁に乗り上げます。それは，BPDの治療に最も長けた臨床家であっても，援助を得ようとしない人を助けることはできないからです。

ステージ4：差し迫った脅しが影をひそめると，BPDをもつ人は，セラピーをやめる理由を探します。これは特に，セラピストの腕がよく，BPDをもつ人の被害者意識を強化するかわりに，その中核的問題に焦点を当てることに長けている場合に言えることです。しかしながら，セラ

ピストがBPDをもつ人の言うことすべてを調べもせずに額面どおり受け入れる場合には，セラピストが，うっかり彼らの歪んだ考え方を強化してしまい，事態を悪化させてしまうかもしれません。そして，これは珍しいことではありません。

ステージ5：やがてnon-BPは，強制的なセラピーが有効でなく，誰も人に何かを「させる」ことはできないということに気づきます（人生のよい教訓です）。ときには，このわかりきったことが明らかになるまでに，全プロセスが何回か繰り返される必要があるかもしれません。

ステージ6：数か月ないし数年後，non-BPは，相手を変えようとする試みが，もとの問題の上に厚い，二層目のあつれきを加えただけであることに気づきます。そして，さらに幻滅し，うつになり，怒り，絶望的になります。Welcome to Ozのあるメンバーは，「事実をもって，彼の世界に侵入しようとした私の試みは，さらなる苦痛を引き起こしただけでした」と述べました。

■ 人生を変えるセラピーは重大なコミットメントを必要とする

セラピーは大変な作業です。いつも他人のせいにしてきた物事に対する責任を取り，考え方，感じ方，そして行動の仕方を変えるというのは，難しい注文です。治療に真剣に取り組むBPDをもつ人たちは，おそらくはみなさんの助けを借りながら，それに専念します。彼らは，自分自身で予約を取り，セラピストに正直な態度で臨み，セラピストが出す「宿題」をやり遂げます。BPDから回復したA・J・マハリは，「真実とは，相対的なものです。BPDをもつ人それぞれが，自分なりのペースとやり方で，自分の真実を見つけなければなりません」と言います。

■ 真剣にセラピーを受けようとするモチベーションとしてのどん底

BPDをもつ人の中には，愛する人に関係を断たれたり，刑務所に入ったり，精神科の観察下に置かれたりして，どん底に突き当たってからで

ないと，援助が必要であることを認めない人がいます。

　BPDから回復しつつある女性であり，自叙伝 *Get Me Out of Here*（邦訳『ここは私の居場所じゃない』星和書店）の著者でもあるレイチェル・レイランドは，次のように言っています。

　　私は，BPDをもつ人が真実に直面するためには，触媒の役目をする何らかの重大な変化が必要であると思います。それはおそらく，何かを失いたくないとか，そのようなことだと思います。そうなると彼らは，権力志向の上司，意地悪な配偶者，あるいは彼らに難癖をつけるたくさんの人々を非難することができなくなります。

　　しかし，否認とは，おかしなものです。ある人にとっては衝撃的，あるいはどん底のように思われるかもしれないことも，BPDをもつ人にとっては必ずしもそうではありません。彼らは関係を壊したことでどん底に突き当たるでしょうか？　彼らは，次から次へと別の関係に乗り換えます。気に入った仕事を首にさせられることですか？　それは上司のせいにして，また次の仕事を見つけます。子どもの親権を失うことですか？　それは，とんでもない法廷制度のせいなのです。

　　変化への恐れ，すなわち未知のものに対するどうしようもない恐れは，内因性のものであり，広大で，包括的で，圧倒的であるため，たいていの人をくじけさせる悲劇的な出来事よりも影響力が大きいものです。その衝撃は予測もできなければ，うまくやりくりすることもできません。相手側の最善の努力や善意によって引き起こされるものでもないのです[5]。

　マハリは，セラピーで起きていることをコントロールしようとするいかなる願望も手放すようにと，家族に助言しています。「これは，彼らの旅であって，みなさんの旅ではありません」と彼女は言います。「彼らを支持することはできますが，それがみなさんの人生設計にはなりえませ

ん。簡単なルールというものはありません。これは身体的損傷のためのリハビリではないのです。自己全体のためのリハビリです」[6]

　精神科医, ジョン・G・ガンダーソンとシンシア・バーコウィッツは, BPDをもつ人がセラピーで起こっていることについて話したら, 中立的な立場をとり, 彼らの判断, 訴え, 怒り, 価値下げに, 同意も不同意もしないようにと警告しています。ガンダーソンとバーコウィッツは,「前向きであってください。しかし, 進歩しすぎることは, BPDをもつ人を恐れさせる可能性があることにも注意してください。彼らは回復し始めると, みなさんからの集中的な支援を失うかもしれないと考えます。また, 再発すれば, みなさんが彼らに失望することもあるでしょう。ですから, 励まし, 楽観的であってほしいのですが, このことにも敏感であってください」と言っています[7]。

■ セラピストを探す準備

　みなさんがBPDであれ, non-BPであれ, セラピストを探すことに多くの労力を注ぎこむことは, 絶望感や無力感を克服するのに役立つことでしょう。みなさんにはできないこともありますが, セラピストを探すことは, できることのうちのひとつです。

■ 情報に通じた消費者になりましょう

　最近の信頼できる情報源から, BPDについて, あらゆることを学びましょう。*Stop Walkingon Eggshells Workbook*（邦訳『境界性人格障害＝BPD 実践ワークブック』星和書店）の第11章や, bpdcentral.com に載っているその他の資料から始めましょう。

　特に, 原因と治療の領域においては, 矛盾する情報を目にするでしょう。そのため, 調べれば調べるほど, みなさんの基礎は固まり, どのセラピストがみなさんの要求を最も満たしてくれるかがわかるようになり

ます。候補となるセラピストに，みなさんが調査したことについて，また，BPDの症状の説明が本人の症状に一致しているように見えることを伝えましょう。

■ 病歴のファイルを作りましょう

みなさん自身（あるいは本人）の，この障害との苦闘を記録しましょう。次のことを含む簡単な病歴を書きましょう。

- つらい破局の後で自傷をした，など，年齢と特別な状況ごとの兆候と症状。
- 臨床家の名前，下された診断，治療が有益であったかどうか，みなさんにとって重要であると思われる他のこと，などを含めた過去の治療歴（治療をしていた場合）。現在服用している薬剤，その用量，服用時間，服用目的をすべてリストにしましょう（記入用紙に書き込むときに役立ちます）。
- 過去に試したことがあるが，やめた薬剤（および服用量）すべてのリスト。効果がなかった，あるいは好ましくない副作用があったなど。これは，薬物治療の試行錯誤のプロセスで役に立ちます。おそらく，異なる用量にすると，結果がよくなったり，副作用が減ったりするでしょう。
- 離婚，引越し，あるいはBPDをもつ人の人生における重要な人物の喪失といった，家族内のストレス要因など，セラピストが知るべきだと思われる他のこと。BPDをもつ人の行動が家族に及ぼす影響について話し合うのもよいでしょう。

この情報を手元においておくことは，多くの意味で役に立ちます。例えば，ケアの継続性に役立ちますし，また，みなさんが尋ねたい質問を思い出させてくれます。セラピーが始まると，この記録は，臨床家が最

短で最多の情報を得るのに役立ちます。多くの人々は，ひとつにまとめて書いてあるのを見ることが，承認と癒しになると感じています。よい気分になりましょう。みなさんはここまでやり遂げてきたのです！

■ 親は，非難されるものと思っておいてください

何歳の子どもであれ，みなさんが子どもへの支援を探している場合，みなさんがその子の障害を引き起こしたと考える臨床家に少なくともひとりは出会うであろうとの，心の準備をしておいてください。

それをはっきりと言う人もいれば，暗にほのめかす人，非難するように言う人もいるでしょう。みなさん自身で調査することが重要なのは，これがひとつの理由です。特に，BPD発症の化学的，遺伝的なリスクファクターに関してはそうです。インターネット上の親のためのサポートグループのメンバーである，BPDをもつ子どもの父親は，次のように言っています。

> BPDの原因についてのあらゆる新情報にもかかわらず，私たち親はいまだに，私たちが子どもを虐待し，放置し，承認しなかったと自動的に思い込む臨床家に出会います。これは，娘の怒りの爆発や，殴る蹴るといった暴力よりも耐えがたいものです。まるで，娘が溺れているのを見た私が救助を求めて叫び声をあげ，娘を救おうと駆けつけ，そして救助員が来てくれたと思ったら，私が意図的に娘を溺れさせようとしたと逆に訴えられて，お腹を殴られるといったような感じです。悲惨なのは，彼が私を殴っている間，娘は溺れかけていて，助けを求めて叫んでいるということです。

もしみなさんが責められるなら，自分の周りにゴムでできた盾があるつもりで，傷つくような言葉が跳ね返されるようにしましょう。その言葉を個人的にとらえないでください。それはみなさんを非難するもので

はありませんし，そこにやって来る次の親御さんも，おそらく同じ扱いをされることでしょう。

■ コンタクトをとりましょう

よいセラピストを探す方法は，職探しに似ています。ネットワークは，最善の情報をもたらします。

- 友人や家族に尋ねましょう。彼らの友人や家族に，誰か知っているセラピストがいるかどうか尋ねましょう。
- スキーマ療法については，www.schematherapy.com を参照してください。
- 弁証法的行動療法については，www.behavioraltech.com を参照してください。
- アレルギー専門医から歯科医まで，みなさんが診てもらっているプライマリケア医やその他の医療専門家にも相談しましょう。
- BPD をもつ人が子どもなら，その子の小児科医に尋ねましょう。
- みなさんの地域にある病院の精神科に電話をして，彼らの身内が精神科医やセラピストを必要としていたら誰を推薦するか，看護師長に尋ねましょう。また，お勧めでない精神科医やセラピストについて尋ねてもよいでしょう。
- インターネット上のデータベースを調べましょう。これは，各セラピストの志向，関心領域，考え方，背景など，多くの情報を含んでおり，みなさんが最も気になる人たちに注意を向けやすくなります。検索のプロセスは，データベースを見て，そのセラピストが提供する情報の種類を調べることから始めましょう。
- すでに精神科医もしくはセラピストにかかっている場合，精神科医は，推薦できるセラピストを知っているはずです。セラピストも精神科医を推薦することができるでしょう。

- たとえそれが全く異なる領域でも，病院やクリニックに勤めている知り合いに尋ねましょう。口コミの情報網は広くはりめぐらされているものです。彼らには，関連した科に仲間がいるかもしれません。もしみなさんが精神科の看護師や看護助手を知っていたら，それは貴重なことです。
- BPD をもつ人に重篤な併存障害があれば，その分野の専門家から始めてみるのもよいでしょう。併存障害を治療するセラピストは，その併存障害をもつクライアントを扱う同業者を探すことができるでしょうし，そんな人を知っているかもしれません。
- 地元のメンタルヘルス機関を調べましょう。地元のメンタルヘルスサービスのいくつかは，電話帳の公共のページに載っています。みなさんが住む地域の「公共機関」の項で，「医療サービス」や「保健課」を探しましょう。そしてその項で，「メンタルヘルス／精神保健」として掲載されているものを探しましょう。
- みなさんの地域の心理士協会に電話しましょう。
- 市内で最も評判のよいクリニックで，精神科があるところを探しましょう。トップクラスのクリニックは，トップクラスの人々との結びつきを好むものです。
- 地元に大学病院があれば，その精神科に電話しましょう。大学の精神科医は，最先端の調査研究に従事していることが多いものです。また，その大学の精神科や心理学部で訓練を受けた人々の推薦を求めましょう。
- 電話帳を見ましょう。メンタルヘルスの専門家は，「カウンセリング」「心理士」「ソーシャルワーカー」「心理セラピスト」「社会福祉援助」「メンタルヘルス」などの項に掲載されています。精神医学や小児精神医学の有資格者を探しましょう。
- みなさんが勤めている会社が，雇用者のための援助プログラムを提供しているかどうかを調べてみましょう。そこで精神科医を紹介し

- 牧師，聖職者，司祭，僧侶，あるいはその他の宗教的指導者と話しましょう。
- 地元のトップクラスの専門家リストを作成していることもあるので，地元の雑誌を見てみましょう。
- 地元メディアでの情報源となっている専門家の名前に注意しておきましょう。
- それぞれの候補者と面会した後で，その人が他の人を紹介してくれるかどうか尋ねましょう。

■ 候補者を評価しましょう

　候補者に連絡する前に，インターネットで彼らの名前を検索してみてください。最近では，多くのクリニックや医師が，自分たちの治療方法，関心領域，考え方を紹介するウェブサイトをもっています。
　家のペンキを塗ってくれる人を探すとしたら，みなさんは紹介を求め，彼らのことを調べることでしょう。そして，みなさんの愛する人の精神衛生は，みなさんの家の色よりもずっと大事なことです！　第一候補者のオフィスに電話をするか，メールを出しましょう。みなさん自身の紹介をして，連絡している理由を説明しましょう。留守番電話にメッセージを残して，電話をかけてもらうにはいつがよいかを知らせておきましょう。
　つながったら，電話で数分間話ができるかどうかを尋ねましょう。セラピストの質問に対する答え方からもわかることがあります。よいセラピストであれば，みなさんの希望にあうセラピストを探して回るように勧めるでしょうし，みなさんが質問をすることで感情を害することはないはずです。
　「境界性パーソナリティ障害」という実際の用語を使うかどうかについても考慮してください。特に，みなさんの愛する人が正式に診断され

ていない場合です。この用語を使う場合，臨床家の頭には，自殺や自傷，そして低機能で従来型のBPDをもつ人のイメージが浮かぶ可能性が高いでしょう。それがみなさんの家族の説明となっていない場合には，この用語を使うことには注意を払ってください。たとえ低機能で従来型の家族がいても，まずその人自身の特徴を説明して，セラピストに偏見がないままでいてもらうのもよいでしょう。試してみてください。

医学の専門家は，実際よりも立派に見えることがあります。覚えておいてください。お金を払っているのはみなさんで，状況によっては，それは大金にもなりかねません。彼らの学位や高価なオフィス家具におじけづかないでください。偏見はもたないようにしながらも，直感を信じてください。「あのとき自分の直感を信じなければよかった」などという人は稀です。

みなさんは，今後つきあっていくことになる臨床家を次の3つの領域において評価することになるでしょう。ハード面，ソフト面，およびBPDについての信念です。

《ハード面における要素》

次のような質問をしましょう。

- 新患を受け付けていますか？
- 料金はいくらですか？ 保険は利きますか？
- 特定の対象，関心領域をもっていますか？（セラピストの中には，キリスト教信者や少数民族など，特定の集団を主に扱っている人がいます）
- 緊急の場合には診療時間外でも対応は可能ですか？（低機能で従来型のBPDをもつ人にとって，このことは重要です）。先生が対応できないときには，誰がその代わりをするのですか？
- どのような教育と訓練を受けていますか？（臨床家の資格は，全国

的に認定された信頼できる組織や，公認の高等教育の学校によるものであるべきです）

- 資格をもっていますか？（これは，臨床家が教育と能力において最低限の基準を満たしていることを保証してくれます。その資格を発行する理事会に電話をして，あるいはインターネットで調べて，法的あるいは倫理的な訴えをされたことがないか確かめましょう）
- （BPDをもつ人が子どもなら）子どもや思春期の若者を治療するための具体的な訓練を受けていますか？（臨床家の中には，特に訓練されてはおらず，単に若い患者を扱うことを好む人もいます。子どもを専門とするセラピストは少数ですので，調べるのが大変かもしれません）

《ソフト面における要素》
　以下の質問のいくつかに対する答えを得るためには，少なくとも一度はそのオフィスへ行く必要があります。あるいは，その答えは，時間とともに明らかになることかもしれません。標準化されたセラピーのプログラム内で診療する臨床家を評価するのであれば，プログラムの資料から，質問の大部分に対する答えが得られる可能性もあります。

- セラピーにおける自分の役割についてどのように考えていますか？あるいは，先生の治療スタイルはどのようなものでしょうか？（これは，将来のクライアントがしばしば見過ごしてしまう重要な要素です。臨床家の中には「支持的療法」を提供する人もいますが，これはストレスの軽減に取り組み，今現在の問題について話し合うことを意味します。その他に，生活の中の否定的なパターンや，無意識に自分自身を破壊するようなやり方について探求することなど，クライアントに自分の行動への洞察を与え，現実の変化を起こすような，より深い部分で作業を行う臨床家もいます）

- その臨床家は自信をもっていますか？　自信がある臨床家は，BPDをもつクライアントにより適しています。「わかりません」と言えたり，防御的にならずに質問に答えたりすることは，そのセラピストに自信があるしるしです。
- その人は，話を聞いてくれ，みなさんを安心させてくれ，全体的に受容的な環境を作り上げながらも，クライアントの成長に必要なときには課題を与えてもくれますか？　共感，柔軟性，忍耐，ユーモアのセンスなど，個人的な資質を見ましょう。
- その臨床家は，男女間の差異について，どのような考え方をもっていますか？　性差についての考え方が，BPDの診断のされ方に影響していることを研究が明らかにしています。それは，セラピーの中でも隠れた役割を果たしているかもしれませんので，気をつけてください。例えば，Welcome to Oz の女性たちは，彼女たちが強い怒りを BPD をもつ夫に対して表現すると，過度に感情的で怒っているとして，簡単に片づけられてしまうと言っていました。これは，逆の場合もあります。男性の中には，ふたりの関係で何が起こっていようと，自分のほうが攻撃者，虐待者で，BPD をもつ女性のほうが被害者だと思われると感じている人がいます。

《BPD に関連した要素》
以下のような自由回答式の質問をしましょう。

- BPD と，BPD をもつ患者の治療については，どのように考えていますか？（口を挟んだり，同意したり不同意したりせずに，後で詳しく聞きたいことについてはメモを取ってください。これによって，セラピストが何を重要と考えているかがわかります。ためらうようなそぶりや声の調子からもわかることがあります。そのセラピストから必ず，BPD の定義，原因，そして最も重要なことですが，BPD

の治療について聞くようにしましょう）

- BPDをもつ人の治療には，薬物とセラピーの両方が必要だと思いますか？（薬物はすべての人のためのものではありませんが，一般的にその答えは「イエス」のはずです。この質問に対する臨床家の答えは，その人がBPDの原因についてどう思っているかを教えてくれることが多いものです）

- BPDをもつクライアントを治療した経験はありますか？（あるいは，BPDという用語を用いないなら）＿＿＿＿な（問題となっている特徴や行動のパターンなどを挿入してください）クライアントを治療した経験はありますか？（答えが「はい」なら）どのくらいの経験がありますか？（もちろん，BPDをもつ人が子どもか思春期の若者の場合，その年齢集団の治療経験がある人が望ましいでしょう）

- 最新のBPDの調査研究にはついていっていますか？（特に，精神科医が薬物治療の最新研究について承知していることは極めて重要です。BPDは，活発な研究領域であり，毎年何百もの研究が発表されています。流れについていっている精神科医を選びましょう。彼らには，正確な診断をしてもらわなければならないわけですから）

- 家族が，BPDをもつ人にどのように影響を受けていると思いますか？　家族療法も行っているのですか？（そのセラピストが，セラピーに家族を関与させるかどうかが大事なのではありません。理想的には，少なくとも，いかに家族全体が影響を受けているかを理解してくれる人がよいでしょう）

- （BPDをもつ人に併存障害がある場合）この併存障害をもつ人を治療した経験がありますか？（なければ）両方の疾患にどのように対応しますか？

- BPDからの回復は可能だと思いますか？　もしそう思うなら，どの程度の回復が可能だと思いますか？（臨床家の姿勢は影響力をもちます。数え切れないほどの研究から，人は，その人ができそうなこ

とへの人々の期待に応える——あるいは，低い期待に沿う——傾向があることがわかっています。楽観的な人でさえ，完全な回復の可能性は低いと言うかもしれません。しかし，彼らはおそらく，自殺を試みたり，自傷したりすることの多い低機能で従来型のBPDをもつ人について話しているということを覚えておいてください。彼らが否定的でも，それを事実として受け止めたりせず，希望を失わないでください。彼らはみなさんのことも，BPDをもつ人のことも知りませんし，最新の治療についての情報にはついていっていないかもしれないのです）

■ クライアントとセラピストの関係

メンタルヘルスの専門家たちは，成功するセラピーにおいて，セラピストの治療上の指向性が関連する部分は15％でしかないことを認識するようになっています。それ以外の85％は，クライアントと，BPDの治療経験があるセラピストとの治療関係です[8]。データは，プラセボ効果でさえ，用いられる治療手段よりも大きな役目を果たしていることを明らかにしています。これは，自己価値感が低いこと，見捨てられることへの恐れ，人を信頼すること，親密な絆を結ぶことなどに大きな問題を抱えているBPDの患者さんに特に言えることです。

メンタルヘルスの分野では，望ましい関係は「治療同盟」と呼ばれます。治療同盟において，セラピストは，共感，真摯な無条件の思いやり，相手への承認を提供し，信頼感を構築します。一方，クライアント側は，安心感，相手からの尊重および理解を感じます。クライアントは，安心を得ると，穏やかに，そして批判的ではなく，自分自身の行動を観察することができるようになり，それが洞察と個人的成長につながります[9]。

みなさんが望むほどBPDについて知識のある臨床家を探すことは難しいため，上に挙げた事実は，残りの基準を補うだけでなく，BPDをも

つ人と non-BP にも多くの希望を与えてくれます。

■ 診断を得る

　精神科の診断は，なぜそれほど難しいのでしょうか？　著書が広く読まれているエドワード・ドラモンド医師は，身体疾患とは異なり，「精神疾患には明らかな悪者が存在しません。抗生物質で取り除くことができる悪い細菌，顕微鏡で見えるガン細胞も存在しないのです」と言います。これは，私たちが，決定的な診断を得るプロセスがより科学的で一貫したものであることを願いながらも，まだそこには到達していないことを意味しています。

　正確な診断を得るというプロセスを進めるにつれ，みなさんは，臨床家によって考え方が異なることに気づくことでしょう。メンタルヘルスの専門家の中には，診断にほとんど価値を置かず，主観的すぎる人もいます。セラピーでは，彼らは通常，具体的な問題や心配事に焦点を当てることを好みます。もちろん，その特定の問題に対して有効であることが裏づけられている特定の治療（薬物治療やセラピー）があれば別ですが。言い換えれば，有効な治療がないのだから，診断もないということです。

　この考え方に問題があるとすれば，それは，BPD やその他の脳障害に実際に有効な治療があるとしても，それを考慮に入れない傾向があるということです。診断に関する文献に極めて忠実な臨床家は，適切な診断を下すことに価値を置いています。彼らは，それが，その状態に対するより深い理解をもたらし，具体的な問題に対処したり，個々の治療計画を立てたりするうえでの一助となると考えているからです。

■ 治療計画

ほとんどの場合，セラピーでの話し合いは，いくらか自由な流れをもつものか，あるいは柔軟なものです。しかし，患者とセラピストは，セラピーの目標とその達成の仕方についての計画を立てるべきです。治療計画には通常，次のことが含まれます。

- 「ストレス」から「空虚感」まで，クライアントをセラピーに来させることになった問題，およびそれらが普通の生活を送ることをどれほど妨げているかについて（軽度，中程度，重度，危険な状態）。
- 特定の治療目標と，それらの目標に到達するためにとるべき手段。治療方法，その頻度，薬物など。
- 患者のケアに関与するかもしれない，その他のヘルスケア提供者の役割，および，必要であれば，どの程度の期間でその計画を見直し，調整するか。

■ 子どもの診断

未成年者のパーソナリティは完全には形成されていないため，臨床家は，その特徴が成人期まで持続しないかぎり，正式なBPDの診断は見送られるということを親に伝えます。しかし，それには長い時間がかかることがあり，診断に対するためらいは，その子どもから必要な援助を奪ってしまうことになるため，意図しない結果が起こることもあります。

ロバート・フリーデル医師は，BPDの分野において最も影響力のある精神科医のひとりです。彼は，子どもにBPDのような特徴が見られたら，早ければ2歳ぐらいから，評価を受けにいくべきであると考えています。彼はまた，症状が1年以上続いている場合，DSMも子ども時代のBPDの診断を容認していると指摘します。

彼は，「子どもを評価してもらえば，少なくともはっきりとした診断が下される前でも，彼らを援助することができます」と言っています。

「ちょうど，スパイスの味見をして，それが何かわからなくても，スープに入れることができるように，最初に正式なBPDの診断がなくても，BPDに似た症状を示す子どもを治療することは可能なのです」[10]

主な問題は，典型的な青年期の行動化と，BPDのものとを区別することです。答えは，行動そのものではなく，その行動の原因にあります。

マサチューセッツ州ベルモント市にあるマクリーン病院青年期DBTセンターのブレーズ・アギーレ医師は，「典型的な思春期の若者のように，BPDをもつ青年も飲酒したり，無謀な運転をしたり，薬物を使用したり，親に反抗したりします。しかし，BPDをもつ青年は，深い苦悩，空虚感，自己嫌悪，見捨てられ不安に対処する方法として，薬物を使用したり，自傷したり，親に激怒したりするのです」[11]

総合的な精神科の評価は，通常は数時間かかり，何回かに分けて行うこともあります。専門家が，子どもや思春期の若者，親や保護者，および，その子どもに関わっている他の専門家と面接を行います。

評価には，しばしば次のことが含まれます。

- 子どもの現在の問題や症状に関する記述
- 健康，病気，治療についての情報
- 親と家族の健康，および精神科の病歴
- その子どもの発達，学校の成績，友人，および家族関係についての情報
- 必要であれば，血液検査，レントゲン，あるいは特別の評価（心理学的，教育的，言語的評価など）

精神科医は，その子どもの問題を解説し，診断を提供するレポートを書きます。このレポートは，治療計画の基盤となります[12]。

■ 診断の開示

メンタルヘルスの専門家の中には，BPD という診断名を告げることに賛成しない人もいます。その理由は，以下のようなものです。

- BPD をもつ人が，診断を不変のアイデンティティとして受け入れてしまうかもしれない。
- 診断を，変化を起こさないための言い訳として使うかもしれない。
- 診断を無意味なものであると考えている。
- 気分を害したり，怒ったりするかもしれない。特に偏見がある場合。

アギーレ医師によれば，臨床家の中には，BPD の診断を親に告げない人もいるとのことです。彼らは，親の気分を害したくないと考え，双極性障害，行為障害，注意欠陥／多動性障害など，いくつかの重複する症状を伴うその他の診断のほうが，治療がより容易であるため，受け入れやすく感じているのです。BPD に対する偏見は，患者側というよりも，臨床家側の問題なのです[13]。

精神科医であるジョン・ガンダーソンやその他の人たちによると，BPD をもつ人が自分の診断を知ることの利点とは，以下のようなものです[14]。

- 患者は，その惨めさの中でひとりぼっちではないことを知るため，安心し，それほど孤独を感じなくなる。今日では，多数のインターネット上のコミュニティが存在し，BPD をもつ人々が情報と支援を共有している。
- 診断を知ることは，患者が BPD について学び，調査することを可能にする。ある程度の大きさの本屋なら，BPD についての本（この障害と診断された人たちのための共感的な手引書を含む）が数冊は見

つかる。棚に並んでいるものもあれば，他にも多くの本が注文可能であったり，それらをインターネット上で探したりすることができる。
- それによって，患者さんは，積極的に治療計画に参加することができる。BPDを専門に治療している精神科医，ロバート・トレストマンは，「患者を積極的な話し合いに参加させ，合意に達することが重要です。問題の重大さ，介入の優先順位，および，症状を減らし機能を改善するための治療に参加する意欲について，双方の合意がなければ，達成できることは僅かです」と述べています[15]。

BPDをもつ人自身はどうでしょうか？　インターネット上では，BPDをもつ人の多くが，診断についての学習によって，セラピーのプロセスの重要な一部になることが可能になったと述べています。世界中のBPDをもつ個人が，ブログ，ウェブサイト，BPDについての伝言板を管理しています。自叙伝や，回復に関する本を書いている人もいます。

なかには実際，怒る人もいます。少なくとも，この診断を得た最初の頃はそうです。しかしだからと言って，彼らが，自分の人生がなぜそのような終わりのない苦闘の連続であるのかを学ぶことから保護されるべきだということではありません。失うものが非常に大きいという知らせを受けた人は誰でも——BPDであることは確かにその資格を与えます——怒りを感じる可能性があります。しかしその知らせを聞いて気分が悪くなった人たちも，それが自分の人生における肯定的なターニングポイントであると考えるようになっているのです。

私たちが死と末期にどのように向き合うのかについて，先駆的な理解を示したエリザベス・キューブラー-ロス医師は，怒りを悲嘆のプロセスのひとつの段階として同定しました。他の段階は，否認，取引，抑うつ，そして受容です。

つまり，BPDの診断を受けることなど，悪い知らせに折り合いをつけ

ることは，急いで通れるプロセスではないということです。怒りは，完全に人間的な反応です（BPDをもつ人の場合，ずっと激しいものではありますが）。人々は，その段階を行ったり来たりし，最後までやり遂げない人もいます。

　ある患者さんには，告げるべきではない理由があるのかもしれません。その診断を患者さんのカルテに書きたくないのにも，理由があるのかもしれません。しかし，臨床家が新たな治療法についての知識を得るにつれ，患者さんには知る権利があると考えられるようになることが望まれます。

■ 忍耐強く：セラピーには時間がかかります

　変化することの難しさを過小評価しないでください。それが学習曲線と呼ばれるのにも，理由があります。どれほど才能のあるメンタルヘルスの専門家でも，またどれほど有効な薬剤でも，BPDをもつ人がそれまでずっとそうしてきた，自分自身や愛する人たち，および周りの世界と関係する際の，その歪曲したやり方をすぐに取り消してしまうことはできません。

　マハリは，以下のように述べています。「BPDをもつ人の中には，やる気をもってセラピーのプロセスに専念しているにもかかわらず，情報を取り入れ，理解し，変化を起こすのに，より長い時間を必要とする人もいます。頭では"納得"しても，彼らには，克服しなくてはならない，極めて深く染みついた，パターン化した自己破壊性と否定的に歪んだ思考が多くあるのです。BPDからの回復は，巨大なたまねぎの皮を一枚ずつ，思慮深くむいていくようなものなのです」[16]

　セラピストのアンドレア・コーンは，マハリの意見に同意しています。「BPDをもつクライアントは，自分が感じていることを認識するのに時間がかかります。彼らは，『相手が私をこのように感じさせた，彼女のせいだ，彼のせいだ，彼がやったのだ』と言います。責任を取ることは，

彼らにとってはとても難しいことです。このようなことを徐々になくしていくのに，何年もかかることがあります」[17]。ですから，BPD をもつ人のセラピーが進んでいくときには，みなさん自身の希望と期待も注意深く監視してください。進歩が見え始めるかもしれませんが，浮き沈みもあるでしょう。

セラピーに対するセラピストの考え

　バイロン・ブローマー博士は，ウィスコンシン州のセラピストで，折衷的アプローチで BPD をもつ患者さんを治療しています。彼のセラピーに対する見解は，次のようなものです[22]。

　セラピストの候補者と話すとき，みなさんは，おじけづいたり，神経質になったり，質問をすることが失礼なのではないかと考えたりするかもしれません。しかし，質問してください。そのセラピストがみなさんの質問に寛大でなければ，おそらく適切な人ではないでしょう。

　よいセラピストであれば，BPD をもつ患者さんの悲劇に巻き込まれることなく，セラピーを軌道に乗せることができなければなりません。彼らは，患者さんに対する思いやりと，患者さんがセラピーで進歩できるよう援助するための十分な距離感との間で，うまくバランスをとる必要があります。ある程度の専門的な距離のとり方は，その関係を保護します。もし私が，患者さんの浮き沈みを個人的にとらえていたら，協力して取り組み続けることはできなかったでしょう。これには，経験，自信，および，論理的な理解が必要となります。

　有能なセラピストであるには，クライアントが彼ら自身の人生を旅しているのだということを理解する必要があります。彼らは，自分自身の道を進んでおり，セラピストは，クライアントの人生の援助者でしかありません。

セラピストの教育にも問題があります。たいていの心理士は，多方面に通じるべく訓練されています。DSMは900ページ以上にわたりますが，BPDに関する記述はそのうちの数ページ分でしかありません。博士課程や修士課程での訓練にも，BPDに関する項目はありません。結局，訓練が終わってから，卒後教育の単位をとるためにBPDに関する特別講義を受ける人もいる，ということになるわけです。

　経験を積んだセラピストなら，クライアントとの時間のどれだけを，過去のこと，あるいは彼らの現在の生活や差し当たりの感情的要求について話すことに費やすべきかが直観的にわかります。そしてそれは，BPDをもつクライアントがどれほど知的で洗練されていて，どれほど迅速に物事を理解するかによります。彼らは，非常に頭脳明晰な人々であることが多いのです。

　セラピーにおいて私はまず，クライアントがどれほど自分の感情を管理できているかを把握します。でなければ，先に進むことはできません。彼らが自分の感情を管理できていない場合，薬物治療の効果が現れるまで，リラクゼーションのCDを使うように教えます。マインドフルネスの演習や他の宿題を与え，また，彼らが真に混乱する経験について話し合います。私たちは，それがどのようにして起きたか，それが再び起きたらどのように介入するかについて，ひとつひとつ段階ごとに検討します。

　私は，自殺傾向のない，高機能のBPDをもつクライアントを数多く診てきました。彼らはどういうわけか，自分の感情を和らげることができます。よい精神科医が見つかり，薬物治療が効いているのかもしれません。多くの情報源や，自信がもてるキャリアをもっているのかもしれません。あるいは，信頼がおける，一貫性のあるパートナーがいるのかもしれません。それらすべてのことは役立ちます。しかし，このような人たちでも，泣いたり，危機に陥ったりして，一日数回電話をしてくることがあります。

　セラピストが，クライアントの精神科医とうまく連絡を取り合うこ

とは必要不可欠です。精神科医は非常に忙しいため，それは難しいことかもしれません。通常，私は彼らに，クライアントの症状を説明する手紙を送り，私の診断と治療計画を提供します。彼らが返答してくれることもあります。クライアントについての彼らの理解，どのように介入するつもりか，どの薬剤を処方するつもりか，計画はどのようなものか，などについて多くの情報を留守番電話に残してくれる人もいます。理想的なのは，当初から同じ考えをもっていることです。

　私は，クライアントの長所や成果を強調するために多くの時間をとります。例えば，あるクライアントとは，その週のある夜，彼女が精神的にボロボロになってしまったことについて話すかわりに，彼女がしっかりやっていた他の6日間について話すことにするでしょう。私は，「ご主人とのよい関係を保ちながら，それをどのようにやり遂げたのですか？」と尋ねます。このようにすると，クライアントは，帰るときにより多くの達成感，幸福感，楽観，自信を感じられるのです。

　私は，クライアントのほとんどに対して，深い同情を感じます。特に，取り組む意志があり，感情的に脆弱なクライアントに対してはそうです。患者が一日数回電話をしてくるときには，私もフラストレーションを感じて疲れます。特に，その電話が夜の11時やそれ以降であったりするときにはそうです。私は，BPDをもつクライアントを扱うセラピストはほとんどが，特にクライアントが警戒を弱め，素直になれる場合には，極めて深い思いやりをもつのだろうと思います。

BPD をもつ未成年者の診断に関して

ブレーズ・アギーレ医師

　次は，マサチューセッツ州ベルモント市のマクリーン病院，青年期 DBT センターのブレーズ・アギーレ医師へのインタビューです[23]。

クリーガー：子どもの診断についてはどのようにしているのでしょうか？　何かテストがあるのでしょうか？

アギーレ医師：現在，臨床家は，感情——特に怒り——の対処に関する一連の問題に目を向けるようになってきていますが，診断は DSM を使って行われます。思春期の若者は，混乱した人間関係を抱えていたり，自分のアイデンティティや価値観について混乱していたり，自傷を行っていたり，過度に衝動的であったり，空虚感を抱えていたりします。彼らは，不合理な信念，妄想，および解離のような認知障害を呈している可能性もあります。これらすべての症状が生じうる子ども時代の病気で，私が知っているのは BPD だけです。

親たちはしばしば，自分の子どもが，そうとは思えない別の診断を受けたうえに，処方された薬剤が効かなかったと言います。

また私たちは，BPD をもつ人の家族の中には，他にも BPD をもつ人が結構いる場合があるということも知っています。私たちは，今後の調査研究に遺伝子検査を含めることを計画しています。また，思春期の若者たちの BPD の診断において，どの基準が最も重要な手がかりとなるかについても研究したいと思っています。そして最終的には，臨床家が BPD を正常な思春期の行動と見分けるのに役立つ，標準化された面接様式を開発できればと思っています。また今後，高度な画像技術が，これらの子どもたちの脳の違いを同定するうえで役立つようになることを願っています。

クリーガー：診断を得るために，親たちはどのように臨床家に協力すべきでしょうか？

アギーレ医師：どのような診断でもそうであるように，臨床家はその症状に精通していればいるほど，病気をよりよく認識することができます。子どもは車を運転したり，性的に活発だったりということはないでしょうから，私は，学校をさぼったり，つるんだり，夜中にこっそり抜け出したりといった，その他の衝動的および破壊的な行動を含めています。
1年以上症状を抱えている思春期の若者は，慢性的な自殺思考，顕著な自己嫌悪，自傷，過度の理想化・価値下げで特徴づけられる人間関係，および硬直した白か黒か，全か無かの考え方を抱えてやってきます。彼らの見捨てられ不安は根深いものです。彼らの多くは，相手を試す行為が人間関係にとって極めて破壊的であることを知っていながらも，愛する人々に愛情を証明させようとして，その人たちを絶え間なく試してしまうことに気がついています。

クリーガー：BPDと他の障害をどのように区別しているのですか？

アギーレ医師：主な違いは，自己破壊的行動の程度，自己嫌悪の程度，および絶え間ない自殺思考にあります。
自己嫌悪は，かなりBPDに特有のものです。自傷は，臨床的なうつ状態には見られるかもしれませんが，反抗挑戦性障害や行為障害においては極めて稀です。注意欠陥／多動性障害における衝動性は，BPDの衝動性と似ていることがあります。
BPDをもつ思春期の若者は，攻撃的なことがありますが，それは，私たちの科でよく見られる主症状ではありません。BPDをもつ若者は多くの場合，攻撃的になると，その出来事の後で恥ずかしく感じたり，後悔したりします。行為障害の子どもたちは，一般的に，誰かを傷つ

> けても全く気にしません（あるいは，少なくとも，気にしていないように見えます）。
>
> 極めて明確なことがふたつあります。まず，BPDをもつ成人は，自分の症状と苦痛が子ども時代もしくは思春期に始まったことをほぼ常に認識しています。第二に，思春期の若者がBPDを裏づける症状を抱えているなら，この診断を下し，それに従って治療しないのは，非倫理的であるということです。

第Ⅱ部

パワーツール

パワーツールについて

　本書の前半では，いかにBPDが個人の考え方や感じ方を損ない，今度はそれが，怒り，操作とみなされるようなこと，過度の批判や非難などといった行動の引き金になるかについて学びました。また，BPDをもつ人に対する反応が否定的な行動パターンとなり，それが双方の不満や怒りにつながるということも学びました。

　後半では，自分の考えをまとめたり，特定のスキルを身につけたり，戸惑わず必要なことに目を向けたりするうえで役に立つ，5つのパワーツールをご紹介します。5つのパワーツールとは，以下のものです。

　　パワーツール1：自分自身を大切にする
　　パワーツール2：行き詰まり感の原因を明らかにする
　　パワーツール3：理解されるように伝える
　　パワーツール4：愛情をもって境界を設ける
　　パワーツール5：適切な行動を強化する

　それぞれのパワーツールは，前の段階の上に築き上げられるものです。ですから，順を追って習得していくことが大切です。他のどのようなスキルとも同じように，うまくなるためには練習が必要です。簡単なところから始めて，自分の長所を利用しながら，スキルアップしていきましょう。プロセスが大事だということを忘れないでください。

　これらのパワーツールは，公式・非公式両方の研究結果に基づくものですが，各個人がそれにどう反応するかを予測することはできません。BPDは多面的で，その行動を大ざっぱに予測することはできないのです。ですから，情報を集め，状況に合わせて改良する必要があるでしょう。

　みなさんのことを第一に考えてくれるメンタルヘルスの専門家のカウ

ンセリングを探し求めてください。みなさん自身，傷つけられることがないようにしてください。みなさんが傷ついても，BPDをもつ人はよくなりません。常に，みなさんとBPDをもつ本人の安全を第一に考えてください。

　この5つの基本的なスキルを身につけていけば，次のようなことが期待できます。

- ストレスが減って，疲れがとれる。
- 自信がつき，自分がどんな人間なのか，何を必要としているのかがはっきりしてくる。
- どこで頑張ればよいかがわかってくる。
- 生産的ではない，攻撃的な会話から抜け出すことができる。
- 問題解決のスキルが向上する。
- BPDをもつ人を救い出すのではなく，援助する方法を身につけることができる。
- 譲歩することなく，自信をもって境界を設けることができる。

　パワーツールについて一通り読み終えたら，次は，学んだことや優先順位を整理しましょう。自分の本なら，読みながら蛍光ペンを引きましょう。引いたところを見直して，習いたいものをひとつだけ選んでください。あまり深く考えないで大丈夫です。次の章で習う呼吸法を，第一ステップとしてお勧めします。

　完璧を求めないでください。練習するにつれて，自然と上手になります。なかには，他のパワーツールより簡単なものもあるでしょう。それが普通です。やめなければならない癖や，習慣にしなければならないこともあるでしょう。苦しいと感じたら，それは頑張りすぎです。ウェブサイト，支援グループへのリンクや，他のトレーニング資料を載せているwww.bpdcentral.comでもたくさんの情報を見つけることができます。

今はやる気が出なくても，問題ありません。自分のペースで行ってください。何かを変えたいと思ったときには，変化を思いついてからとりあえずの調査，準備，そして，準備から実行，継続へと，いろいろな段階を踏むことになるのです[1]。

　BPDをもつ人との関係でも，段階を踏んでいくことになります。まずは困惑の段階です。これは，BPDのことをあまり知らない段階です。次の外側に向かっている段階では，BPDをもつ人を変えようとするでしょう。内側に向かっている段階では，内面に目を向けます。最後の，意思決定の段階，および解決の段階は，意思決定したことを実行に移して，必要に応じて変化するときです。では，パワーツールを見ていきましょう！

第7章

パワーツール1：
自分自身を大切にする

> *快眠は，基本的人権として認められるべきである。*
> ——*ピアス・J・ハワード*
> The Owner's Manual for the Brain

　BPDをもつ人が家族の中にいることによるストレスは，多くの身体的，精神的な問題を引き起こします。軽いものから深刻なものまであり，以下のような症状も含まれます。

- 興奮性の怒り，または怒りの爆発
- 寝つけない，すぐに目が覚める
- 涙にくれる
- 集中できない
- ビクビクして，怯えがち
- 日々の行動や生活全般に興味がなくなる
- よそよそしい，または感情が麻痺している
- 意図しない体重の増加や減少
- 絶望や羞恥心
- 疲れや弱さを感じる
- 原因不明の体調不良（頭痛，お腹をこわすなど）

- セックスへの無関心
- うつ，パニック発作，あるいは他の心理学的な問題

Non-BPとして，みなさんは日々，BPDをもつ人と関わり，ストレスの多い問題に対処しています。金銭，人間関係，仕事など，生活のいろいろな面での問題が浮かび上がってきます。そのうえ，みなさんが羞恥心を抱いて孤立してしまうと，社会的な援助が受けられなくなってしまいます。こういった困難が重なると，精神的にも身体的にも深刻な結果を招いてしまいます[1]。

パワーツール1は，他のすべてのパワーツールの基盤となっています。みなさんがあまりに疲れていたり，集中できなかったり，つまりはベストの状態でないと，パワーツールは安全かつ効果的に作用しません。これは，本書のパワーツールについても，日曜大工の電気工具についても同じことが言えるでしょう。

みなさん自身に自尊心がなければ，BPDをもつ人が自尊心を高めるための手助けをすることはできません。自分の怒りが制御できていないのに，歯を食いしばって「愛してる」を何度言っても，相手には伝わらないでしょう。また，BPDをもつ人を喜ばせようとして頑張りすぎると，自分を見失う恐れがあります。では，どうすればよいのでしょうか？

■ サポートの輪を築きましょう

BPDをもつ人が治療チームを必要としているように，みなさんにも援助チームが必要です。友人，他の家族，周りの人々，そしてセラピストも，みなさんの援助チームに含まれるでしょう。

■ みなさんのためのセラピスト

臨床で弁証法的行動療法を実践しているセラピストのグループは，月

に2〜4回くらい会って，お互いの話を聞きます。BPDをもつ人と取り組むうえで特別な訓練を受けているセラピストでさえ，他のセラピストの支援を必要とするのですから，素人のみなさんが助けを必要とするのは当然のことです。

　BPDをもつ人と感情的に関わってはいないので，セラピストは，公平で中立的な立場からみなさんの状況を見ることができます。みなさんの感情に耳を傾け，それを承認してくれるだけでなく，BPDをもつ人の歪んだ考えと事実との違いを指摘し，相手との関係におけるみなさんの役割を教えてくれるでしょう。さらに，違った行動の仕方を教えてくれたり，新たなコミュニケーション・スキルを練習できるようにしてくれたりと，実践的な支援もしてくれます。

　Non-BPの中には，健全とは言えない人間関係をもってしまう人もいます。セラピストとそのようなことを話し合えば，再発防止ができるでしょう。みなさんとBPDをもつ人との間に未成年の子どもがいるなら，その子どもにも援助が必要かもしれません。油断しないでください。ほとんどの場合，non-BPは，混乱した，論争の多い家庭環境が子どもに与える影響について，甘く見ています。

　みなさんがBPDをもつ人の兄弟姉妹，またはアダルトチルドレンなら，おそらく2つの課題を抱えているでしょう。今すぐBPDをもつ人への対応を迫られること，そして，兄弟姉妹または親のBPDが，どの程度みなさんのパーソナリティを形づくってきたかを調べることです。

■ 友人と家族

　この章で1つだけしか取り上げられないとしたら，この項目を忘れないでください。孤立しないでください。他の人に助けを求めてください。恥ずかしがって孤立したり，暗に，あるいは公然とBPDをもつ人にそうなるよう脅されたりするようなことがないようにしてください。そんな生活は，人間の生活ではありません。

友人や家族ができる最もよいことのひとつは，話を聞いてあげることです。彼らが答えを出す必要はありません。彼らは，みなさんが経験しているすべてを理解できないかもしれません。実際に，わからないでしょう。でも，問題ありません。聞く耳とハグできる腕があれば大丈夫です。しゃべる口は，オプションです。

友人は，現実チェックができます。BPDをもつ人とつきあっていると，何が普通なのかがわからなくなることがよくあります。2人以上の友人が，みなさんに同じことを言っていたら，聞きたくなくとも耳を傾けてみてください（一方，非難されたり，承認されていないように思えるなら，他のところへ援助を求めてください。とにかく，バランスが重要です）。

場合によっては，みなさんを支援してくれる人たちが状況に関わっていないほうが，うまくいくかもしれません。その人たちにBPDをもつ人と深いつながりがあると，かえってうまくいかないことがあります。安心感を得られる話し相手を選びましょう。

■ コミュニティ

コミュニティとは，自分のことを，より大きな社会の一部として感じられる場所です。コミュニティは，人間関係，価値や興味，共通の歴史などを分かち合っている人々の集まりです。大きくても小さくても，隣近所あるいはオンラインでも，そのつながりが重要です。

コミュニティは，近所に見つかるかもしれません。郵便配達員や薬屋さんの名前を覚えてみましょう。犬の散歩に行くとき，庭にいつも座っているおじいさんに声をかけましょう。教会，職場，学校，あらゆるところにコミュニティがあります。www.meetup.com というウェブサイトでnon-BPのグループを見つけたり，新たにグループをつくったりすることもできます。

今では，パソコンのキーを押すだけで，数千というコミュニティをイ

ンターネット上に見つけることができます。Welcome to Oz のように，BPD を中心に展開しているサイトもあります。興味，居住地，信仰，年齢，民族性，性別など，どんな区分でも，コミュニティを探し出すことができます。特定のセレブ，本，映画や音楽グループなどのファンなら，自分の興味に合ったグループを見つけられます。どんなに変わった趣味であっても，みなさんに合ったオンライン・コミュニティがあるはずです。

■ 物事を個人的に受けとらないようにしましょう

　人の言うことを個人的に受けとると，本質的にみなさんは，罪悪感や羞恥心を抱いたり，自尊心を失ったりします。他の人の行動をコントロールしようとするのは，全くの無駄な努力であり，結局は自分のどこが悪いのか見つけようとして空回りしてしまいます。そしてこの場合，コントロールしようとしている人の行動は脳のハードウェアに刻み込まれていて，容易に変更することはできません。

　実際，個人的に受けとるというのは，2つの段階から成ります。車が衝突して，乗っているダミー人形がフロントガラスにぶつかるスロー映像を見たことがありますか？ 実は，このとき2つの衝突が起きているのです。まず，車が前方に動いて，ガシャンと壁にぶつかる。これが衝突1です。次に，ダミー人形（もしくは，みなさん自身。シートベルトをしていなければ）が前方に飛ばされて，フロントガラスにぶつかります。これが衝突2で，この衝突が実際のダメージとなります。

　より微妙ではありますが，みなさんが物事を個人的にとらえるときにも，同じようなことが起こっています。まず，BPD をもつ人の行動が起こります。非難や侮辱などです。これが衝突1です。その0.5秒後に，次のような考えが頭をよぎります。

● 私が彼女を怒らせたに違いない。

- 彼は私を傷つけようとしている。
- 彼女がどんなにひどいことを言っているとしても，それは真実に違いない。

このような考えが，行動を個人的にとらえるうえでの衝突2です。BPDをもつ人の言動である衝突1を止めることはできません。これも心を傷つけます。しかし，衝突2から来る無用な痛みは止めることができるはずです。なぜなら，それは自分の頭の中で起こっており，みなさんは自分の頭の中をコントロールできるからです。

Don't Take It Personally! の著者であるエレイン・サヴィッジは，次のように言っています。「物事を個人的にとらえるとき，私たちは自分を中心に世界が回っていると思い込んでいます。自分がすべてということです。相手の中で何が起きているかを見失ってしまうと，共感したり，相手の立場に立ったりする機会を失ってしまうでしょう」[2]

覚えておいていただきたいのは，ひどく場違いで非常識な行動は，脳障害によるものであり，それは科学的な説明が可能だということです。自分が何かを個人的にとらえるようになっていると感じたら，本書の前編を読み返してください。各章をシートベルトとして使ってみましょう。

■ 感情をコントロールしましょう

頭がおかしくなった気がする，悲鳴を上げたい，サンドバッグを打ちのめしたい，ベッドに横たわって，枕に顔をうずめて泣きじゃくりたい，こういったことは普通のことなのでしょうか？ もちろんです！ 愛する人がBPDなら，計り知れないほどの不安や心配事があるでしょう。紙面の関係上，心配，罪悪感，自尊心の低下，怒りの4つだけを取り上げることにします。

心配と罪悪感は，特に，親によく見られるものです。また，BPDをも

つ人の子どもが大人になると，その子どもは自分に自信をもてず，長い間苦しみます。BPDをもつ人のパートナーであれば，怒りが感情の大半を占めます。BPDをもつ人と別れようとしている場合は，特にそうです。（親は，怒りをうつに変えてしまう傾向にあります）。誰もが，無力さを感じているのです。

■ 心配しないで，元気を出して

この障害の特質である気分の変化が，予測不可能で，電光石火で起こるため，未来は予測がつかなくなります（ここでの「未来」は，5分後だったり，15年後だったりするでしょう）。すべてのnon-BPたちがしばしば心配する一方で，低機能で従来型のBPDをもつ人の家族は，朝も昼も夜も心配しています。なぜなら，彼らは生きるか死ぬかの問題に直面しているからです。

デール・カーネギーの *How to Stop Worrying and Start Living*（邦訳『道は開ける』創元社）は，数百万部も売れている名著ですが，20世紀半ばに出版されたこの本のアドバイスは，今日でも十分参考になります。心配性の4年生が数学のテストで焦っていても，大統領が世界大戦に参加するかどうか論議しているとしても，テクニックは同じです[3]。

《カーネギーの問題解決法》

人間関係において無力さを感じるあまり，non-BPは，自分に問題解決能力があるということを忘れがちです。解決法を探したり，じっくり考えたりする前に，断念してしまうこともよくあります。あるいは，あまりに落ち込んだり，動揺しすぎたりして，まともに考えられないこともあります。

心配性にならず，問題解決者になるための秘訣は，自分の世界を区別することです。気分が悪いときは，気分の悪さを味わってください。泣いて叫んで，悲鳴を上げて，軟らかいもの（必要なら硬いもの）を壁に

投げつけてください。そして，昼寝をしましょう。起きたら，コーヒーか紅茶をいれて，問題解決の帽子をかぶります。できることに焦点を合わせてください。できないことにではありません。友人や家族に，別の新たな見方を聞いてみてもよいでしょう。

　次に挙げるのは，問題解決者になるためのステップです。

　ステップ1：問題を1つ選び，他の問題は，現段階では箱にしまっておいてください。次に，その問題に関する事実を落ち着いて集めてください。カーネギー氏によると，心配の半分は，事実を把握する前に決断しようとして起こるそうです。

　ステップ2：落ち着いて事実を分析してください。例えば，ただ単に自分にはお金の余裕がないのだ，とは言わないでください。予算を考えてみましょう。ケーブルテレビをキャンセルし，昼食を家からもってきたお弁当にすれば，いくら節約できるでしょうか？　時間の場合もそうです（一般的に不足しているものと言えば，お金と時間です）。十分な時間がある人などいませんが，誰にでも，ちょっとは無駄に使っている時間があるはずです。とにかく，みなさんにとって何が重要かを考えてください。

　ステップ3：決定したら，行動に移してください。手っ取り早い解決策などありませんから，すぐに諦めないでください。とはいえ，はっきりした効果がみられない方法に固執しないでください（その2つを見極めるための要素は，時間です。数年待ってもBPDをもつ人に変化が見られない場合，他のことに挑戦する時期です）。必要に応じて計画を見直す，あるいは変更してください。

■ 無罪！

　痛みによって，私たちは，何かが間違っているということがわかります。"良い痛み"は，私たちに注意を促してくれます。だから私たちは，

ケガや病気に対処できるのです。でなければ，出血多量で死んでしまうでしょう。そして"悪い痛み"もあります。慢性的なもので，製薬会社以外，利益が出ないものです。

　罪悪感も似たようなものです。締切日が迫っているけれど，ネットサーフィンをしている作家だとしたら，"良い罪悪感"によって原稿を仕上げようとするので，出版社の人はヒヤヒヤしなくてすみます。一方"悪い罪悪感"は，誰の利益にもなりません。罪悪感はいろいろなところからやってきます。

1. 本能的なもの：生物学的に見て，不合理な親の罪悪感というものがあります。もっと何かをしてあげられたら，あるいは何かをしていなければ（それが何かはわかりませんが），自分の子どもはアメリカ大統領にでもなれただろうに，と思い込むようなことです。専門家に期待する以上に，自分自身に期待しないでください。
2. 文化的なもの：社会では，子どもの行動上の問題に対して，いつも両親（より正確に言えば，母親）にその責任があるとされます。これは，いたるところで見受けられます。例えば，かつて，「冷蔵庫のように冷淡な母親」が子どもの自閉症を引き起こした，あるいは，統合失調症は，愛しているように見えて，実は無意識に子どもを拒絶している母親が原因だと言われていました。
3. 固定観念：第4章でお話ししたように，すべてのBPDをもつ人たちが子どもの頃，親から虐待を受けていたという長年にわたる固定した見方があります。これは両親，特に父親が疑われます。
4. 家族からのもの：non-BPが境界を設けたり，あるいは自分の信念を曲げなかったりすると，BPDをもつ人はたびたび"罪悪感"のボタンを押します。BPDをもつ人の親とアダルトチルドレンは，特に影響を受けやすいでしょう。

ふたつの理由から，罪悪感はみなさんの敵になります。第一に，罪悪感によって，みなさんは気分が悪くなり，惨めになります。第二に，考えがぼやけ，悪い決断を下してしまいます。この第二の問題については，次の章で取り上げます。第一の問題については，罪の意識を感じたら，そんな余裕はないと自分に言い聞かせてください。同じエネルギーを使うなら，もっとやらなければいけないことがあります。では，それをやりましょう。

■ 自尊心：どのくらい低くできますか？

自尊心が低い人たちは，しょっちゅう自分の能力を疑います。彼らには，自分自身が優れているとは思えません。あるいは，自分の才能に誇りがもてません。失敗が大きく見え，自分自身についての評価は海面よりもはるかに低いのです。彼らは，他の人たちは自分より価値があると思っています。人から大事にされなくても，当たり前だと思うのです。

Non-BPの自尊心が低い理由として，いくつか明らかなものがあります。例えば，BPDをもつ元彼女，テリーへの手紙に，クリスは次のように書きました。「僕の自尊心は，急速に低下した。君が何の前触れもなくキレて，絶えず口うるさくののしって，非難して，敵意をあらわにしたから。ひとりでいるときでさえ，常に君がそこにいて，僕を非難したりガミガミ言ったり，キレているように感じていたんだ。僕は，自分が本当に不器用で，バカで，だらしなく，不注意な人間なんだと思うようになった」[4]

Welcome to Ozにある家族コミュニティの投稿メッセージに，別のnon-BPが次のように書いています。「怒りや非難が始まると，自分にとって当たり前のことにも疑問をもつようになりました。ひどく怒っていても，彼のほうが筋が通っていて，信頼がおけるような感じがしました。私は肩身が狭くなりました。不条理な話だったけれど，全部鵜呑みにしてしまいました。私が我慢して乗り切れば，怒りは過ぎ去って，"正

常な"状態に戻れるとわかっていました（私たちにとっての"正常"ですが）。少しずつ私自身をだめにしていることに気づかなかったのです」

　自尊心が低くなるその他の原因は，もっとわかりにくいものです。What's Right with Me の共著者，キャラリン・デルーは次のように書いています。

　　一般的に，私たちは，正しいことをすれば何とかなるという考えとともに成長するものです。しかし問題によっては，どうしようもないものもあります。間違ったことをしていないし，たとえ能力以上の働きをしていても，それでもまだ，もがくことがあるのです。そのようなことが起これば，自分が嫌になってしまいます。正しいことをしているのかどうか，疑問に思ってしまうのです。
　　こんな苦痛があるのは自分が悪いことをしているからだという考えは，断ち切る必要があります。マスコミには取り上げられていなくても，それが生活の一部なんだと心に留めておく必要があります。そして，他者にとっての現実がどうなのかを知らないのですから，自分と他者とを比べるべきではありません[5]。

　デルーは，不穏な人間関係をもっている人のほうが，自分自身について，よりバランスの取れた見方ができると言っています。なぜなら，そのような人たちは，自分の長所を自己検閲できるようになっているからです。現在と過去において，みなさんにとって一番大切な人を思い出してみてください。彼らはみなさんに感心するとき，何と言っていますか？　みなさんは今まで，どのような感謝の言葉を受けとりましたか？　それを書いてみてください。「彼らの言うみなさんのよいところを，書面にしたもので見てください」とデルーは言います。「書くときには，この人たちは，みなさんが知るかぎり，知覚や感情に影響するような脳の障害をもってはいないということを考慮に入れてください。彼らの評

価は，説得力があるものなのではありませんか？　少なくとも BPD をもつ人よりは説得力があるのではないですか？」

　次の段階では，みなさんが最も信頼する人たちに，直接質問します。そして彼らが大きな声で言ってくれる，みなさんのよいところに耳を傾けてください。みなさんがそれを恥ずかしいと思うならば，なおさらしっかり聞いておいたほうがよいでしょう。みなさん自身はどうですか？　自分自身のどこが好きですか？

　BPD をもつ人が，みなさんのことを非難したり，みなさんの要求より自分の要求を優先したりする親ならば，みなさんは自分のことを役立たず，あるいは根本的に欠陥があると思っているかもしれません。それも当然です。「過去は終わった。もう子どもではない。私の人生だ。私を愛してくれて，気分よくいられる人たちと一緒に過ごそう」と自分に言ってみてください。専門的な援助を求めてください。そして，正しい方向への小さな一歩を踏み出してください。自分自身と，自分の直感を信じられるようになれば，自尊心がついてきます。

■ 怒り

　怒りは，多くの場合，何かを変える必要があるということを意味しています。誰または何に怒っていますか？　怒っている理由は何でしょうか？　何か変える必要があるとすれば，質問への答えが，それを教えてくれます。BPD をもつ人が境界線を超えると，家族は怒るものです——この境界線があるということがわからない人もいます。Non-BP は，自分自身，障害や医療制度，そしてもちろん，BPD をもつ人にも怒りを感じます。

　Non-BP の中には，怒りを抑え込んでしまい，それに気づかない人もいます。すると怒りは，発散されず内側にたまり，うつや，後には恨みや激怒につながるような，ある種の有害な力になってしまいます。たいていの場合，家族（特にパートナー）は一度も自分の言いたいことを表

現しないまま，怒りが爆発するときまで，グッと耐えてしまいます。

怒りを我慢すると，それは潰瘍，心臓疾患，高血圧，頭痛，背部痛，うつや倦怠感などの原因になります[6]。怒りから学ぶのはよいことであり，怒りをうまく処理することも大切です。みなさんが他の人に誤解され，怒りを感じたら，「他の誰にわかってもらわなくてもいい」と自分に言い聞かせてください。障害（特に67〜68ページの「ボーダー・ライオン」）と，BPDをもつ人とを，別個にして考えてみてください。

安全で健全な怒り方を見つけてください。ひとりでいられる場所を探し，自分が怒りを感じている相手（たとえ自分であっても）と向き合っていると想定して，言いたいことを自分なりに大きな声で叫んでみてください。するとその相手が，よい聞き手であることに気づくと思います。太字や感嘆符を多く使った，送らない手紙を書いてみるのもよいでしょう。

この練習をすると，自分の口から出てくることに驚くかもしれません。今まで気づかなかった感情や考えも出てくることでしょう。自分が置かれている状況の影響力や，複雑に入り組んだ感情に気づいて，自分自身に深いあわれみを感じるかもしれません。

■ 受け入れる練習をしましょう

受け入れる練習をするときには：

- 現時点では，物事は今あるがままの状態であり，なす術がないこともあると認めてください。それはみなさんのせいではありませんし，みなさんにコントロールできることでも，治せることでもないのです。
- みなさんは，過去でも未来でもなく，現在に生きています。過去の悪い部分に思いをめぐらし，誰かを責めたりしないでください。
- 上っていくしかありません。受け入れなければ，周りにあるのは，

すべてみなさんの手にはないものです。最悪なことを受け入れれば，実際，みなさんがどれだけのものをもっているかがわかるでしょう。

　この練習方法は，ニューエイジ的なものに思われるかもしれません。しかし実は，とても古いものです。7世紀の中国まで遡ることもできますが，140年ほど前の，アメリカの西部時代にタイムスリップしてみましょう。ローラ・インガルス・ワイルダーの『大草原の小さな家』シリーズに舞台を移します。1970年代にテレビシリーズにもなったこの本は，ウォルト・ディズニー的な理想が描かれたものでした。しかし，実際には，ローラとその家族は困難な生活を強いられていました。

　シリーズの「大きな森の冬」には，猛吹雪が続いたある年，家族そろって台所で毎日過ごしたことが書かれています。パンと紅茶だけで凌いでいたのです。ローラの夫となる人が命の危険を冒して食べ物を取りに行くまで，彼らは体重が減り，餓死しそうな状態でした。ストーブの火を絶やさないよう，枯れ草を撚って棒状にして燃やしていたので，ローラの手は擦りむけ，姉妹たちは凍死寸前でした。寝る前，パジャマに着替えるとき，吐く息は白く見えました。しかし，彼女たちは文句を言いませんでした。ローラが書いたように，「仕方がないとわかっていた」のです。

　とはいえ，そのほとんどの時間，ローラは楽しく過ごしました。彼女は，自分の子ども時代をすばらしいものだと思ったのです。その描写は，世代を超えて喜びをもたらしています。今日，私たちは，「仕方がない」とは言えなくなっています。どうにかなるはずだと思い込んでいます。そして，どうにもならないと，誰かを責めるのです。

　小さなことから，物事を受け入れていきましょう。例えば，Welcome to Oz（のメーリングリスト）のある女性は，毎日問題が山積みでいらいらしながら過ごしている自分に気がつきました。重要なメールが見つからなかったり，Mサイズを買うつもりがSサイズを買ってしまったりするたびに，いつも不機嫌になるのです。ある日，彼女は考え方を変える

ことにしました。悪いことしか起こらない，と想定するようにしたのです。すると，ハサミがいつものところにあったり，大事な電話番号が書いてあるメモが見つかったりするだけで，素直に喜べるようになりました。

　最悪の事態を受け入れてしまえば，あとは上っていくだけです。今まで費やしてきた，判断したり裁いたりするための時間が省けます。つまり，出来事が苦痛をもたらすのではなく，その出来事に対する私たちの解釈が苦しみをもたらすのです。言い換えれば，状況，人，出来事に対する見方は，自分の感情に計り知れないほどの影響を与えており，そしてそれは，問題自体とは別のものなのです。

■ 笑い，この最良の薬

　携帯電話が鳴ったとき，モナは夫のバーニーと近所の住宅地を散歩していました。電話の相手は，BPD をもつ息子のギルでした。彼は，また仕事を辞めて（クビになって），住む家を失くしました（立ち退かされました）。ギルは，しばらくの間（両親の許すかぎり）実家に戻り，お金を貯め（そしてドラッグに使い），新しいアパートの最初の1か月分の家賃と敷金（さらにドラッグを買うためのお金）にあてると言いました。

　これは，とても悪い知らせです。モナは，ギルにあとで電話すると言って電話を切り，静かにバーニーと歩き続けました。横断歩道で信号待ちをしていると，ふたりが同時に見たバンパー・ステッカーにこう書いてありました。

　　"家に子どもよけを付けたけど，まだ子どもが寄ってくる"

　夫婦は，涙が出るほど笑いました。文字通り。驚いたことに，笑ったら，気持ちが楽になりました。微笑んだり，笑ったりすれば，エンドル

フィン，つまりモルヒネに似た化学物質がつくられ，痛みが和らぎ，身体はリラックスします。エンドルフィンは，病気と闘ったり，回復を早めたりする免疫系の機能を高めます。

親たちは，ユーモアをよく使います。例えば，Welcome to Oz の親たちは，「なぜ，私たち親はやっていけるのでしょうか」と題するリストを作りました。そこに出ている答えは，以下のようなものです。

- 私たちは，経済の中の重要な活力なの。私たちがいなければ，メンタルヘルス業界は不景気になってしまうわ。
- 私たちは専門用語が大好きなんです。
- このロックンロールが止められないんだ。
- ほかにどうすりゃいいのさ？

ときどき，家族の人たちは仲間内で，緊張をほぐしたり，怒りを鎮めたり，デリケートな問題に対処するためにユーモアを使います。これと同じ理由で，プロのコメディアンも，他の人が言えない不適切なことをジョークとして言えるのです。このようなユーモアを，適当なとき（BPD をもつ人がいないとき）に使っても構いません。私たちがナチスについて冗談を言えるように，（映画や芝居の『プロデューサーズ』のように），BPD についても冗談が言えるのです。

ユーモアを共有することは，絆を深めたり，病気について話し合ったりするうえでの，効果的な方法です。BPD をもつ娘がいるある女性が，次のように言っています。「ショッピングモールに行った日，娘が，『早く来て，これを見て！　私のことが書いてあるわ』と言いました。Tシャツに Drama Queen Academy（ヒステリー少女専門学校）と書いてあったのです。そこで，私は言いました。『あらほんと。あなたのことね』。私が娘のユーモアを受け入れたので，彼女は驚いたようです。『自分のことがわかるなんてすごいわね』と私は続けました。娘は誇らしげに T

シャツを身につけました。私は,『冗談が言えるくらい,彼女には自分のことがわかっているのだから,見込みがあるわ』と思ったのです」。

　ケンカしている間も,ユーモアによって敵意を減らすことができます。ときには,ケンカを止めたり,未然に防いだりすることもできます。しかし,慎重に使わなければなりません。皮肉に聞こえたり,裏目に出てしまったりすることもあるからです。その場の状況や,相手の気持ち,話の趣旨に,最大限注意を払ってください。

■ 充実した生活を送りましょう

　幸せになるのはもちろん,健全な生活を送るためには,他の人たちとのつきあいや外での活動,日々の達成感が必要です。また,ひとりになって休息し,考える時間も必要です。今,頭を振って,「他の人にとってはそうかもしれないけど,自分には当てはまらない」などと言っているとしたら,なおさらです。

　使える時間の量が問題なのではありません。その時間で何をするかです。30分という時間を,心配事や,嫌なことを思い返すことに費やすこともできれば,興味のある小説やノンフィクションを読むことに費やすこともできるのです。

　自分の能力に気づき,満足感も得られるようなことを始めてみてください。もの(例えば,手作りの戸棚など)を作り上げるような趣味などは特に有効です。いい考えが思い浮かばなかったら,過去にやったことを思い出してみてください。

　一日もしくはそれ以上,違う人と違った環境に身を置くと,生活に変化が生まれてきます。他の人と関係をもつと,「普通」とは何なのかを思い出すことができます。一泊旅行なども,長い目で見れば自分を強くすることにつながります。ひとりで考えるのもよいでしょう。よい天気の日に外へ出られるなら,ぜひそうしてみてください。自分の感覚を呼び

覚ましてください。音楽グループの演奏を聴いたり，エスニック料理のレストランに行ったりするのもよいでしょう。できることなら何でも，やってみてください。

デイヴィッド・J・リーバーマンの *How to Change Anybody* という本には，次のように書いてあります。「私たちのアイデンティティは，住んでいるところや知り合いの人々，知っている場所と深く関係しています。いつもの環境から抜け出すと，自己像が変わり，自分自身を違った目で，たいていの場合は，より客観的に見ることができます。また，新しい環境の中では，否定的なパターンをもたらす影響力やきっかけからも距離を置くことができます」[7]

Non-BPのクリスは，BPDをもつガールフレンドが反対したものの（理由があって彼女は行けませんでした），妹のサマンサとふたりで旅行に行きました。クリスは次のように書いています。

> 数日間，離れて過ごしたら，心がとても豊かになった。本来の自分に戻れた感じだ。君にきちんとしろと口うるさく言われなかったから，つり銭，地図，ガイドブック，全部テーブルの上に置いて出かけられた。君のものと分けて背負わなくていいから，自分とサマンサの荷物を一緒くたにできた。テーブルに食べ物をこぼしても文句を言う人がいないから，レストランで食事もできた。リラックスできたんだ。妹も，僕の行動は全然おかしくないと言ってくれた。
>
> 僕にとってフロリダでの4日間は，物事を見通せる小さな窓のようだった。それが普通だと思うようになっていた不安が，しばらくの間，解消された。自分が，ただありのままでいいとわかってきたんだ！

■ 深呼吸しましょう

私たちの身体は，危険を感じたら（例えば，サーベルタイガーに遭遇

したら),「闘争か逃走か」の反応が働くように進化しました。恐怖に襲われると, 脳は副腎に, 感覚を鋭くし, 筋肉を引き締め, 動悸を速める化学物質を出すように伝えます。血液の流れは, エネルギーを放出するための糖分でいっぱいになります。そして, 敵に立ち向かうか（闘争）, 走り去るか（逃走）の準備ができるのです[8]。

ストレスの原因がなくなると, この反応は止まるはずです。しかし現代では, 恐怖は, 激しくはありませんが続いています。そしてほとんどの場合, 闘うことも逃げることもできません。ストレスホルモンが多い状態が続くと, 免疫システムが弱まり, ガンや伝染性の病気にかかる可能性が高くなります[9]。ストレスは心臓に悪影響を与えることもあります。権威ある専門誌で掲載された２つの研究では, 慢性的にストレスの溜まる仕事をしている, 一度心臓発作を起こした患者が二度目の発作を起こす確率は, 比較的ストレスのない仕事についている患者の２倍になることがわかりました[10]。

生きていれば, それだけで十分, ストレスが溜まります。そのため, ヨガや瞑想, その他のリラクゼーションといったストレス解消法に人気が出てきたのです。愛する人がパーソナリティ障害であるという現実を突きつけられると, ストレスはより一層強まります。

ストレスの度合いは, 最愛の人にどの程度BPDの症状が現れているかによって変わってきます。BPDをもつ人に自殺や自傷の危険性があったり, 予想のつかない怒りの爆発が頻繁に起こったり, あるいは彼らが他人や自分自身に対して危険をもたらしたりするのであれば, みなさんのストレスは, PTSDの症状のひとつ「過覚醒」（hypervigilance）のレベルまで達してしまうかもしれません。過覚醒の人たちは, 66ページで紹介した, 水飲み場にいるキリンのようなものです。彼らは常に警戒していて, 危険がないかどうか, あたりを見回します。彼らのストレスホルモンの数値は上がるばかりで, 下がることはありません。

ときには, 困難な苦境に対して, 単純な解答があるものです。腹式呼

吸，別名，深呼吸をすることで，闘争か逃走かのストレス反応が緩和されます。呼吸する時間にもよりますが，気分がよくなったり，よく眠れたり，集中力が高まったりします。これは，別の章でも大切なスキルとして紹介しているものです。頭の中が静まり，感情も落ち着きます。

はじめは深い腹式呼吸をしてみても，あまりうまくいかないと思います。しかし，コツをつかんでしまえば，どこででもできるようになります。いつもより時間があって，ストレスを感じていたら，長めにやってみてください。やり方は，次の通りです。

ステップ1：床もしくは固いところに仰向けになってください。あれば，温かいラグやマットを敷いてください。腰に負担がかからないように，両膝の下に枕を置いてください。無理のない，温かい状態でいてください。

ステップ2：身体をリラックスさせてください。何もかも忘れて。あごと両手を緩めて，肩の力を抜いてください。すべてを柔らかくして，猫が，庭の見える窓から黄色い日の光が差し込むラグの上で身体を伸ばしているところを思い浮かべてください。頭をオフにしてください（ただし眠らないで）。

ステップ3：お腹の上に両手をのせてください。ゆっくりと，胸ではなく，お腹が上がるように深呼吸をしてください。胸の部分は動かさないでください。ゆっくりと，深く息をしてください。分厚い本をお腹の上に載せて，その本が上下するようにしてください。このとき，横隔膜と呼ばれる筋肉が使われています。練習しましょう。

いつこの呼吸法を行っても問題はありません。でも緊張してきたなと感じたら，少なくとも5分間はこれをやるように心がけましょう。

■ 少し眠りましょう

　平均すると，ほとんどの人は，普段眠っているよりも 60 分から 90 分，多く眠る必要があります[11]。Non-BP の人がよく眠れないのは，深夜の口論と心配事が原因です。

　眠っている間，脳は，起きている間に学んだ習慣や行動，スキルを整理してくれます。睡眠が奪われると，身体は，血圧を上げるストレスホルモンを活性化させ，心臓麻痺や心臓発作の危険性が高まります。また寝不足によって，複雑な課題をこなすことが難しくなったり，人生の問題に対する独創的な解決法が見つけにくくなったりします[12]。オーストラリアのある研究では，28 時間寝ていない運送業の人たちは，速さと正確さの点で，血中アルコール濃度（BAC）が 0.05％の人と同程度の機能障害を示しました。それよりもさらに長時間眠らないでいたら，その人たちは，血中アルコール濃度が 0.1％の人と同じくらいにまで能力が低下しました。（米国では，血中アルコール濃度が 0.08％以上あると，飲酒運転で捕まります）[13]

■ スピードを上げてみましょう

　運動によって身体的な健康が向上することは，みなさんよくご存知だと思います。同じように，30 分間の早歩きをするだけでも，すぐに知力とメンタルヘルスの働きが高まります。精神科医のジョン・レイティによると，運動によって脳内の，気分を高める神経伝達物質であるドーパミンやセロトニン，ノルエピネフリン（副腎髄質ホルモン）の数値が上がるそうです[14]。

　ジム・フェルプス医師は *Why Am I Still Depressed?*（邦訳『「うつ」がいつまでも続くのは，なぜ？』星和書店）という本の著者ですが，双極性障

害についてのこの本には,「Exercise and Mood : not the usual rap」というすばらしい章があります[15]。この章は,運動する上での障壁を取り上げています(まず,自分自身のことですし,時間がかかるし,すぐに成果は出ないことなど)。さらに,その障壁をどうやって乗り越え,運動を生活習慣にできるかが述べられています。ちなみにこの章は,ウェブサイト psycheducation.org/hormones/Insulin/exercise. htm 上で無料で閲覧することができます。

■ 簡単な方法で変化を起こしましょう

みなさんは,すぐに満足したいほうですか? BPDをもつ人だけでなく,ほとんどの人がそうだと思います。実際,すぐ満足したいという思いは,流行り病のように広がっています。この「病」を治療するには,物事をゆっくりととらえなければなりません。とんでもなくゆっくり始めてみましょう。そうですね,1日5%ずつ変えていきましょう。月曜日に5分間ウォーキングをやっているなら,火曜日にそれを5%分増やしてみましょう。みなさんならできます!

この章を振り返ってみてください。どれが一番印象に残りましたか。一番簡単で,効果がありそうで,できそうなことは何ですか? どれか1つ選んでください。何かを始めましょう。そして明日,もしくは1週間,あるいは自分で決めた期間で,それを5%増やしましょう。例えば,この文を読み終えたら,本を置いて,深呼吸し,自分について好きなところを考えてみてください。さあ,やってみましょう!

おそらくみなさんは,前より5%できたところで,どれほど効果があるのかと疑問に思われることでしょう。しかしその答えは,"ものすごい成果"です。ちりも積もれば山となる,です。私たちは,日々少しずつ年をとっていきます。年をとれば,新陳代謝も活発ではなくなります。案の定,いつの間にか年老いて,体重が増えています。

小さな動きが大きな結果を生むのには,もうひとつ理由があります。前に進んでいるかぎり,それがどんなにゆっくりであっても,後退はしていません。そして,成功は成功を生むということもわかってきます。進歩は,特にみなさんがその進み具合を計り,経過を追っているなら,それ自体が報酬となります。気分がすぐれず,5％が無理だと思う日は,一時的に増やす量を1％にしてみましょう。

　みなさんは,このパワーツールを身につけるのが一番簡単だと思うかもしれません。しかしそうではありません。これは簡単すぎて,見落とされたり,忘れられたりしやすいのです。自分を大切にするというのは,食事のようなものです。仕事や勉強,家族の世話などで消費するカロリーを補給するために,1日3食(プラスおやつ!)が必要です。ちょうど走ってたくさんのカロリーを使うように,最愛の人がBPDをもっていると,精神的,感情的にたくさんのエネルギーを必要とします。自分を大切にすることによって,そのエネルギーが補給できるのです。

第8章
パワーツール2：行き詰まり感の原因を明らかにする

> 狂気とは，何度も同じことを繰り返しながら，
> 違う結果を期待することである。
> ——アルバート・アインシュタイン
>
> あなたが避けていることが，あなたをコントロールしている。
> ——エリザベス・B・ブラウン

以下の質問について考えてみましょう。

- どれを選んでも危険だから動けない，でも何かせざるを得ないように感じていますか？
- みなさんとBPDをもつ人の間には，みなさんのニーズよりBPDをもつ人のニーズのほうが重要だという暗黙の了解がありますか？
- みなさんがBPDをもつ人との関係を満足のいくものにするためには，相手側が大きく変化する必要ありそうですか？ しかし相手は，そうする気があっても長続きしないようですか？
- BPDをもつ人との生活の中で，長期的にはそれに耐えられないことに気づいていながらも，妥協してしまっていますか？ けれども，どうやって後戻りして状況を変えればよいのかがわからないでいますか？

- この関係は，良すぎて手放せないとともに，悪すぎて続けられないですか？

質問の多くに「はい」と答える人は，行き詰まっていると言えるでしょう。

How to Escape the No-Win Trap の著者，バーバラ・コワン・バーグは言っています。「二重拘束の状況では，徐々に追い詰められて，不意をつかれます。巧妙な手口で，知らぬ間に，あなたは混乱の網にからめとられます。たいていは，深く巻き込まれて，気が変になってしまうまで，事態に気づくことはないでしょう」[1]

Non-BP は，そんな罠を BPD をもつ人のせいだと考えます。しかし，Welcome to Oz でしばらく過ごすと，non-BP の多くは，自分の中にあるニーズが，混乱に縛られている原因だと気づくようになります。これが，BPD をもつ人と関係をもつことを選んだ non-BP の実態です。事実，この non-BP の内なるニーズが，そのパートナーや友人を選んだ理由のひとつなのかもしれません。

バーグは言っています。人間関係での二重拘束は，相手の問題のように思えるかもしれません。しかし，葛藤の土台をよりじっくりと見てみると，みなさんの側の問題も多いのです[2]。長い間，自分の選んだ人間関係に固執しているほど，その問題解決の鍵は，みなさんの中にある場合が多いということです[3]。

感情的な罠と感じる原因を明らかにして解決できるかどうかが，BPD をもつ人との関係がどのように進展するかだけでなく，それによる苦悩の度合いを決定する，最も重要な要素です。これは無力感やコントロールの欠如が，ちょうどパーソナリティ障害の存在自体と同じくらい，苦しみの原因になっているからです。

様々な異なる状況で——仕事場，人間関係，介護施設，あるいは，末期疾患に直面しているとき，スポーツをしているときなど——自分の運

命をコントロールできていると思いたいのは普遍的な動機であるということが数多くの研究で報告されています。それがあれば，内的な達成感や満足感を得られます。それがないと，絶望，ストレス，うつの危険にさらされます[1]。

■ 何が原因で行き詰まり感が続いているのでしょうか？

Non-BPのほとんどは，以下の6つのうち，1つ以上の理由によって，行き詰まりを感じています。

- 感情的な虐待から生まれた，不健全な絆
- 恐れ
- 義務感，役割，責務
- 羞恥心の入り混じった罪悪感
- 自尊心の低さ
- 「救ってあげたい」という欲求

■ 感情的な虐待から生まれた，不健全な絆

セラピストで作家でもあるビバリー・エンゲルによれば，感情的な虐待とは，相手をコントロールしたり，脅迫したり，操ったり，孤立させたり，相手の名誉を傷つけたりする，物理的ではない行動や態度です。虐待者は，相手を辱め，屈辱を与えたり，恐怖を植えつけたりします。感情的虐待には，ドアを強く閉めるとか，壁を蹴る，物を投げるなどの「象徴的な暴力」も含まれます。

そのような行動や態度には，古典的なBPDの特徴も含まれるとエンゲルは言っています。その特徴とは，言いがかり，非難，予期せぬ反応，理不尽な要求，無視，批判，絶え間ない混乱や劇的な状況などです。感情的虐待を受けると，結果として，意欲を失くしたり，混乱したり，決

断力が鈍ったりします。これらはみな，行き詰まり感を強化する可能性があります[5]。

エンゲルは，次のようにも言っています。「感情的な虐待を受けている人は，私は言われるほど悪い人間なのか？　それとも，単に彼女を喜ばせることは無理だということなのか？　この関係を続けるべき？　それとも止めるべき？　もし私が，彼女が言うようにだめな人間なら，私はひとりでは何もできないだろう。もう誰も私を愛してくれないだろう，などと思うのです」

みなさんは，虐待された人が，単純に虐待者を避けて，自尊心を立て直す道を選ぶと思われるかもしれません。しかし，実際には反対のことが起こります。虐待され，コントロールされている側が，いじめている側に好意をもってしまうような，不健全な絆が結ばれてしまうのです。

このような関係はよく知られており，「ストックホルム症候群」と名づけられています。この呼び名は，1973年にスウェーデンのストックホルムで起きた，銀行強盗の人質が犯罪者を慕ってしまった事件に由来します。

この症候群には，以下の重要な要素があります。

- 虐待者が，自分の身体的，精神的な生存に差し迫った脅威を与えているという思い
- 虐待者が，被害者に小さな親切を示しているように見えること
- 虐待者の見方以外で状況を見られなくなること
- その状況から抜け出せないという思い込み

以下は，ストックホルム症候群が起こっているかもしれないことを示す兆候です。

- 「彼女はいつも僕を傷つけて，ひどいことをするけれど，とにかく彼

女を愛しているんだ！」と思っている（非常に一般的）。
- ふたりの関係について他の人から忠告を受けていても，聞く耳をもたない。なぜなら，彼らは「わかっていない」から。結局，被害者は，虐待者のことをよく思わない人たちと距離を置く。
- 小さな親切の印（例えば誕生日カード）に対して，虐待者をよい人だと思う。あるいは，虐待すると思われる状況で虐待しないことがあるとよい人だと思う（例えば，異性の同僚が人ごみで手を振っても，やきもちを焼かなかった，など）。
- 虐待者の行動の言い訳をする（「仕方ないわ。彼は子どものとき虐待を受けたのだから」など）。
- 虐待者が怒りを爆発させないように，彼らの要求，願望や癖のことばかり考えている[6]。

■ 恐れ

「恐れは，あらゆる人間の苦悩の源です」。*It's So Hard to Love You* の中で，ビル・クラッテとケイト・トンプソンは言っています。「そして，いろいろな形，度合いで，人は恐れを経験します。恐れは心をとらえ，くじき，緊張をもたらします」[7]。以下の恐れは，non-BP の間でよくみられるものです。

- BPDをもつ人の健康と身の安全への恐れ（低機能で従来型のBPDをもつ人の家族によくみられる）。自殺の脅威が最も大きな恐怖である[8]。
- 衝突への恐れ。「そんなこと言えない。彼がいらいらするかもしれないから」
- ひとりぼっちになる（見捨てられる）恐れ（BPDをもつ人だけのものではないということです）
- 失敗もしくは失敗とみなされることへの恐れ（例えば，結婚に失敗

した，など）
- 金銭的な問題への恐れ（パートナー間で一般的）
- 未知への恐れ
- BPDをもつ人の脅しが現実になる恐れ

　みなさんが恐れで行き詰まっていたら，対処するためにその恐れを具体的に特定してください。「私は衝突を恐れています」と言うのではなく，それが実際に意味するところをはっきりさせましょう。「彼が言い争いを始めることを恐れています」と言えば，より具体的です。そして，自分自身への問いを続けてください。「すると，どうなるの？」「彼は大声をあげるわ」（次はどうなるの？）「私は嫌な気分になるわ」（それで，どうなるの？）「私は家を離れなければならないかもしれない。そして，彼の気持ちが落ち着くまで，家に帰らずに待つことになるわ」。"すると，どうなるの？"への答えは，みなさんが思うほど怖くはないのではないでしょうか。

　Feel the Fear and Do It Anyway という名著には，人々があらゆる恐怖に立ち向かううえで役立つことが書いてあります。著者のスーザン・ジェファーズは，恐怖をなくすためにすべきことは，何があっても対処できるという，自分の能力への信頼を高めることだと言っています。

　彼女は次のように書いています。

　　自信がないせいで，人生で欲しいものが得られなくなっているという事実には目を背けたくなるものです。でも，このことがはっきりすれば，レーザー光線を当てたかのように，何を変えるべきかが見えてきます。

　　なぜ（自分は何かに怯えているのか）に，エネルギーを費やす必要はありません。それは重要ではありません。大事なのは，「何が起こっても，どんな状況でも，私は対処できる」と言えるところま

で，自分への信頼を高めることです[9]。

恋愛関係にある場合，決定的な恐れは，関係が失われることです。不健全な絆が原因で，関係が機能不全になればなるほど，恐れは増していきます。関係を失うことへの恐れについては，第10章「パワーツール4：愛情をもって境界を設ける」で再び取り上げます。

■ 義務感，役割，責務

ダナには，グロリアという，虐待的で自己陶酔的な，BPDをもつ母親がいます。ダナの夫や友人たちは，母親と縁を切るように言い続けていますし，ダナもそれを願っています。しかしできません。あまりにも親不孝に思えるからです。ダナは，週に2回母親に電話をしないと，罪悪感を覚えます。もし母親を見捨てたりしたら，いったいどんな娘と思われるのでしょう？

クラッテとトンプソンによれば，役割や責務についての理解は，私たちの生活の混乱を防ぎ，安定した秩序ある社会を作り出す役割があるとのことです[10]。家族というのは，家族全員の要求を満たし，大きな目でみれば，家名や人種が維持されるように機能しています。そのため，完璧な親，子ども，兄弟姉妹，祖父母がどうあるべきかに関する神話や理想像が出てくるのです。

しかし，悲しい事実を言えば，それぞれの家族が，家族全員の生存のために発展してきたとしても，生き残るためには，現実を受け入れて，理想的な親，兄弟姉妹，などを諦めなければならないこともあります。どんなに願っても叶わないことがあるのです。

自分が信念としているものをよく考えてみて，何が俗説で何が現実なのかをはっきりさせましょう。自分自身に質問してください。「義務感から，私は何をするか？ そう自分に問いかけたら，どう感じるか？ どの義務感が自分に合っているのか？ どれが合っていないのか？」。み

なさんの状況には、人には説明できないこともあるかもしれません。しかし、必ずしも誰かに説明する必要はありません。

■ 罪悪感と羞恥心

羞恥心は、「私が悪いのだ」という万国共通の感情です。罪悪感は、より限定された感情であり、「私は悪いことをした」というものです。

親たちは、罪悪感によって判断力を失い、罪悪感を和らげるためにとんでもない道のりを歩んでいきます。典型的な例は、成人した娘をただで自宅に住まわせて、娘の言いなりに洗濯をし、食事を出し、買い物の支払いをしてあげる夫婦です。

ペリー・ホフマンは言っています。

> 私は家族のための講演では、漫画をお見せします。それは、アヒルがリビングルームに向かって廊下を歩いている絵です。リビングルームではソファに両親が座っていて、母親が父親に言います。「今年の冬は、絶対にあの子をフロリダまで（自分で飛ばせるのではなく）車で連れて行かないわ」
>
> この場面は、家族たちに起こることを表しています。家族はしばしば優れた直感を失ってしまいます。彼らはこう言うべきなのです。「客観的にみて、私たちがしてもいいと思うこととそうでないことを決めましょう」。この場合、第三者が別の見方を示してくれると助かります[11]。

臨床心理学者のデブラ・レスニックは、彼女の弁証法的行動療法を受けているクライアントの親の約 25 ～ 30％が、子どもに干渉しすぎていると言っています。

> 親たちは、子どもの行動に責任を感じすぎです。子どもは自分の

責任で成功したり，失敗したりしたほうがいいのです。
　社会では，うまく機能できない子どもをもつ親はどこかおかしいと思われます。親戚の集まりで，自分の子どもは調子が悪いのだ，とは恥ずかしくて言えないのです。親は恥ずかしさを認め，オープンにして，その打開策を考える必要があります[12]。

　兄弟姉妹は，感じるべきではない感情を感じて，または感じるべき感情を感じないことで罪悪感をもちます。他の家族と同じように，自分で自分を批判して，裁判官が判決を下す前に，自分に罰を下すような反応をするのです。
　もしみなさんが罪の意識を感じたら，具体的に，「何に対して罪悪感を覚えるのか？」と自分に問いかけてみてください。何かを知っておくべきだったのなら，それは何で，どうやって知るべきだったのでしょうか？　後悔していることがあるなら，そこから学んでください。そして必要ならば，それを改め，二度と起こらないようにするためのプランを立て，起こったことを肯定的にとらえるように心がけてください。

■ 自尊心の低さ

　How to Escape the No-Win Trap の著者，バーバラ・コワン・バーグは，自尊心の低さが，人が行き詰まる大きな原因だと言っています。そこから抜け出す手がかりは，私たちには話を聞いてもらう権利と，必要なものを手に入れる権利があるという揺るぎない事実を知ることだと彼女は言います。自尊心がなければ，人生は単なる二重拘束の連続ということです。感情的な虐待の標的になっている期間が長いほど，専門的な助けが必要となってきます[13]。
　他の人が取り乱して，自分を責めてきたとき，自尊心があれば冷静さを保つことができます。Non-BPの親の中には，通常よりも高めの自尊心をもっている人もいます。しかし，子どもを「ちゃんと育てられない」

と，自尊心は急落します。罪悪感と同じように，自尊心が低下すると，劣等感を覚え，親としての能力に自信がもてなくなります。子どもは，親が自信を失っていると感じたら，自分の要求を通すために行動を起こします。すると親たちはさらに自信をなくし，悪循環が続きます。

パートナーたちの多くは，BPDをもつ人と知り合うときにはすでに，自尊心が低下しています。BPDをもつ人が感情的虐待をする人物であれば，パートナーの自尊心はさらに低下します。自分の存在など意味がないと感じるようになると，境界を設けることもできなくなり，BPDをもつ人の行動も悪化します。前と同じように，悪循環が続きます。

非承認，矛盾，予測不能性が組み合わさって，BPDをもつ人のアダルトチルドレンは羞恥心や劣等感でいっぱいになり，それが絶えず生活に付きまとうこともあります。皮肉にも，これらの感情によって，虐待的な親から離れるのが困難になります。親に認めてもらいたくて，子どもはいつまでも感情的に縛られるのです。

頭では，BPDをもつ人がみなさんの性格を攻撃するのは不当だとわかっているかもしれません。しかし，（より強力な）感情面では，その攻撃はもっともなことだと思い込んでいるかもしれません。非難や批判は，強力な酸のように，自尊心を蝕み，人との絆を引き裂いてしまいます。

自尊心が低い人は，たびたび「よい人になる」ことで羞恥心を和らげようとします。「よさ」は，自分に足りないと思われるものを補うために，自分自身や，人生で達成したいことを犠牲にすることで生まれます。それは，虐待を正当化したり，みなさんのことを気にかけている人からのアドバイスを無視したり，生活を改善するためにできることにも目をつぶったりすることかもしれません。完璧になることで羞恥心は軽減しますが，それは一時的なものです。BPDをもつ人はそれに慣れ，さらなる完璧さを求めるようになります。こうしてBPDをもつ人とnon-BPの双方が溺れていきます。このような，じわじわと浸透していく毒性の行動は，特にその結果，周りの人々への要求が減る場合，周りによって強化

されることもあります。

　BPDをもつ人が確かに正しい点が，1つあります。他の人類すべてと同様，みなさんは完璧ではないということです。しかし，すべて人は，完璧でなくてもよいという，すばらしい，侵害されることのない権利をもっています。それだけでなく，欲しいものや必要なものを手に入れる権利もあります。妥協するのもお互いさまのはずなのです。

　BPDをもつ人が賢く，直観に冴え，多くのことに長けているとしても，その人がみなさんの性格を客観的に判断する権威ではないということを心に留めておいてください。この障害は，BPDをもつ人の中に完璧な外見を維持したいという強い欲求を生み出します。これは，すべての「悪い」ものを，他の人——特に近親者や最愛の人——に投影することにつながります。

　今日から始めましょう。心の声に耳を傾けるときです。誰でもなく，みなさんにしか，みなさん自身を定義することはできません。より自信をもてるようになり，自分の決断を信じられるようになれば，他の人にみなさんの感情や人となりをコントロールさせるようなことはなくなるでしょう。自分を信じることで，しっかりと機能する境界を設けることができるようになります。なぜなら，みなさんはついに，自分には本当にそうする権利があると信じられるようになるからです。

■ 救助欲求

　フィルは，ジョンとつきあうべきではなかったと言っています。「彼の元彼であるケルシーも含めて，仲間の誰もが，ジョンとはつきあわないほうがいいと言ってくれたんだ」とフィルは言います。「ケルシーは，ジョンとの惨劇をたくさん話してくれた。振り返ってみれば，危険信号がたくさんあったんだ。でも僕は，前向きで，神から見捨てられたような彼の生活の中で，彼を失望させない唯一の相手になろうとしたんだ」

　「彼がやきもちを焼くから，僕は，金曜の夜は友だちと外出しないよう

になった。職場に1日8回電話をしてもいいと彼に言ったよ。彼のことをまだ愛しているんだって信じてもらうためにね。彼が何度嘘をついても，僕は別れなかった。僕は彼の気持ちを改善させることができたんだ——ちょっとの間だけ。結局は，彼は惨めな状態に戻って，僕は道連れになったんだ」

　ヒュー・シンプソンとエマ・シンプソンは，ほとんどの親と同じように，BPDをもつ息子のトムの人生がうまくいくことを切に願っています。彼らは，息子が落ち着いているように見えたら，お金を渡して立ち直れるように手を貸してあげています。彼のクレジットカードの請求額は相当なものです。有り金すべてが新しい車やカードの支払いに充てられます。両親は彼に大型テレビを買わないように言いましたが，結局は買ってしまいました。では，トムが上司にキレて，職を失くし，お金をせびるようになったら，彼らはどうするというのでしょう？

　フィルやシンプソン夫妻のように，救助する人たちというのは，はじめはよかれと思ってそうします。彼らはBPDをもつ人を愛していて，助けてあげたいのです。そして，自分がやりたくないことをやったり，諦めたくないことを諦めたりすることによって，相手を「助け」ます。物事が進展しない（または悪化してしまう）ときには，不快で不当だと思っても，より多くの「救い」の手を差し伸べます。

　救助する側は，感情，特に罪悪感，心配，恐れ，そして多くの場合，無力感に支配されています。自分のやり方には，めったに疑問を抱きません。努力が実らないことに気づかず，新しい方法を試みることもないのです。

《救助はなぜ効果的ではないのでしょう》

　救助する人は，相手が起こした行動の結末からその人を守ることによって，無責任な行動を認可／奨励してしまいます。例えば，フィルのボーイフレンドのジョンは，嘘をついても困った結末に直面することが

ありませんでした。そのため，ジョンは嘘をつき続けました。シンプソン夫妻は，息子の無駄な買い物の請求書を払い続けています。そのため，彼は欲しいものは何でも買い続けるのです。

　救助する人は，相手ができることを代わりにやってあげます。それによって，彼らの依存を認可／奨励しているのです。フィルは，金曜日の夜に友だちと出かけることをやめました。結果，ジョンは自分の嫉妬という感情に対処する必要がなくなりました。トムは，怒りの制御の仕方を学べるはずですが，その気がありません。仕事を続けられなくても，両親がお金を出してくれるのですから，問題ないのです。

《救助者の人物像》
　救助する人は通常，思いやりがあって，人の苦しみを和らげてあげたいと思う親切な人です。BPDをもつ人は，好きになった相手を偶像視して崇拝するので，救助者は，特別な注目と，自分だけが相手に愛されていると思わせることができると感じられることを嬉しく思います。
　救助者は，男女を問いません。以下は，彼らに共通する特徴です。

- 必要とされ，犠牲になることで，自尊心を手に入れる。
- 他の人の問題に目が向きすぎ，しばしばその問題を解決しようとする。
- 「よい人」でいることに大変な価値を置き，人がどう思うかによって自分を評価する。常に承認を求める。
- 自尊心が低く，不安なあまり，自分の考えや要求を疑う。
- 他人の期待が妥当かどうかを考えないまま，それに応えようと努力する。
- 他人の気持ちに必要以上に責任を感じる。
- 自分に非がないことでも相手の批判を受け止め，場の雰囲気を壊さず，衝突を避けるために，何でもする。

- 趣味や価値観，目標を分かち合えるかどうかではなく，直感を頼りに人間関係に飛び込む。
- 意志の力があれば，関係を築けると信じている。純粋に頑張れば，人から愛されると信じている。

ときどき，救助者は自分が必要とされていることを確認するために行動を起こします。そうすることで，彼らはアイデンティティや自尊心を手に入れます。自分ひとりではやっていけないような気がするのかもしれません。このような「救助者」は，繰り返し，彼らにしか解決できない膨大な問題を抱える人たちへ引き寄せられていくのです。

《救助することが non-BP に与える影響》

救助する人は，自分の人生をコントロールする権限を BPD をもつ人に譲ってしまい，BPD をもつ人の歪んだ思考，感情，行動が，彼ら自身の思考，感情，行動を決定することになります。その影響は広範で，深刻です。

心理学者のジェームズ・J・メッシーナによると，救助者は，

- 操作されているように感じ，怯え，無力さ，いらいら，怒り，不満を覚えます。自分のもっているすべてを相手に与えますが，それでも十分ではありません。相手を喜ばせようとしますが，結局は非難され，恥をかかされます。幸福が絶望へと変わります。
- 状況によって心が揺れ動きます。決断力に欠けるからです。
- 注意がすべて他者に向けられているので，個人的な成長が遅れます。
- 自尊心が低く，恐れ，罪悪感，依存心に衝き動かされているかもしれません[14]。

第8章　パワーツール2：行き詰まり感の原因を明らかにする　187

《救助することがBPDをもつ人に与える影響》
- 行動がそれ相応の結末をもたらすということを学んでいないBPDをもつ人たちは，生活の多くの面で窮地に陥るかもしれません。彼らは，建設的な活動は，達成感や誇りなど，よい感情につながることにも気づかないかもしれません。
- BPDをもつ人は，経済的援助から感情の調節まで，あらゆることに関して人任せになるかもしれません。自分の力で何ができたのか，知る由もありません。
- 行動を容認すると，衝動性や，困難に我慢できないなど，BPDの特徴が強化されます。
- 他者に依存している人は，そのことで相手に腹を立てています。この憤りが，対人関係上の問題に加わります。
- Non-BPが正しく評価されていないと感じて突然怒りだすと，BPDをもつ人は混乱し，（当然ですが）non-BPのことを不当だと思います。これが，新たな口論を誘発します。

《ふたりの関係に与える影響》
　ふたりの間で，相手がいないと自分は不十分な人間だと思うような場合，その関係は絡み合ったものとなっています。Codependent With Youという歌の中でジョン・フォースターは，その絡み合った状態を次のように表現しています。「愛しい人よ，あなたが息を止めると，私は青ざめる…私が死んだら，私の目前できらめいた人生は，あなたのものとなるだろう」[15)]
　絡み合った人間関係に関するThe Enabler（邦訳『何がまちがっていたの』ヘルスワーク協会）という本の中で，著者のアンジェリン・ミラーは次のように書いています。「長年にわたり，依存者やイネイブラー［訳注：相手を助けるつもりで，実は回復を妨げる人］は，お互い，そして他の人々との間で，独自の根深い関係性を作り上げています。環境に応じた

やむをえない変化であれ、健康を取り戻すための変化であれ、このパターンの変化は、彼らの存在そのものを脅かすことになります」[16]

別の言い方をするなら、双方が行き詰まっているということです。

■ 行き詰まり感から抜け出す

かつて、アルバート・アインシュタインは言いました。問題が生じたのと同じ思考のレベルでは、問題は解決できない、と。言い換えると、もし違ったやり方でアプローチできれば、恐れ、罪悪感、義務感、操作、自己嫌悪など、すべて行き詰まりにつながるものの解決策が見つかるかもしれないということです。

■ 本当の自分に真摯に向き合う

本当の自分と向き合うのも、抜け出すためのもうひとつの方法です。本当の自分は、仕事や家庭、社会での役割とは無関係です。それは、みなさんを独自の存在とするものであり、遺伝的な起源が、特有のスキル、信念、経験や意見などと混ざり合ったものです。それは、あなたをあなたたらしめる、すべてです。

自分の核となる信念や態度を見直して、以下の質問に答えると、自分がどれだけ本当の自分であるかを確かめることができます。

- その信念は、しっかりとした根拠に基づいているという意味で、真実ですか？
- その信念は、みなさんのためになるものですか？ その信念によって、みなさんは、幸せ、健康、安全を得られますか？
- その信念は、必要なもの、あるいは得て当然のものを与えてくれますか？ それとも、その逆ですか？

日中，自分が何を感じて，物事にどのように反応するかに注意を向けてみてください。判断を加えずに，頭に浮かぶ考え，それがもたらす感情に耳を傾けてください。これらの考えや感情を価値判断しないことが大切です。ただ聞いてください。身体が何を伝えようとしているかにも，耳を澄ませてください。何かを考えたり，行ったりするとき，どのように感じますか？

みなさんの今現在の生き方を見直してください。自分の価値観に沿って生きていますか？　それとも，価値観に反していますか？　何に夢中ですか？　そしてそれは，みなさんの人生でどのような役割を果たしていますか？　細部にわたり，本当の自分がどんな人間かを知っていますか？　それともみなさんは，妥協の産物ですか？　物事が同じ方向へ行き続けたら，最終的にみなさんはどこに辿り着きますか？

■ 自分で選ぶ

同じような状況にあっても，non-BP たちはそれぞれ，生活状況，つきあいの程度，境界の設け方などについて，大きく異なった判断を下します。例えば，たびたび BPD をもつ親に会うアダルトチルドレンもいれば，電話で話すだけの人，あるいは，親と全く連絡を取らない人もいます。さらにその中間には，ある状況では親に会うけれども，それ以外では会わないという人もいます。

生活の中で，人や行動，出来事などにどのように反応するかは，自分が決めているということに気づいてください。みなさんには選択肢があります。楽しいものばかりではないかもしれませんが，ともかく選択することができます。今よりはましになるかもしれない選択肢です。法律関係の書類ででもないかぎり，「彼のせいで…」や「彼女が無理やり…」などといった台詞は，語彙の中からなくしましょう。「私は…しなければならない」と言うよりは，「今ここでは，私は…することにする」と言ってください。そして，新しいアイディアに心を開いてください。

■ 過去から学ぶ

長い間試してみたけれど，今の方法ではうまくいかない，あるいは悪くなる一方なら，それをやめてください。たくさんの時間とエネルギーを費やしたのに，それが機能していないと認めるのは嫌なものです。しかし，機能しないとわかっているものに固執するのは，もっとよくありません。

過去の人間関係を思い返してください。今の気持ちと似ていますか？ 以前にも同じような状況がありましたか？ 救助する人は通常，自分は尽くすだけ，相手は搾取するだけの一方的な人間関係を経験しています。彼らは，今まで経験したことがないので，健全な，ロマンチックなつきあいがどういうものなのかを知らないのかもしれません。

■ 救助するのではなく，援助しましょう

自分がなってほしいと思う姿ではなく，人の本来あるべき姿を受け入れましょう。やる気をそぐのではなく，責任感をもたせ，自立を励ますような形で援助しましょう。

作家のエリザベス・B・ブラウンは，健全な援助とは，何かを得るための工作ではなく，心からの贈り物だと言っています。彼女は言います。

> ある決断が悪い結果を招くことを承知しながら，傍らで見ているのはつらいものです。しかし，他の選択肢がないこともあります。批判は耳に届きません。脅しも効果がありません。愛と勇気づけることが，最も強い希望を与えてくれます。
>
> 十分に長い間支えれば相手も強くなるだろうと，私たちは思いたがります。しかし，ひとり立ちしなければ，強さは発達しません。魔法の薬はありません。みなさんの助けが，大きな変化をもたらす場合もありますし，もたらさない場合もあります。しかし，間違った助けを与えるくらいなら助けないほうがましということは，覚え

ておいてください。

　ブラウンは，最愛の人が真実を見られるよう，簡単な助言と質問をすることが，一番よい助けになると言っています。健全な援助には，以下のようなメッセージも含まれると彼女は言います。

- 私はここにいます。あなたが必要とするなら。
- 私はここにいます。あなたがよくない選択をしても。
- 私はここにいます。しかし，限界と境界線があります。
- 私は，あなたを勇気づけるためにここにいます。
- 私は，客観的に考えるのを援助するためにここにいます。
- 私はここにいます。しかし，あなたの選択とその結果は，あなたの責任であるとわかっています。
- 私はここにいます。しかし，関係が歪んでしまったら別れる覚悟があります[17]。

次のような援助の仕方もあります。

- 相手の言うことに耳を傾け，その気持ちに共感してください。（次章参照）
- 相手には解決する能力があると信じていること伝えてください。（小さなことでも）うまくできたときのことを指摘したり，長所を思い出させたりします（「あなたは…がとても得意よね」など）。
- 「あなたにはどんな選択肢があると思う？」と聞いてみてください。
- 「私が何をすれば，助けになる？」と聞いてみてください。
- 「…なことを考えることがある？」と聞いてみてください。

■ やる気をもち続ける

古い考え方をしていると気づいたら，次のようなメッセージを自分に送ってください。

- 「彼女のために問題を解決できたらと願うけれど，僕にはできない。それは彼女だけにできることだ。僕にできるのは，彼女を愛し，援助することだけだ」
- 「彼が私に期待しているとしても，彼の問題を解決することは，私にできることではないわ。私の仕事は，私自身の面倒を見ることよ」
- 「たとえ障害があっても，慢性的な病気や深刻な精神疾患にかかっている人たちでも，自分でできるだけのことをするよう期待されているのよ」[18]

第 9 章
パワーツール3：
理解されるように伝える

> 感情が私を食い尽くします。
> 怒りを手放すには，暴言を吐くしかありません。
> 人の気持ちなどおかまいなし，自分の怒りのことしか頭にないのです。
> 疑い深くなって，人が私を傷つけようとしていると思い込みます。
> 私が激しく怒るのは，コントロールを取り戻そうとする試みです。
> 結局，私は人々を追い払ってしまうのです。
> ——ジャンナ，BPD を克服中

　マック・カルホーンが食器を洗っていると，成人した息子のザックが，キッチンのドアから入ってきました。マックは，ザックがまた一日中，裏口のドアを開けっ放しにしたことを注意するつもりだったのですが，そのときザックのむっつりした顔が見え，半分唸るような生気のない声が聞こえました。「やあ，父さん」
　マックは対応を変えることにし，「どうしたんだい？」と尋ねました。
　こういうことでした。ザックは，その日仕事を辞めてきてしまったのです。雇用者が，会社の評判を台無しにしかねないひどい欠陥品を発売するつもりでいることを，ザックが知ったからでした。マックは，ザックが仕事を辞めたことに強く反対し，お金が必要なのだから，辞めるべきではなかったのに，と言いました。ザックは首を振り，静かに答えま

した。「他の人ならそうできるのかもしれないけど，僕には無理だったんだ」

　ザックのいとこ，アルマ・ケブロンも同じくらい最悪な日を過ごしました。彼女はその日，誕生日だったのですが，保険会社と言い争いをしたのです。そのうえ，夫のカートは，彼女の誕生日を忘れ，約束していた，彼女の処方薬を途中で受けとってくることも忘れていました。カートが，処方薬の袋をもたずに帰宅したあと，彼らは少し言い争いをしました。声が上ずり，震えましたが，アルマは泣くまいとしました。カートは何度も謝り，この埋め合わせはきっとするから，と言いました。

　彼女は，彼の記憶力と計画性について二，三文句を言いました。彼は，日程表やすべきことのリストのようなものをもつべきだったと認めました。そして彼女の手を取ると，昨年の彼女の誕生日にはふたりでメキシコ旅行に行ったことを優しく彼女に思い出させたのです。彼女は，わずかな笑顔を彼に向けました。彼は，メキシコ料理を食べに彼女を連れ出しました（そして帰宅途中に薬局に立ち寄りました）。そうして，すべてが許されたのです。

　町の向こう側では，カートの弟のジェイクが，ガールフレンドのジェニーのことで友人のクリフに文句を言っていました。ジェイクに言わせると，自分とジェニーにはいろいろ問題があるということです。性的なことでも。クリフとジェイクが，生物学教室から彼らがシェアしている寮の部屋へ向かって歩いているとき，ジェイクは，クリフがちらっと顔をしかめたのに気づきました。彼はその顔を見て「そんなに詳しいことまで知りたくはないよ」という気持ちを読み取りました。そこでジェイクは詳しく話すのはやめにし，代わりに片方の眉を上げ，クリフの気持ちを尊重しました。クリフはうなずいて，ジェイクに同情を示しました。

■ BPDをもつ人のコミュニケーションにおける欠陥

ケブロン家とカルホーン家の会話は，見た目以上にずっと洗練されています。各人は，高度な対人的スキルを発揮しています。それにより彼らは，衝突にうまく対処し，問題を解決し，人間関係をより実りあるものにしています——すべてをリアルタイムにです。彼らのスキルには，次のようなものが含まれます。

- 自分の思考と感情を正確にチェックする。
- 他人の思考と感情について正しい結論を下す。ときには，ごく小さな手がかりによってということもある（ザックの声の調子，クリフの顔の表情）。
- 自分がどう対応するかを考える代わりに，相手の話に積極的に耳を傾ける。
- 相手の要望に配慮するために，自分自身の当面の願望はわきへのける（マックはもともとドアのことについて話したいと思っていた，ジェイクは会話の方向を変えた）。
- 衝動的に行動する代わりに，状況を見極める（マックとアルマ）。
- 状況を総合的にとらえ，相手を好意的に解釈する（アルマは，カートは愛情が欠けているのではなく，忘れっぽいのだと理解した）。
- 他人が自分とは異なる意見をもっていても，脅されているようには感じない（ザック）。
- 感情を発散させたほうが気持ちがすっきりすると思われるときでも，すばやく冷静になる（マック，アルマ）。

すでにおわかりだと思いますが，BPDをもつ人たちには，これらの対人的スキルの，ほとんどではないにしても，多くが欠けています。この

障害によって，入ってくるメッセージと出て行くメッセージの両方が歪められ，大きな混乱と困惑が引き起こされます。たとえるなら，BPDをもつ人は失語症をもっているようなもので，単語や文章が，順番が逆になったり，裏返しや横向きになったり，文脈が失われたように聞こえるのです。

BPDによって背負わされるすべての制約の中でも，コミュニケーションに関わるものは最も過酷です。なぜならそれは，BPDをもつ人たちが切望する親密な人間関係を傷つけ，破壊さえするかもしれない，衝動的な攻撃性につながりかねないからです。意見の不一致は，誰にでも起こります。それにいかに対処するかによって，多くの場合，人間関係の健全さが決まります。

攻撃性がなくても，BPDをもつ人は，未熟なコミュニケーション能力が妨げとなり，真の親密さに欠かすことのできない確固とした絆を築けないことがあります。心理学者であるベネット・ポロージが言うように，「関係性というのは，パートナー間の言語的，非言語的コミュニケーションがどれだけしっかりしたものであるかによって決まります。他のことはすべて二次的なのです」[1]。

■ スプリッティング‐羞恥心‐恐れの螺旋

BPDをもつ人たちの情報処理の仕方は，みなさんとは異なっています。そのことを決して忘れないでください。BPDをもつ人たちに脅威が迫ったとき——脅威はいたるところに存在します——激しい感情が彼らの脳をハイジャックし，論理的部分を人質にとります。次に衝動性が，「今すぐ何かしろ！」と怒鳴ります。それは，まるでポット2つ分のコーヒーを飲んで勢いづいている軍の鬼教官のようです。そして，スプリッティング‐羞恥心‐恐れの螺旋は，鬼教官の命令に従うために，即座にスイッチが入ります。それによって，粘土が押し固められるように，BPDをもつ人の反応が形成されるのです。

羞恥心は，一般的な意見の中に侮辱を嗅ぎ取り，なんでもないところにネガティブな考えをでっち上げ，悪意のない言い回しを敵意として曲解します。見捨てられ不安が急激に迫ってきます。その後，衝動的な攻撃性（「ボーダー・ライオン」）が，内外に爪を立てるのです。

スプリッティング‐羞恥心‐恐れの螺旋について心に留めておくべき重要な点は，それが悪天候の予報があるわけでもなく，何の前触れもなく生じ，みなさんを渦に巻きあげ，混乱の中に放り込んでしまうということです。訓練を受けていませんから，みなさんはそれに気づくことができません。しかし，訓練と経験を積めば，それが近づいてくるのを察知し，本章の戦略を用いるための準備を整えることができるでしょう。そうすれば，それが形を成す前に防いだり，まだ小さなうちに取り除いたり，外部からの支援を受けたり，あるいは，完全に避けたりすることができるようになるでしょう。

それでは，もし仮に，ザック，アルマ，ジェイクがBPDをもっていたらどうなっていたかを次ページの表で考えてみましょう。

■ 恐れが怒りとして解釈される

怒りと恐れは両方とも，同じように中枢神経系を刺激します——それは，あのみぞおちの圧迫感，鼓動の高鳴りなどに表れます。通常，私たちは思考に頼り，自分が誰かに腹を立てているのかどうか，あるいは，人の言動を恐れているのかどうかを判断します。しかし，それには論理が必要です。そして論理は，強力な，鼓動する扁桃体に負け，服従するようになったのです[2]。

BPDをもつ人の中には——主に高機能で見た目にわからないBPDをもつ人ですが——恐れ，とりわけ見捨てられることへの恐れを抱えているのを認めることなど怖くてできない人もいます。恐れは，あらゆる不快な疑念，疑問，記憶を呼び起こします。非難と過去の失敗に焦点が移り，それがさらなる羞恥心とスプリッティングを引き起こします。怒り

スプリッティング‐羞恥心‐恐れの螺旋

脅威や出来事が感情的ハイジャックの引き金となる	スプリッティング‐羞恥心‐恐れ	衝動的攻撃性（「ボーダー・ライオン」）
ザックの父親は，ザックが大きな過ちを犯したと言う	「父さんは，僕をまぬけだと思っているんだ。たぶんこれまでもずっとそうだったんだ。父さんは，僕が自分で決断を下せないと思っている。いいさ，それが父さんの考えなら，僕には父さんなんか必要ない。父さんなんか，くたばっちまえ！」	大声で怒鳴る，数か月間父親を避ける（相手が自分を避ける前に，相手を避ける）。
アルマの夫は，彼女のことを軽んじる	「彼は私のことを愛していると思っていたのに。これまでそう言ってきたくせに，嘘をついていたんだわ！ どうしていつもこんな目にあわなくちゃいけないの？ 彼も，他のみんなと同じように私を捨てるんだわ。ひょっとしたら彼は，浮気をしているのよ」	ボーダー・ライオンがどちらに向くかによって，アルマは浮気のことで彼を責めたり，いいかげんだと言って彼を激しく非難したり，自殺するといって脅したり，あるいは自傷行為を実行したりする。
ジェイクは，顔の表情を否定的にとらえる	「彼は，僕のことを変だと思っているんだ。くそっ。たぶん彼は，もう僕の友だちではいたくないんだ。嫌だ！ 僕には耐えられない！」	帰宅して，6本入りのビール1箱を一気に飲む（自己治療）。さらにビールを買いに行き，交通事故を起こす。

このモデルは簡略化したものであり，対人的やりとりをすべて網羅しているわけではありません。対人的やりとりというのは，その状況，BPDをもつ人の気分，他の様々な要因によって大きく変化します。「脅威」は，non-BPの目に見えないことがあります（アルマの例）。またそれは，BPDをもつ人によって必ずしも意識的に経験されるとはかぎりません（思考と感情は，一瞬にして過ぎ去ることがあります）。空虚さやアイデンティティの欠如といった，他のBPDの特徴が作用していることもあります。

のほうが，ずっと容易な逃げ道なのです。

■「何でもないこと」をめぐる喧嘩

みなさんとBPDをもつ人は，重要でない，または実に愚かなことをめぐって，今までに大喧嘩をしたことがありますか？　このようなことは，あらゆる人間関係でときおり生じます。しかし，相手がBPDをもつ場合，それが普通となります。Non-BPはしばしば，些細なことで責め立てられるように感じます。そして，少なくともnon-BPには何でもないと思われることについて，全面的な言い争いが生じかねないのです。

Non-BPであるクリスは，ウェブサイト上に，ガールフレンドにどなられる「容認可能な理由」を55個列挙しています。その中には，クリスが浴槽の水をたくさん使いすぎる，お店でお金を払いすぎる，黄信号を突っ切ってしまう，トランプのカードをちゃんと切らない，人種差別主義者の意見に反対する，彼女のサラダにまずいオリーブをのせる，といったことが含まれます[3]。

もちろん，本当の問題は，もっとずっと深いところにあります。ただし，それは目新しいものではありません。私たちがずっと話し合ってきたのと同じ問題です。スプリッティング，羞恥心，承認されず価値がないように感じること，およびアイデンティティの欠如です。それらが単に姿を変えているだけなのです。

例えば，コントロールが問題になるのは，BPDをもつ人が自分自身のことをコントロールできていないと感じるからです。そのため彼らは，自分の環境をしっかりつかんで放しません——その「環境」には，みなさんも含まれます。あるnon-BPがBPDをもつ母親を数日間訪ねたとき，母親は，わが子の着るものから，食べもの，食べ方，いつ運動するか，いつ寝るかまでコントロールしようとしました。子どもは52歳，母親は73歳でした。

「コントロールというのは，実際，調節に関することです。感情調節，

個人的調節，思考調節，そして自己の中心に立ち，そこにしっかりと足を下ろす能力です」と，BPDからの回復者であるA・J・マハリは，彼女のエッセイ，*BPD : The Power and Control Struggle* の中で述べています[4]。

「脅し，非承認，自分のことにのみ夢中になること，そしてしばしば虐待的」（マハリによる表現）と解釈される行動は，他人が自分を否定的に見ているという信念に根ざしています。無力でコントロールできないと感じる代わりに，他者に対して力を主張するのです。BPDをもつ人にとって，コントロールしようという決意は，無意識的なものです。

もうひとつの問題点は，羞恥心と，アイデンティティの欠如の組み合わせです。確固とした自己感覚がないため，BPDをもつ人たちは，塗り絵の下絵のような輪郭の中で生きています。そして他人がクレヨンを用いて，輪郭の中を黒（悪），さらに完全な真っ黒，あるいは消すことのできない黒色に塗る力をもっているのです。BPDをもつ人たちは，自分自身についてのよいイメージをもてず，みなさんがもっている（と彼らが考える）彼らについての「すべて悪い」イメージに対抗できないため，自分のすべてをもって抵抗するのです。

心理療法士フィリップ・チャードは言います。「確固とした自己感覚をもたない人たちは，『真実』をめぐって異なる解釈が唱えられると，それがどのようなものであれ，簡単に脅かされてしまいます。そのため，彼らはしばしば，意見の違いを個人的侮辱として経験するのです」[5]

多くの争いは，「感情は事実に等しい」という現象が原因で生じます。この現象については，37ページの表でご紹介しました。みなさんの感情面は，はれものにさわるような日々の中で，ひどくボロボロになっているかもしれません。みなさんの気が変になってしまうのも時間の問題かもしれません。

■ BPDの限界を補う

　本章の残りの部分では，家族とのコミュニケーションを向上させる方法について学ぶことにしましょう。方法は，次の3つのグループに分けられます。(1) 基礎を築く，(2) コミュニケーションの準備，(3) 意図的なコミュニケーション。みなさんのツールボックスの中で，これは最も出番の多いツールとなるでしょう。

　高機能で見た目にわからないBPDをもつ人は，低機能で従来型のBPDをもつ人とは大きく異なるコミュニケーションの問題を示すことがあります。両方のタイプに適したテクニックもあれば，どちらか一方に特定したほうがよいテクニックもあります。心に留めておいていただきたいのは，どのようなテクニックであれ，それがどれほどよいもので，どれほどうまく実行されたとしても，BPDの"失読症"を完全に克服できるものではないということです。

　みなさんとBPDをもつ人がセラピーを受けているのなら，面談の中でコミュニケーション・スキルに取り組むことを考えてみてはどうでしょう。この状況は，それにうってつけです。なぜなら，セラピストはこれらの方法に精通していますから，BPDをもつ人にそれを試してみるよう説得できるかもしれないからです。セラピストはまた，みなさんにフィードバックを与え，会話が主題から逸れないよう，力を貸してくれるでしょう。

　これらのテクニックを自然に使いこなせるようになるには，時間も必要です。防衛し，相手に応酬しようとする衝動を抑えるのは大変です。うまくやれそうだと思えるようになるまで，まずはストレスの少ない状況で友人と練習してみてください。気に入った言い回しがあったら，暗記しましょう。会話の最中は，相手が用いる言葉，身ぶり手ぶり，声の調子にしっかりと注意を払います。コミュニケーションが呼び起こす感

情に着目してみましょう。

　これらの方法を用いる際には，うまくいきそうなことと，うまくいかなそうなことを思い返してみてください。焦らず，時間をかけてください。みなさんの愛する人の気分，目前の話題，みなさんの人間関係に起こりつつあることを含め，多くの可変要因があります。みなさんが行っていることを，子どもを含め，家族の他の人たちも取り入れるかもしれません。みなさんの努力に対し，自分自身を褒めてください。みなさんは本当によくやっているのです！

■ 基礎を築きましょう

　みなさんの心の状態とBPDをもつ人の心の状態によって，コミュニケーションの効果は違ってきます。

《協力的な雰囲気をつくりましょう》

　協力的な雰囲気とは，共通の利益のために取り組むこと――つまり，人間関係そのもの――のほうが，誰が正しく，誰が間違っているかということよりも重要な雰囲気のことです。これが，すべての土台となります。それは，双方が満足できる解決策を見いだすうえで欠かすことのできないものであり，それがあれば，そもそもその関係自体が価値あるものとなります。

　BPDをもつ人の信念と知覚が間違っていることを本人に納得させようとすると，スプリッティング‐羞恥心‐恐れの螺旋の引き金を引いてしまうことがあります。代わりに，その関係自体を擁護し，それがもっと強くなるようにしましょう。そうすれば，みなさんが一丸となって衝突を減らそうと決意したとき，最後には各自がその関係性に満足する可能性がより高まるでしょう（これが協力的な雰囲気であり，別の言い方をするなら，みなさんの話し合いを取り囲んでいる環境のことです。次章「パワーツール4：愛情をもって境界を設ける」では，この概念を特

定の境界に適用しながら，それを基に話を進めていきます）。

　そもそもみなさんがこのような困難を経験しているのも，お互いを思いやっているからです。そのことをみなさん自身，そしてBPDをもつ本人に思い出させてください。双方が，うまく折り合い，チームとなり，支え合っていく方法を見つけたいと思っています。最も求めているのは，愛情と親密さです。少なくとも，敵意をむき出しにすることなく，同じ部屋にいられるようになりたいのです。

　お互いが意見を変えようとせず，自分のエゴを通そうとしているときに協力的な雰囲気を作り出すのは，なかなか難しいことです。この新しい雰囲気は，一夜にして生まれるものではありません。しかし，それを目指すことは，大きな成果をもたらします。みなさんは，自分がふたりの関係にどれほど献身的に関わっているかを身をもって示し，BPDをもつ本人にも見習ってほしい行動のモデル役を務めているのです。

《「権限」を見直しましょう》

　ある人が権限をもてばもつほど，その人からの批評や非難が私たちを傷つける可能性は高くなります。したがって，私たちに対して権限をもっているのはいったい誰なのか，そしてそれがどこから来ているのかを検討することは価値があるでしょう。

　「権限」という言葉は，「考え，意見，行動に影響を与え，支配する力」と定義されます[6]。監督者や選挙で選ばれた役人のように，その立場ゆえに権限をもつ人たちもいます。一方，医師や教授のように，自らの経験ゆえに権限をもつ人たちもいます。また，これら両方をもつ人たちもいるでしょう。

　私たちの家族，パートナー，友人は，それぞれ異なる種類の権限をもっています。「人間関係による権限」です。彼らは，私たちよりも多くのことを知っているわけではないでしょう。私たちの意思に反して，私たちをコントロールできる人は，ごくわずかです（non-BPが未成年でな

い場合)。むしろ，彼らに権限を与えているのは私たちです。それは私たちが彼らを愛し，尊重し，彼らを喜ばせたいと思うからです。次の例を考えてみてください。

- ミランダは，両親を喜ばせたいと思っています。そのため彼らの望みに従って，仲間や仕事を選びます。ミランダは，自分の行動に対して両親が権限をもっていると考えますが，実際には，彼女が無意識にその権限を与えているのです（おそらく彼らに逆らうよりも，そのほうが簡単だからでしょう）。
- ヘンリーは，妻のジューンには金銭面での能力が全くないと考えています。そのため，彼が請求書の支払いをし，小切手帳を管理し，税金の計算もします。ジューンは常々，自分は金銭的なことが得意だと思っていたのですが，今はヘンリーに従っています。ジューンは，金銭面での能力について自分がどう思うかを決める権限をヘンリーに与えてしまっているのです。おそらく彼女には自信がないのでしょう。

権限を見直すというのは，その人がみなさんの思考，意見，行動にどのように影響を与えているかを注意深く見つめ，いくつか厳しい質問を自分自身に問うてみることを意味します。

- その権限はいったいどこから来ているのでしょうか？ みなさんの親がBPDをもっている場合，権力は，みなさんが与えないかぎり，相手がもつことはないということを，みなさんの大人の自己に思い出させてください。
- BPDをもつ人は，みなさんの性格や資質を断定する専門的な知識をもっているのでしょうか？ みなさんについてのその人の理解の中には，障害によって影響を受けている部分もあるのではないでしょ

うか？（この質問への答えは、「そのとおり！」です）
- みなさんは、喜びそうにない人を喜ばせようとしていませんか？
- みなさんが何を考え、感じ、何をするかを決定する権限を相手に与えずに、その人のことを大切に思っていると表現することは可能ですか？

　みなさんの価値を人に決めさせようというのは、どう見ても危険な考えです。定義上、自分と他者について歪んだ認識をもたらすとされる障害をもつ人物に、みなさんの価値を決めさせるのは、BPDをもつ人の妙な言いがかりと同じくらい、道理に合わないことです。
　対人的やりとりをする前にみなさんの心の中でこのことを整理し、やりとりの最中に思い出せるようにするための方法を見つけることが重要です。以下にいくつかの方法をご紹介します。試してみてください。

- まずは、より高い権限（あるいは、より多くの権限）を求めてください。BPDをもつ人がみなさんのことを利己的だと思う場合は、他の人たちに同じ意見かどうか尋ねましょう。みなさんの自尊心がすでに散々な目にあってきた、あるいはみなさんがアダルトチルドレンである場合には、セラピーを受けることを考えてください。
- BPDをもつ人と話をするときには、彼らには実際にはそれほど権限がないということを思い出すために、確認のための自己対話を行ってください。次のように考えましょう。「彼女がこのように話すのは、彼女が怯えているからだ。これは本当のところ、私のことを言っているのではない」「彼には、○○のことで何か問題があるのかもしれないが、他の人はそう思っていない」「彼女は、知能指数は高いかもしれないが、感情的知性は低い」。みなさんの心の声に権限を与えてください。そうすれば、それはもっと強くなるでしょう。
- 怯えが出てきた場合には、BPDをもつ人のパーソナリティの子ども

のような側面をイメージし，彼らが子どものような服装をし，おもちゃを握っている姿を思い浮かべてみてはどうでしょう。まさに今，彼らは，見捨てられた，あるいは虐待された子ども，もしくは怒っている衝動的な子どもの役を演じているのではないでしょうか？（61 ページ）。ユーモアも役に立ちます。みなさんの大切な人が，ペロペロキャンディや哺乳ビンをもっている姿を思い浮かべると楽になるなら，それも手の内です。

■ コミュニケーションに備えましょう

以下では，「Row Your Boat（ボートを漕ごう）」システムと呼ばれる強力なコミュニケーション・システムをご紹介します。なぜこのように呼ばれるのかというと，以下の小曲を覚えて，それを「Row, Row, Row Your Boat」［訳注：イギリスの曲］の旋律にのせて歌い，それぞれの節を思い出すとよいからです。

呼吸，呼吸，安全第一
聞こえることを認めよう
防衛しないで，遅らせよう
緊張和らげ，DEAR しよう

運転中，あるいはスーパーのレジ待ちのときなどに，この言葉——と，それが表すシステム——が脳裏に焼きつけられるまで，繰り返し暗唱してください。

《呼吸，呼吸》
切羽詰まると，身体は「闘争か逃走か」に備え，化学物質を放出します。呼吸は短く，浅くなります。闘争，逃走のどちらもが妥当な選択肢ではない場合，この生物学的ストレス反応は，身体と心に大混乱を引き

起こします。理性的に考えることがますます難しくなります[7]。

こうならないよう，166〜168ページで説明したように，深呼吸をしてください。深呼吸すると落ち着き，集中できるようになり，数秒間，考える余裕ができます。これがどれだけ効果的かを理解するために，目を閉じ，自分が典型的な危機の真っただ中にいる場面を思い浮かべてください。そして，胸ではなく，お腹が膨らむようにしてゆっくりと，深く呼吸してください。

「呼吸の部屋」をつくってもいいでしょう。安全で，力づけてくれる，想像上の場所です。呼吸の部屋の壁は，好きなようにつくってください。BPDをもつ人が怒って荒れ狂うようならば，分厚いレンガの壁がいいでしょう。本人の近くにいたいのはやまやまだけれど，安心が必要なら，防弾ガラスはどうでしょう。ジャングルの木の上に建ててもいいですし，地下豪の中につくってもいいのです。本人をお茶に誘うこともできますし，「入室禁止」の札をドアに貼ることもできます。好きなだけ，呼吸の部屋をつくってください。タダですから！

《安全第一》
　BPDをもつ人とのコミュニケーションの第一ルールは，いつならばコミュニケーションしても安全で，いつはそうでないかを知ることです。*Stop Walking on Eggshells*（初版邦訳『境界性人格障害＝BPD』星和書店）によれば，最大の注意事項は，激怒／言葉の暴力，身体的暴力，自殺の脅しです[8]。

激怒
　BPDをもつ人が家族の中にいることによる最も厄介な問題のひとつは，壊滅的なダメージを与える激怒です。ジャックは次のように言います。「妻のロリーンが激怒したとき，僕も怒り返していました。彼女が僕の悪口を言うので，僕も彼女の悪口を言っていたんです。僕たちはふ

たりともコントロールを失っていました。自分があんなふうになっていくなんて，そんな自分が嫌でした。だって僕は，本当は，感情的にかなり落ち着いている男だからです。彼女の怒りに巻き込まれないようになるまで，しばらく時間がかかりました」（ジャックとロリーンの話について，詳しくは236〜239ページを参照）。

　不適切な怒りが，突拍子もなく，頻繁に現れると，それは恐ろしいものとなります。みなさんが，双眼鏡でボーダー・ライオンの居場所を突き止めるか（望ましくは），あるいは接近した尖った歯に目を見開いているか（できれば避けたいです）にかかわらず，彼らの怒りを1から10までのスケールで評価してください。クリストファー・ボジュラブ医師によると，感情レベルが1から5の範囲にあるときには，BPDをもつ人たちも気持ちを落ち着けることができるだろうということです。6以上で，治療を受けていない場合，彼らは気を静めることができないかもしれません[9]。

　6以上の場合には，彼らの脳の感情センターが，玉を吐き出しているパチンコ台のように，カッチャン！　カッチャン！　カッチャン！と音を立てている様子を思い浮かべてください。彼らの思考と感情は歪んでおり，言うことは筋が通りません。それは，一生懸命稼いだお金をパチンコに使うのと同じくらい理解不能であり，ご存知のように，パチンコというのは，パチンコ屋の財布を膨らませるためにつくられているのです。

　BPDをもつ人がみなさんに文句や悪口を言っても，耳を傾けないでください。今，彼らにはみなさんの考えを理解することも，自分のやりとりがどのような影響を与えるのかをじっくりと考えることもできません。それは，彼らがそうしないでおこうとしているからではありません。実際，不可能なのです。言葉の暴力はみなさんを傷つけます。何度も何度も言葉による暴力を受けると，身体的暴力と同じくらい，感情的に打ちのめされてしまうかもしれません。それが親しいパートナー，あるいは誰か権威ある立場の人からのものであれば，なおさらです。不安，低い

自尊心，うつ状態は，すべて言葉の暴力と結びついています[10]。

　代わりに，そのやりとりを一時的に中断させてください。例えばこう言ってみてはどうでしょう。「あなたが怒鳴り続けるのなら，私はもうこれ以上この件について話し合うつもりはないわ。でも，あなたが何を求め，必要としているのか，それを話せるというのなら，私は喜んであなたを応援するし，話に耳を傾けるつもりよ」。それでもなお怒りが続く場合には，すぐにその場を立ち去ってください（あるいは，本人に去るよう求めてください）。

　以下の言葉のいくつかを繰り返してみてください。議論したり，捨てぜりふを言ったりするのはやめましょう。これらの言葉が本人を直接非難するものではないことに着目してください。

- 「話を聞きたいのはやまやまなんだけど，あまりにも感情的な状況になると，そうできなくなるの」（「あなたが感情的になりすぎると」と言うのではなく）。
- 「あとで話すことにしようよ。状況が落ち着いた頃にね。僕は君の話にしっかり耳を傾けたいんだ。でも，今そうするのは，あまりにも大変なんだ」
- 「今は，あなたの話を聞くことは無理だわ。状況がもっと落ち着いてからでないと」
- 「気を静めるために，少し時間をください。後でなら，話ができると思うから」

自分自身に言ってください。

- 「私はこのことを個人的に受け止めるつもりはないわ。これはボーダー・ライオンが話しているのだから」
- 「僕がここに留まって言い争ったら，事態はますますエスカレート

していくだろう。僕がこてんぱんに打ちのめされたりしたら，僕も，ふたりの関係も傷つくことになってしまう」
- 「本人には，今それをすべて理解することはできないけれど，私にはできる。私は，最善を尽くすつもりだ。たとえ今はそれが楽なことではないとしても。続ければ，きっと楽にできるようになる」

身体的虐待と自殺

虐待する男性の約30％，女性の約50％がBPDをもっています[11]。身体的虐待や自殺の脅しが起こりそうにないと思われても，身の安全を守るための計画が必要です。

青年期の子どもによる親への身体的虐待は，女性のパートナーによる男性への身体的虐待と同様，増えてきています。両方とも過小報告され，偏見の対象になっています。BPDをもつ本人に何か問題がある場合には，沈黙を破り，すぐに助けを求めてください。怒ると物を壊すなど，他の方法で暴力的になる場合には，警戒が必要です。

BPDをもつ人の自殺の危険性については，BPDに関する書籍や他の媒体でも詳細に論じられていますので，紙面の都合上，ここでは繰り返さないことにします。手短に言うなら，自殺の脅しが問題となる場合は，その主題に関してできるかぎり多くの本を読んでください。BPDをもつ人に自殺の危険性があり，差し迫った状況にある場合には，救急車を呼ぶか，病院に連れていってください。以下の電話番号を手近に置いておくとよいでしょう。地元の自殺ホットライン，最寄りの病院，近くの精神科施設，本人のセラピストやかかりつけ医。

精神科医ジョン・G・ガンダーソンとシンシア・バーコウィッツは次のように述べています。

家族は問題の兆候を見つけても，躊躇してそれに取り組まないことがあります。ときおり，BPDをもつ人も，家族に「余計なおせっ

かい」をやめるよう言い張ることがあります。プライバシーの権利があると主張することもあるでしょう。他にも，家族の人たちは，話し合いは難しいだろうという理由で，問題について直接口にしたがらないこともあります。彼らは，問題などないかもしれないときに，相手に「考えを吹き込む」ことによって，かえって問題を引き起こしてしまうのではないかと恐れるのかもしれません。実際，家族が子どもの身の安全を心配するのは，彼らが経験上，問題の兆候を知っているからです。しかし，質問することで，問題が引き起こされるのではありません。挑発的な行動や手がかりに事前に取り組むことによって，家族はさらなる困難を避けることができるのです。BPDをもつ人たちは，自分の感情について話すことが苦手な場合が多く，代わりに，破壊的な方法で行動化する傾向にあります。したがって，隠し立てをしないで，質問して問題に取り組むか，さもなければセラピストに相談することで，彼らも行動ではなく言葉を用いて，自分の感情に対処することができるようになるのです[12]。

■ 意図的なコミュニケーション

事態を悪化させるつもりで，人は白熱した議論に入っていくわけではありませんが，それでもそのようなことはしょっちゅう起こります。私たちは怒りをあらわにし，自己防衛します。そして自分が正しく，間違っている（しかも，無知で，意地悪で，理性的ではない）のは相手のほうだとわからせようとします。問題は，たとえ望みどおりになったとしても，ふたりの関係と私たち自身の心にかかる代償は高くなるだろうということです。

「平均的な」人たちと比べて，BPDをもつ人たちのほうが，はるかに挑発的で，いらいらしやすい傾向にあります。代償がより高いのです。Non-BPたちは，BPDをもつ人特有の会話形式にうっかりはまってしまいます。それは，防衛，非難，批判，およびBPDをもつ人に対して，

あなたが間違っている、と言うようなことであり、それが、スプリッティング・羞恥心・恐れの螺旋の引き金となります。そして、家族の人たちは、ボーダー・ライオンが爪をとぐ柱にされてしまうのです。

意図的なコミュニケーションは、言葉でまくし立てて勝つアプローチに代わる、すばらしい方法です。強い感情に引っ張られ、深く考えずに会話するのではなく、心の中に密かな意図をもってください。「この人を落ち着かせよう」「彼らの協力を得よう」、あるいは「親密さを築き、楽しもう」といった意図でもいいでしょう。

意図的なコミュニケーションは、以下のような理由でみなさんの役に立ちます。

- 何が目標かがわかると、その目標に到達する可能性がずっと高くなります。
- たとえ目標に到達しなくても、みなさんは正しい方向に向かっています。
- 自分自身の反応をうまく管理できるようになるため、状況をコントロールできているという気持ちになることができます。
- 後悔すること、状況をますます悪化させかねないことを言うことが少なくなります。

続いてご紹介するテクニックは、意図的なコミュニケーションの範疇にあるものです。

《聞いたことを認める》

認める、あるいはより正確に言うと、共感的に認めることは、この章で紹介するなかでも最も強力なコミュニケーション・テクニックです。これは、「承認（validation）」という表現に似ています。ローレンス・J・ブックバインダーが、自身のウェブサイト、Touch Another Heart でこ

の表現をつくり出しました[13]。これは，共感，傾聴スキル，認めることを融合させたものです。

　論争の最中，BPDをもつ人はみなさんとのつながりが失われたように感じています。つながりがほどけてしまうと，彼らはスプリッティング‐羞恥心‐恐れの螺旋にとらわれてしまいます。そこで家族は，共感的に認めることでその螺旋をとらえ，そのスピードを緩め，感情的結びつきを再構築するのです。

　共感的に認めることには2つのステップがあります。

　ステップ1：話の腰を折ったり，質問したり，解決策を提案したり，あるいは次に何を言おうかと考えたりせずに，百パーセント，相手の話に積極的に耳を傾けます。

　ステップ2：BPDをもつ人の歪曲した考え方を，激しく圧倒される感情から引き離します。それから，その両者を結びつける思考に必ずしも同意することなく，それらの感情を認めたことを本人に伝えます。

　共感的に認めることは，その感情に結びついた思考への同意を必要とはしません。したがって，これは，オバケを恐れる小さな子どもから，フラッシュバックに見舞われ戦闘の真っただ中にいると考える退役軍人まで，誰に対しても用いることができます。

　また，共感的に認めることや承認は，どれほど多くても多すぎるということはありません。みなさんが最も伝えたいこと——どんな気持ちでいるのかを気にかけているということ——を頻繁に，様々な方法で繰り返し伝えてください。ボーダー・ライオンは少々耳が不自由なのです。

　共感的に認めることの3つの成分をもっと詳しく見てみましょう。共感，傾聴，そして認めることです。

共感

共感（empathy）は，同情（sympathy）とは異なります。同情は，情けや哀れみと関係があり，例えば，「お母様がお亡くなりになってお気の毒です」という言い回しに見られるものです。比喩的に言うと，同情を表現する人たちというのは，事故現場に車で通りかかり，速度を落とし，壊れた車のドライバーに頑張って，と声をかけたあと，スピードを上げ，楽しいドライブを続ける人に似ています。

共感は，思考と感情を当人の身になって経験できる程度まで，情緒的に自分自身を他の人の立場に置くことです。比喩的に言うと，共感する人というのは，車を片側に寄せ，車から降り，事故にあったドライバーの肩を抱きしめて，『私にもそんな経験があるからわかるよ』（実際にそうだったかどうかにかかわらず）というようなことが伝わるように，「こんなことになって大変だね」と言ってあげる人です。

誰かがみなさんに共感してくれたときのことを振り返ってみてください。みなさんはこれまで，何かについて本当に興奮し，友人のところへ駆け寄ったことがありますか？ そしてその友人も感激して「わおー！」と叫び，ぴょんぴょん跳びはねてくれたことがありますか？ あるいは，みなさんがびっくりするほど気分を害し，友人に電話をして，何が起こったかを説明したところ，相手が息を飲み，「ああ！ なんてひどいんだ！」と，それが自分に起こったかのようにびっくりするのを聞いたことがありますか？ 共感されるのは，気持ちのよいものなのです！

積極的傾聴

私たちはたいてい，特に集中するというわけでもなく話を聞いています。他の考えがふらふらと頭の中を出たり入ったりします。どちらかと言えば，どのように返答しようかと考えることが多いのです。過去の争いに話が触れたときには，ひとまず何かを言い，怒りで煮えたぎる思いで，再び言い返せる機会をうかがいます。私たちは同意できないこと，

あるいは聞きたくないことを，フィルターを通すように取り除き，何であれ，自分の信念を支持するものに焦点を合わせます。

　集中することなく聞いているときには，言われていること，あるいは言われていないことの微妙なニュアンスを聞き逃してしまいます。問題についての手がかりを与えてくれたかもしれない，声やジェスチャーに表れた感情をとらえ損なってしまうこともあるでしょう。これが欲求不満や誤解，そして予想していたとおりのやりとりを引き起こしてしまうのです[14]。

　積極的傾聴が強力なのは，それが，「あなたとあなたの言葉はとても重要です。だから私は全神経を集中させて自分の時間と関心をあなたに注ぎます。私は心を開き，あなたの言うことに耳を傾けます」というメッセージを伝えるからです。これは，協力的な雰囲気を築くうえで役に立ちます。うまくいけば，最終的に BPD をもつ人自ら，この雰囲気をつくり出そうとするようになるかもしれません。

　みなさんの判断，意見，そして BPD をもつ人とのこれまでの歴史は，一時保留にしましょう。BPD をもつ本人のこと以外，何もかも頭から追い出してください。彼らの世界へ入ろうとしているのです。彼らの言葉，声の調子，表情，そして身ぶり手ぶりとともに，彼らが言っていること，感じていることに焦点を合わせてください。彼らが言っていることに同意できない場合でも，顔をしかめたくなる衝動を抑えてください。

　スプリッティング - 羞恥心 - 恐れの螺旋は，目に見えないベールに覆われていることがあります。本当の問題は何なのかを知ることは困難でしょう。話に耳を傾けながら，探索してください。今ここで，何が起こっているのでしょうか？ BPD をもつ人の感情に注目してください。見てすぐにわかる感情だけでなく，内奥にあるかもしれない感情にも目を向けてください（次のステップでは，BPD をもつ人の言葉を言い直すことになりますので，注意してください）。

　途中で口を挟むのは禁物です。実際，身の安全が問題となっている場

合や，みなさんが混乱しているためはっきりとした説明が必要でないかぎり，一切，話をしないでください。ブックバインダーは，次のように述べています。「アドバイス，慰め，励まし，その他の支援を目的とした言葉は，単に相手の話を邪魔するだけではありません。そのような言葉は，どうしたら助けられるかと考えるところから来るものであり，これは共感的に認めることに欠かせない活動，つまり話し手の言葉が本人にとって何を意味するのかについて考えることを妨げてしまいます」[15]（強調は著者による）。男性の方は，身を乗り出して問題を解決したがる傾向が自分にないかどうか，注意してください。

認めていることを言葉で伝える

I Don't Have to Make Everything All Better の著者であり，「承認」の熱狂的支持者であるゲーリー・ランドバーグとジョイ・ランドバーグによると，反応は，優しく，穏やかで，相手を理解しようという意図のもと，丁寧なものであるべきだと言います。以下がその例です[16]。

- 言葉による励ましを用いましょう：「へえ」「そう」「本当」「ほお」「それは面白いね」「すごい」「そうね」。これらは，相手の話に耳を傾けていることを表します。
- 相手の感情を鏡のように返しましょう：「それは（欲求不満に駆られそうだね，悲しいね，恐ろしいね，すばらしいね，大変そうだね，面白そうだね）」「それはきっと（大変，など）だっただろうね」
- 関心をもっていることを示しましょう：「あなたのことで私も（幸せに思うわ，悲しいわ，嬉しいわ）」「僕も（混乱してしまうよ，寂しく感じるよ，幸せな気分だよ）」
- 激しい感情を強調しましょう：「そんなこと信じられないよ！」「え～，そんな！」「すっご～い！」「そんなことがあったなんて，本当に気の毒に思うわ」

承認的な質問をすることも、もうひとつの方法です。ランドバーグ夫妻は次のように言っています。

> 適切な質問は、問題の解決策を発見できるよう手助けするうえで、極めて重要です。これらの質問がないと、人は、「私はどうすべき？」と、周りに頼ってしまうからです。みなさんが相手の問題を解決する必要はないということを覚えておいてください。実際、みなさんには解決する力はないのです。
>
> それでも、彼らが自分自身の感情と願望を探究し、最善の解決策に至れるよう導くような、承認的な質問をすることによって、みなさんは手助けすることができます[17]。

ランドバーグ夫妻、NUTS（ボーダーラインの子どもを援助するための理解、優しさ、支援を必要とする親たちの会）、および他の人たちは、以下のような表現を提案しています。

- 前回このようなことがあったとき、どうしたの？ それは結局、どうなった？
- あなたにはどのような選択肢があるの？ それぞれに対する賛否はどのようなもの？ それぞれに対して、どのような気持ちになるの？
- 話を聞こうか？ それとも、具体的な案を探しているの？ どうしたら、僕は君の力になることができる？
- この問題への解決策がある？
- 解決にあたっての最初のステップはどのようなもの？
- 直感的に、どう感じる？
- もっと多くの情報を得られる場所や、電話できる相手はいる？
- 地図を用いてはどう？ インターネットは？ 図書館は？（あるいはその他）

- 前回，このようなことが起こったとき，どのように感じた？
- これに対して，別の見方ができると思う？
- 過去に，あなたはいくつかいい解決策を思いついたわよね。似たようなことがうまくいくのではないかしら？
- 友人にこのようなことが起こったら，君はどのように対処することを提案する？

「なぜ，こうする代わりにああしたの？」といった，「なぜ」は，相手を身構えさせてしまうことがあります。できれば，このような質問は避けてください。一方，「明確化のための質問」は，スプリッティング - 羞恥心 - 恐れの螺旋をくぐりぬけ，本当に重要な問題を明らかにするうえで役に立つことがあります。

具体的に説明してくれるよう頼んでください。ただし，厳しく尋問してはいけません。挑発的になるのではなく，心からの関心をもたなくてはなりません。さもないと，事態をますます悪化させてしまうかもしれません。戦うのではなく，相手を理解しようという嘘偽りのない気持ちが，信じられないほどに，承認につながるのです。どうしてそれが有効なのかと言えば，これが，真に重要な問題であると思われる，BPDをもつ人の感情的な脆弱さに呼びかけることになるからです。ではここで，明確化のための質問の例をいくつかご紹介します（これらをみなさん自身の言葉に置き換えてください）。

- 「あなたは，私が怒っているようだと言ったけど，あれはどのことを指していたの？　声の調子，それとも言葉？」
- （状況が漠然としていて，感情がむき出しになりそうなとき）「何か僕が言えること，あるいはできることで，君の気分をよくしてあげられることはある？」「争いを少なくするために，私たちは何をしたらいいと思う？」

- （BPDをもつ人が事態を誇張しているとき）「あなたのことを理解したいんだけど，あなたの思いの強さをなかなか理解できないでいるの。別の言い方で説明してくれる？　私にとっても大事なことなの。もっとよく理解したいのよ」
- （「あなたは利己的だわ」「僕のことなんてどうでもいいんだよ」といった曖昧な表現をBPDをもつ人が用いているとき）「君はそれで，何が言いたかったの？」「抽象的なままだと，意味がわかるように話し合うことは不可能だよ。利己的なことを示すどういったことを僕はしたんだろう？　どれくらい頻繁に？」「何があなたに，私があなたのことをどうでもいいと思っているように思わせてしまうの？」

認めていることを言葉以外の方法で伝える

　かつて1970年代から1980年代にかけて，パイオニア的存在のアルバート・メラビアン教授がある調査を行いました。それは，対人的コミュニケーションに関する私たちの見方を永遠に変えてしまうことになる調査でした。私たちは，人が言うことにまつわる感情，姿勢，信念を，話された言葉からではなく，身体言語や声の調子から推論するということを彼は明らかにしたのです。

　調査は，私たちが，態度と信念のわずか7％しか言葉で表さないことを明らかにしました。残りの93％は，声の調子（38％）と表情（55％）で伝えているのです。さらに，言葉と身体言語が矛盾している場合，聞き手は，言葉ではなく，非言語コミュニケーションのほうを信じるということです[18]。

　電子メールは，非言語的な手がかりがないので，誤ったコミュニケーションの可能性をはらんでいます。そのため，誤解されないようにするために，顔文字が発明されました（例えば，「(^_-)☆」は，ふざけているんだよ，ということを示します）。

　調査からは，BPDをもつ人たちが他者の表情の微妙な変化をよりうま

く読み取れるということが示唆されるようになりました[19]。青年期を扱う精神科医，ブレーズ・アギーレは言います。「BPD をもつ人たちは，非言語的コミュニケーションに信じられないほど敏感であるように思われます。それは，他の人たちがその直観力についてコメントするほどです」[20]

非言語的コミュニケーションは，BPD をもつ人との最も強力な——そして最も簡単な——コミュニケーション手段のひとつです。みなさんはそれを，言葉によるメッセージを強化するために，あるいは誤解された印象を正すために，単独で用いることもできます。態度と信念ということでは，身体は言葉よりも多くを物語るということを忘れないでください。身体は常に何かを伝えているということを意識してください。言わんとしていることをそのとおり伝えられるようにしましょう。

以下は，共感的に認めることと傾聴のためにすべきことと，すべきではないことです。

すべきこと：

- 目と目，そして口の間で視線を移し，直接的な，しかし脅威を与えないようなアイ・コンタクトを用います。優しい，しっかりとした，関心を伝える目で見てください。
- 顔の表情をリラックスさせてください（ひきつった顔，苦虫をかみつぶしたような顔はいけません）。自然な表情，または嘘偽りのない微笑みを浮かべます——目が笑っていない偽りの笑顔はいけません。
- 組んだ腕をほどきます。
- 首をわずかにかしげてください。
- 話を聞いていることを示すために，ゆっくりと頷いてください（相手が言っていることに反対でなければ）。
- 身体をリラックスさせてください（座っていても，立ったままでも）。

- 腕は身体の両側にゆったりとおろしてください。
- 座っている場合は，関心を示すために上体を少しだけ前方に傾けてください。だらけた姿勢ではいけません。
- 脚や足を防御壁のように使わないようにしましょう。
- 近づいてください（テーブルなどの家具が間にないように）。ただし，近づきすぎてもいけません。
- みなさんが話す番のときには，1秒間待ってから，普通のペースで話してください。
- BPDをもつ人が気を楽にできるよう，はっきりとはわからないように，相手と同じ姿勢をとってください。（相手が座っている場合には，みなさんも座ってください。脚を組んでいるなら，みなさんもそうしてください）
- 接触は，究極の非言語的な結びつきです。どこに，どのように触れるかは，相手との関係性と状況次第です。さっと触れるだけでも効果があります。触れても大丈夫かどうか確認するために，状況をよく吟味してください。誤解を招く恐れがありますので，慎重に。

すべきではないこと：

- 歯をくいしばる
- じろじろ見る，睨みつける，あるいは目を背ける
- 目を閉じる
- しかめっつらをする
- 顔をしかめる，眉をひそめる
- あくびをする
- そわそわする
- 椅子の上に脚をのせる
- 身体を緊張させる

- 後ろにもたれかかる
- 腕時計や出口を見る
- 貧乏ゆすりをする
- テレビを観る，他のことを始める[21]

《防衛的にならない》

ジョン・G・ガンダーソン医師とシンシア・バーコウィッツ医師は，防衛反応がBPDをもつ人たちを挑発するのは，基本的にはそれが「あなたの感情は間違っている」というメッセージを伝えるからだと言います。何が原因でもともとの不和が起こったかにかかわらず，相手をさらに承認されていない気分にさせるのは，よい戦略とは言えません。両医師は言います。

> 不当と思われる批判に対しての自然な反応とは，自己防衛です。しかし，そのような状況で自己防衛を試みたことがある人なら誰でも知っているように，自己防衛はうまくいきません。人は激怒すると，冷静に，理性的に，別の見方ができないかどうか考えることはできません。自己防衛を試みても，火に油を注ぐだけになってしまいます。
>
> 当人が最も望むことは，話を聞いてもらうことです。もちろん，反論することなく話に耳を傾けることは，傷つくことを意味します。なぜなら，大切な人に，自分がその人を不当に扱っていると思われるのは，つらいことだからです。BPDをもつ人に非難されたとき，それが明らかに不当であれば，みなさんは傷つきます。同様に，その非難に多少の真実が含まれていても，みなさんは傷つくかもしれません[22]。

ガンダーソンとバーコウィッツによれば，自分が聞いたことの中に多

少でも真実があると思われるなら，次のように言ってそれを認めればよいとのことです。「あなたの言っていることは正しいかもしれないわ。私はあなたを傷つけてしまったようね。ごめんなさい」。しかし，怒鳴れば通るというようなことにはならないよう，注意が必要であるとも言っています。こう言ってみてはどうでしょう。「あなたの言っていることは大切なことだと思うわ。状況が落ち着いたら，このことについて話し合いましょう」（経験を積むにつれて，喧嘩に何をすればよいのか，もっとうまく察知できるようになるでしょう）[23]

とはいえ，怒り，批判，非難（例えば，「私にはどうしようもないのよ。私はBPDなんだから！」のような言葉）を受け入れるべきだということではありません。みなさんの愛する人には，問題を抱えていることを認め，病気をうまく管理していく責任があります。そのことに変わりはありません。実際，何を言いたいのかというと，拒食症をもつ人はあまり食べないということ，うつ病の人は泣くということ，急速交代型双極性障害をもつ人は気分にむらがあるということ，そしてBPDをもつ人は怒鳴るということです。

しかし，みなさんが，BPDをもつ人は衝動的で，過度の，不適切な怒りによって部分的に定義される脳の障害をもっていることを心底認めることができれば，みなさんは，自分自身の力をいくらか取り戻すことができるでしょう。スプリッティング - 羞恥心 - 恐れの螺旋をありのままに認め，そうすることで，ボーダー・ライオンからその力を奪ってください。そして，ダメージを受けることなく，言葉を素通りさせましょう。

《遅らせる，気持ちをそらす，緊張を和らげる，DEAR》

この方法を用いるときには，「責める」ような表現は避けてください。なぜならそれが，スプリッティング - 羞恥心 - 恐れの引き金を引く可能性があるからです。そのような表現を使わないと，事態を正確に叙述できなくなるかもしれませんが，みなさんの目標達成には役立ちます（意

責めるような表現	中立的な叙述
あなたが喧嘩を始めたのよ。	あのあと結局，私たちは喧嘩になったのよね。
君は叫ぶのをやめられなかった，だから僕はその場を離れなくてはならなかったんだ。	喧嘩がエスカレートしたから，僕はその場を離れる必要があったんだ。
あなたがこれをしなかったのよ。	これがされてなかったわよ。
君がこれをしたんじゃないか。	こんなことが起こったんだ。
あなたが怒鳴ったのよ。	大きな声だったわね。

図的なコミュニケーションを用いようとしていることを忘れないでください）。

遅らせ，気持ちをそらしましょう

　感情が高まっているとき，脳の感情的部分は，相手にガツンと一発食らわせてやろうと目論んでいます。ボーダー・ライオンは，出口を探しながら，檻の中をゆっくりとした足取りで歩いています。もしみなさんが共感的な方法で展開を遅らせることができれば——別の言い方をすれば，みなさんが相手のことを無視しているように見られることがなければ——BPDをもつ人が衝動的になり，感情に流されるのを抑えることができるかもしれません。車に乗っているなどして，その状況から離れることが物理的に不可能な場合には，気をそらすことが特に有効です。いくつか例をご紹介しましょう。

- 「あなたが動揺しているのはわかるし，このことについては今すぐ話し合いたいと思うわ。精一杯の関心をあなたに注ぐことができればいいと思う。でもね，今は私，○○のことで頭がいっぱいなの。だから待ってくれないかしら？（ここで具体的な時間を提案します。数分間でも効果的です）。そのあとなら，他に気を散らすことなく

第9章　パワーツール3：理解されるように伝える　225

あなたの話に耳を傾けられるわ」（この反応がすべての基準になります）

- 「今は，このことについては話せないよ。夕食の後に話そうよ」
- 「このことについては，私も考える必要があるわ。たくさんのことがあるわ。だからこれまでに話し合ってきたことをすべてよく考えたいの」
- 「君が，今すぐの答えを求めていることはわかるよ。でもね，僕には考える時間が必要なんだ」
- （本人が見捨てられた気持ちにならないよう，ふたりでしなければならないことを提案してください）「それについてはあとで話しましょう。まずは（店が混雑する前に一緒にスーパーに行きましょうよ，映画を見ましょう，散歩に行きましょうよ，など）」
- 「この件については座って話をしないか？　まずは，（コーヒーを入れさせてもらってもいいかな，部屋着に着替えてもいいかな，急いで電話をかけてもいいかな）」
- 「ああ，しまった！　今，思い出したわ（携帯電話の電源を入れて／切っておかなくちゃ，学校に子どもを迎えにいかなくちゃ，ちょうど動き始めたところだけど食洗器に洗剤を入れなくちゃ，もう動き出しちゃったけど洗濯機にあなたが着ているシャツを入れなくちゃ）」（そもそも食洗器や洗濯機を回すのを忘れていたとしても，大した問題ではないでしょう）
- 「ちょっと待って，その間に僕は（トイレに行って来るから，頭痛薬を飲むから，セーターを着るから，ビデオ録画をセットするから，サンドウィッチを作るから，犬を外に出すから）」。切迫感を表してください。そうすればBPDをもつ人は無視されたように感じません。頭がずきずきしている，テレビ番組が今まさに始まろうとしている，お腹がぺこぺこである，犬が外に出たがっている，といったことを示します。

- (何も思いつかない場合には)「ちょっと待ってね」(それからどこかへ行きます。そして戻ったときに言うべきことを考えてください。トイレへ行く必要があると言えば──すでにトイレの中にいるのでないかぎり──通常,誰もあれこれ言いません)

緊張を和らげましょう

次にご紹介する,好戦的ではない言葉を使ってみてください。これらは,みなさんが目標に到達し,状況に現実味を加えるうえで役に立ちます。重要なのは,声の調子や身ぶり手ぶりが落ち着いていて,人を安心させるものであること,恩着せがましくなく,率直であることです。でなければ,これらの言い回しの中にも,対立を助長してしまうものがあるかもしれません。

みなさんは,自分自身に関する専門家です。

- 「あなたの言ったことは理解できるけれど,私が言おうとしているのは…」
- 「そのときの僕の動機は…」
- 「私が本当に思っていること／考えていることは…」
- 「たぶん,僕自身がはっきりしていないのかもしれないね。僕が言わんとしているのは…」
- 「ひょっとしたら,あなたは私のことを誤解しているのかもしれないわ」

対話をうまく管理しましょう。

- 「その話題に戻りましょうか？」
- 「○○は,実際このことには何の関係もないんだよ。君と僕とのことについて話そうよ」

- 「そのことについては後で話し合いましょう。私は○○に集中したいの」
- 「僕は，この件について話し合えればと思っていたんだ。君が話そうとしてくれなかったら，この状況をどう解決したらいいのか，僕にはわからないからね」
- 「妥協点を見つけて○○に焦点を合わせられるなら，喜んでそうするわ。でも□□の問題全体を持ち出す気になれないのよ」
- 「僕は，そのことに関わるつもりはないよ。ところで，君と僕のことについてだけど…」
- 返事をしようとして慌ててはいけません。何と言えばよいのか確信がもてないなら，共感的な姿勢で耳を傾けてください。

協力的な雰囲気をつくりましょう。

- 「たぶん私たちは，○○する方法を見つけられるわ」
- 「たぶん一緒に○○に取り組めると思うよ」
- 「私たちが確かに合意している点は…」
- 「僕たちはお互いのことを大切に思っているのだから…」
- 「私たちには共通点がたくさんあるわね，例えば…」
- 「ふたりで○○できるといいな」
- 「ここには悪者は誰もいないと思うわ。私たちにはただ意見が一致しない点もあるということよ」

不当な批判や口汚い言葉に対しては，対応してください。アサーティブな［訳注：相手の立場にも配慮しながら上手に自己主張すること］非言語的態度を示しましょう。これは本書の270〜273ページで紹介します。中立的な声の調子で，以下のような言い回しを用いてください。お説教はやめましょう。BPDをもつ人が威張り散らすのを続けたらみなさんは

どうするつもりか，落ち着いて説明してください。

- 「私は自分のことを大切に思うから，あなたのそんな言葉は許せない。もしそれが続くようなら，私は出て行くわ」
- 「僕はここに突っ立って，君が口汚くののしる／大声で怒鳴る／非難するのを聞くつもりはない。まだ続けるつもりなら僕は出て行くよ」
- 「やめて，そんな言い方には我慢できないわ。それが続くなら，私は出ていきます」
- （本人にも言い分があること，そして，あなたにも言い分があることを認めてください）「僕には君が〇〇と言っているように聞こえるよ。僕自身の考えは…」（この言い回しは特に有効です）
- （境界を言語化しておきましょう）「悪口を言っても何の解決にもならないわ。もしそれが続くようなら，別のときに話し合う必要があるわね」（このことは次章でより詳しく説明します。最善のシナリオは，状況が落ち着いているときに境界が設定してあって，再びこのようなことが起きたらみなさんは部屋を出て行くと本人に伝えてある，というものです）
- 立ち去ってください（207～211ページの安全についての話を参照）。

DEAR

DEARというのは，描写する（describe），表現する（express），主張する（assert），強化する（reinforce）の頭文字を組み合わせたものです。これは通常，境界を設定するのに用いられます。DEARについては，次章でより詳しく取り上げます。

■ 準備と実践

かつて，みなさんは，まるでBPDをもつ人が重篤な障害の影響など受けていないかのように，彼らのひどい言葉を額面どおりに受けとってい

たのではないでしょうか。本書を読んでいるときに，この傾向を認識するのは容易です。しかし，実際の会話の最中にそれを心に留めておくのは難しいことでしょう。

「かつて」というのがキーワードです。今，みなさんは物事を違うやり方で行おうとしていて，まずは会話を予測し，それに備えることから始めています。作家のエリザベス・B・ブラウンが述べているように，機能不全の行動にとらわれないための秘訣とは，それを予測することです[24]。ではここで，その心構えをいくつかご紹介しましょう。

《過敏な反応性を落ち着けましょう》
みなさんとBPDをもつ人が交わしたこれまでの会話を振り返ってください。おそらくBPDをもつ人は今後も，以前100回言って，みなさんも100回耳にしたのと同じようなことをまた言うでしょう。みなさんが安全だと感じているときに，彼らがそれらの言葉を口にしているところをまざまざと思い浮かべてください。そしてその言葉がほとんど意味のないものとなり，かつてもっていた威力を失ってしまうまで想像を続けてください。

《ありありと思い浮かべましょう》
競技会に出場しようとしているアイススケーターは，前回氷の上で転倒したときのことを考えたりはしません。考えるのは，それとは反対のことです。望んでいる手順どおりに競技が進んでいくさまを思い浮かべるのです。みなさんも，適切な言葉，適切な非言語的コミュニケーション・テクニックを用いて，望みどおりに会話が進んでいく様子を思い描いてください。コミュニケーションの目標を達成できたらどのように感じるか，それも心の中で想像してみてください。

《練習しましょう》

　最後には，本章で紹介するテクニックが，自動的にみなさんの頭に思い浮かぶようになるでしょう。実際，その利点を数多く目にすれば，誰に対してもそれらを用いるようになります。ただしそうなるのは，学び，練習した場合にかぎります。

　本章を何度も読み返してください。フラッシュカードを作り，気に入った言い回しを覚えてください。そのあと，ストレスをあまり感じない状況で，他の人たち相手にそれらを使ってみてください。友人，あるいは，BPDをもつ人の代わりに空の椅子を用いて，ロールプレイしてみましょう。

　万一，虐待されたように感じ，何をし，何を言ったらよいのか忘れてしまう場合があれば，次の4つのポイントを覚えておいてください。

- 深呼吸しましょう。
- 身の安全を確保してください。必要ならばその場を離れるか，助けを求めてください。
- 穏やかな視線を維持し，きょろきょろしないでください。リラックスした表情で，BPDをもつ人と同じ身体の姿勢をとってください。腕を組まないでください。
- 積極的に耳を傾け，本人の言葉に同意しないとしても，その感情を共感的に認めてあげてください。声の調子は中立的な状態を保ってください。

第9章　パワーツール3：理解されるように伝える　231

禁　句

どのようなことであれ非承認的な言葉や，本人の考えと感情は間違っているとあからさまに伝えるような言い回しは避けてください。以下のような言い方はしないでください[25]。

別の考え方，感じ方をするように命じる	「そんなに感情的になるのはやめなさい」 「そのことを幸せに感じるべきよ」
認識の仕方を否定する	「あなたは間違って理解しているわ」 「これは馬鹿らしくて言い争うほどのことじゃないよ」
感情を過小評価する	「動揺するほどのことではないよ」 「そんなに悪くはないはずよ」
判断し，ラベル付けをする	「君は感情的すぎるよ」 「あなたはこんなにも怒りっぽい人なのね」
相手をけなすような問いかけをする	「あなたいったいどうなってるの？」 「どうしてこんなことで大騒ぎしているんだい？」
「いつも」または「決して」	「いつも君のせいで台なしだよ」 「あなたは私を決してほめてくれないわ」

ある母親のコミュニケーション方法

　シャロンは，オンライン団体 NUTS の管理人です。彼女には，アマンダという29歳の娘がいます。アマンダは，13歳のときに両親を殺害するために不良グループを雇ったことが発覚し，BPD と診断され，入院させられました。

　長年にわたり，シャロンとアマンダは，この障害による欠点を補うためのコミュニケーション方法を発展させてきました。これは，感情の爆発を避け，よりよい問題解決法を考え，彼らの関係性を深めるうえでも役に立っています。

　シャロンは，次のように言います。「何か深刻な話題を持ち出さなければならないとき，私が最初にするのは，気分はどう？ とアマンダ

に尋ねることです。話をするのに都合がよいときなら、『ねえアマンダ、ちょっと話し合わなければならないことがあるんだけど。それはあなたを動揺させてしまうことかもしれないの』のように言って、彼女に心の準備をさせます。これは、彼女が自分の感情を確認する助けにもなります」

　その他にシャロンが用いる前置きの言葉には、次のようなものがあります。

- 「こんなことを言うと、あなたのことを認めていないように聞こえるかもしれないけど、そんなつもりじゃないのよ」
- 「こんなことを言うと、あなたの気持ちを傷つけてしまうかもしれないわね、ごめんなさい。でもね、気がねなく話せるようにしておくことは、長い目でみて一番いいと思うの」
- 「このあいだのことなんだけど、しっくりこないな、と思って。お互い誤解のないように、話し合っておきたいんだけど」
- 「これがよくない知らせだってことはわかるわ。でも長い目でみれば、結局、物事はうまくいくものよ」

　シャロンは、問題を説明する際に、「私は」という一人称を用いています。

- 「私は、この会話に圧倒されそうな気持ちよ。散歩して、気持ちを落ち着かせてくるわ」
- 「私の理解が間違っていなければ、私は、何か自分ではやっていないと思うことで非難されているような気がするの」
- 「私にも、あなたの今の気持ち、ある程度は理解できるわ。でもね、それは私が変えられることではないのよ」

　アマンダが自分の感情を説明したときには、シャロンは共感的な言

葉を述べます。

- 「あなたがどうしてそんなふうに考えるのか，私にも理解できるわ。（この承認が十分相手に伝わるように，ここで少し時間を取ります）。でもね…」
- 「私があなたの立場だったら，たぶん同じように感じたでしょうね。（間をおく）。でもね，傍から見ると，こんなふうに映るの…」
- 「私にもそんなことが起こったとき，傷ついたことを覚えているわ。あなたはどんな気持ちになるの？」

　シャロンは次のように述べています。「私は，アマンダが感情をコントロールできなくなっているのに気づくと，『しばらく，何か別のことをしましょう。そうすれば，この状況もすっかり落ち着くわ。それから話しましょう』などと言うようにしています。こうすれば，アマンダは気持ちを落ち着かせ，その状況についてよく考え，そして願わくば，衝動的に行動しなくなる可能性が高まるのです」
　「ときには，私たちが何か別のことに忙殺されている最中に話をすると，うまくいくことがあります。そうすることで，いくらかプレッシャーが取り除かれるのです。あるいは，可能な場合には，別の日にもっと話をすることにします」
　アマンダは，大部分のBPDをもつ人たちと同様，多くの安心と慰めの言葉を必要とします。問題解消，とシャロンが考えたあとでさえ，アマンダにとっては未解決の場合がよくあります。「あらゆる感情が渦を巻いているとき，彼女は十分に人の話に耳を傾けられないことがあるのです」
　シャロンとアマンダが，この方法を発展させるのには何年もかかりました。アマンダは，弁証法的行動療法からもいくつかのコミュニケーション・テクニックを学びました。
　サポートグループのリーダーとして，シャロンはこれらのテクニッ

> クが他の人たちにもきっとうまくいくと信じています。「双方が学び，それがコミュニケーションの自然な方法となるまでは，そう順調にはいかないでしょう。しかし，結局はうまくいくものです。私たちが，そうでした」[26]

第10章
パワーツール4：
愛情をもって境界を設ける

> 重要な問題について口を閉ざしてしまったとき，
> 私たちの人生は終わりへと向かい始める。
> ——マーティン・ルーサー・キング Jr.

「最近，みなさんが家族との間で境界を定めようとしたとき，どのようなことが起こりましたか？」。Facing the Fact という掲示板（BPDFamily.com）でメンバーたちがそう尋ねられたとき，大半が次のような話を語ってくれました。

- 「BPD をもつボーイフレンドに，あなたは私の考え方を理解していない，と言ったら，彼は，私のほうが彼の考え方を理解していないのだと言いました。それで堂々めぐりです。彼は，言葉でもって魔法の罠をつくり上げます。誰も彼の驚異的なパワーから逃れることはできません」
- 「彼女は，僕が支配的で，彼女に命令してばかり，と言って僕を非難しました」
- 「彼女は，ときには微妙な，ときには露骨なやり方で，私に罪悪感を抱かせます」
- 「彼は，最初から最後まで，まるで自分が私の救世主であるかのよう

に思わせました。で，結局，私が謝っていたのです」

　Non-BP の中には，何年も経て，相手にはお互いの境界を尊重するつもりはないということを認めざるを得なくなったとき，大切な人との関係を終わりにした，と報告する人もいます。
　しかし別の回答者の中には，長い間，境界を崩そうと試みた後に，BPD をもつ人が境界を守り始めた，と述べた人たちもいました。接触を断たなくてはならないだろうと考えていた掲示板のメンバーたちは，信頼と親密さを築き直すことができたのです。
　ジャックと，彼の BPD をもつ妻，ロリーンの例を見てみましょう。ロリーンはアルコール依存症で，自殺企図の経歴があります。ジャックが境界を定めようと決意した当時，彼女は精神科医の治療を受け，服薬していました。ジャックもセラピストの面談を受けており，彼は長年，境界を一切設けてこなかったのですが，セラピストの助けでようやくそれが可能になったのです。ジャックは次のように言っています。

　　ロリーンが激怒すると，もう手がつけられませんでした。彼女はほとんど何ごとに対しても，0 から 10 へと飛んでしまうのです。僕が出張で出かけていたとき，彼女はこんなふうに叫んだことがありました。「あんたなんか，遺体になって戻ってくればいいのよ。私はあんたのせいでお酒を飲んでいるのよ。だってそうでしょ，酔っ払ってなきゃ，あんたの相手ができないんだから」
　　彼女はいつも，自殺すると言って脅しました。「あんた，私を殺したいんでしょ。そう，だったら本当に自殺してやるわ。私が死んだら，あんたのせいよ」。そういって大声で怒鳴るんです。僕はいつも，何か間違ったことを言ってしまうんじゃないかってビクビクしていました。事態はますます悪くなっていきました。
　　僕は，他の家族の人たちとオンラインで語り合うようになってから，

２つのことに気づきました。まず，僕はもっと強くなり，その強さを保たなくてはならないということです。そうしなければ，本当に僕はバラバラになってしまったでしょう。そして次に，境界を構築し直さなければならない，ということでした。

ある日，ふたたび自殺を試みた彼女を床の上で発見しました。救急隊員が来て，彼女の意識を回復させようとしました。何年もの間，僕は彼女の機嫌を損ねないようにしてきたというのに，彼女にはそれでも自殺の恐れ，飲酒癖があったのです。僕がしていたことは何ひとつ，効果がありませんでした。僕は，怖くなりました。

セラピストの説明によれば，ロリーンの行動は僕の手に負えるものではないということでした。ひどい話です。でもこんな生活をしていたら，僕はいつか死んでしまいます。だから，境界を試してみることにしました。失うものなど，何もありませんでした。

僕は彼女に言いました。「僕たちのやり方は，うまくいっていないよね。だからこのあたりで，変わる必要があるんだよ」。そして，もし彼女が激怒して悪口を言い始めたら，僕は出て行く，また機会を改めて話を再開することにする，と言ったのです。簡単そうに聞こえるかもしれませんが，現実は違いました。彼女は激怒し，事態は10倍も悪化したのです。彼女は大声でわめきました。「あんたはコントロール魔よ！　あんたのせいで病気になったんだわ！」と。

でも僕には覚悟ができていました。その場を去るのが最善策だと，事前に納得していたんです。彼女の家族からも言われていました。君はこれまで長い間，彼女の言うとおりにしてきたけれど，断固たる態度を示す必要があるんじゃないかって。そう言われたことが役に立ちました。

僕は結局，数回家を離れました。「僕は君と一緒にここにはいられないよ」と，ただそれだけ言って，家から出ていったんです。ときには，1，2日帰らないこともありました。彼女は僕に電話をかけてきて，い

つ帰るのかと尋ねました。僕は言いました。「正直言って，僕にもわからない。僕は自分の生活を評価し直してみたんだ。そして決めたんだ。もっと状況を改善する必要があるって。このままじゃ，僕は壊れてしまうからね」。彼女には，僕が誠実であるということも，もし他に選択肢があれば，僕は決して出ていったりはしないということもわかっているのです。

　結局，僕が真剣であることを，彼女も理解するようになりました。とうとうある日，彼女は僕に電話をかけてきて謝りました。何であれ，彼女が「ごめんなさい」と言ったのはこれが初めてでした。僕は危うく椅子から転げ落ちそうになりました。境界のことはうまくいきそうだ，と僕が認識し始めたのは，そのときからです。実際，そうでした。時間がかかりましたが，状況は改善したのです。

　彼女は，さらに謝るようになりました。「ごめんなさい，私，そんなつもりで言ったんじゃないのよ」とか，「そうよね，あのことでは私の反応の仕方はよくなかったと思うわ」などと言うようになったんです。彼女は，自分の行動に対して責任を感じるようになりました。

　とうとう僕たちは，心と心で話せるまでになりました。だから僕は，「このことでは，僕は随分と苦しんでいる」と言うことができました。それまで，恐ろしくてそんなことは言えませんでした。彼女は，それこそいつ爆発するかわかりませんでしたから。彼女は僕の言葉に耳を傾けるようになりました。

　僕は，自分自身をいたわらなくてはならないということを学びました。なぜなら，BPDというのは，とてつもなく強力な掃除機のようなものだからです。誰であろうと実際，それは人を吸い込んでしまうでしょう。境界を定めるというのは，次のように言うための方法でした。「僕は，僕たちの関係を気にかけている。もしこんなことが続いたら，僕はここにはいられない。でも，僕たちの関係が続くことを，僕は望んでいる」

状況は改善する前にまず悪化する，ということを受け入れることが必要です。そうしなくてはならないのです[1]。

過去18年間にわたる Welcome to Oz と BPDFamily.com から得られた逸話に富んだ事例は，何十万人の会員の声を象徴するものです。そしてこれらの事例は，境界を定め，最後までそれを貫くことが，ロリーンのように，BPD をもつ人が行動をコントロールできるよう手助けし，それによって対人関係を修正し改善するうえで，家族にできる強力な事柄であることを明らかにしています。セラピーのプログラムによっては，境界を設けることが命を救うことにつながりますが（例えば，弁証法的行動療法では，クライアントは自殺思考がある場合，その程度を毎日評価して用紙に記入します），同じように，それは対人関係——特に選ばれた関係（例えば，パートナーや友人との関係）をも救うのです。

■ 境界とは何でしょうか？

境界線（boundary），または境界（limit）という言葉を聞いたとき，おそらく真っ先にみなさんの心に浮かぶのは，「人に許可する事柄」と「許可しない事柄」でしょう。例えば，みなさんは友人に，午後9時以降は電話をかけないで，と伝えるかもしれません。このような境界は，交通信号，あるいは州境や国境のようなものです。本章では，こうした「観察可能な」タイプの境界に主に焦点を合わせることにします。

他の境界は，私たちの精神的，感情的自己と関係があり，それほど観察できるものではありません。私たちには，他者と親しくなり結びつこうとする本能的欲求があらかじめ組み込まれています。これは，私たちが家族や社会の中で機能するうえで役に立ちます。しかし，私たちは同時に，他の人たちが望む姿ではなく，ありのままの自分でありたい，と切に願ってもいます。私たちには，自分の空間と自立が必要なのです。

どのような人間関係であれ、バランスが大切です。つまり、自分自身を喜ばせることと他者を喜ばせること、そして、ありのままの自分であることと他者が望む自分であることとのバランスです。以下の表は、社会学者のドナ・R・ベラフィオールによるものです。これは、健全でバランスのとれた人間関係と、不健全でアンバランスな人間関係との相違を具体的に示しています[2]。

健全な人間関係	不健全な人間関係
• 自分が本来の自分であると感じる	• パートナーがいないと何かもの足りない気がする
• 自分の幸せに対して責任を感じている	• パートナーが幸せにしてくれることを期待している
• 一緒にいることと離れていることのバランスがとれている	• パートナーと一緒にいることが多すぎる、あるいは少なすぎる
• その関係以外にも友人関係が存在する	• パートナー以外との友人関係を築き、維持することができない
• 両者の最もよい特性に焦点を合わせている	• パートナーの最も悪い特性に着目する
• 率直で、誠実で、意見をはっきり述べ合うコミュニケーション	• 駆け引きをする、相手の話に耳を傾けない、操作する
• パートナーへの誠実さ	• 嫉妬、関係依存、または誠実さの欠如
• パートナーとの相違点を尊重する	• パートナー特有の性質のことでパートナーを責める
• その関係の変化を受け入れる	• パートナーとの関係が常に同じであるべきだと感じる
• 望むことを正直に求める	• 求めていることを表現することができない気がする

■ どうして境界が重要なのでしょうか？

境界は、みなさん、相手、そしてふたりの関係を健全に保つうえで必要なものです。

■ みなさんにとって

著書，*Better Boundaries* の中で，作家のジャン・ブラックとグレッグ・エンズは，対人関係の中に境界を設けることで，私たちの生活体験の充足度と喜びは一気に高まるだろう，と述べています。境界は，私たちが「コントロールされ，操作され，"修正され"，誤解され，虐待され，無視され，貶められ，不当に判断される」またはそう感じるのを防ぐ，と彼らは言います。

著者たちによれば，境界によって，私たちの信念や好みがはっきりするということです。境界は，生活に秩序をもたらします。それがないと，私たちは他者の要求に圧倒され，「誘惑にまどわされて」，あらぬ方向へと道を踏み外しかねません。このように境界というのは，他の誰のコントロールや影響からも自由な，行動の価値基準なのです[3]。

ジャックの境界は，自分の妻のボーダー・ライオンを檻に入れたりコントロールしたりすることによってではなく，突き破ることができない防護柵を自分の周りに張り巡らすことによって，彼の安全を保ってくれました。ジャックは，自分自身をいたわりました。そしてロリーンには，彼女自身をいたわらせるようにしたのです。彼女は，自分自身をコントロールして夫に近くにいてもらおうと決意することも，彼の悪口を言って自分ひとりになることもできたのです。

■ ふたりの関係にとって

境界は，関係性の基盤となる重要な要素です。境界によって，人はお互いに尊重し合い，安心が生まれます。境界が尊重されると，より進んで真の自己を共有し合うようになり，受容と信頼がより深いものとなる機会が得られます。信頼は，快適さ，親密さ，喜び，そして結びつきの感情をもたらします。これらはいずれも，BPD をもつ人たちが非常に求めているものです。

境界がないと，人間関係は混沌とし，不安定で，敵意に満ちたものと

なりかねません。人は心を閉ざして壁と防衛策を張り巡らし，信頼による結びつきは妨げられます。言い換えると，BPD をもつ人は境界を嫌いますが，境界は，彼らが渇望する密接な結びつきをもたらすのです。

■ BPD をもつ人にとって

境界は，BPD をもつ本人にとっても役立ちます。なぜなら，彼らにその用意ができているかどうかにかかわらず，外界は境界を定めるからです。例えば，上司，裁判制度，学校，税務署などです。他の人たちが，親しい家族のように忍耐強く，彼らの障害を理解してくれるとは，まず考えにくいでしょう。

第二に，弁証法的行動療法の心理学者のデブラ・レスニック博士によれば，BPD をもつ人たちは，構造化された環境ではよりうまく行動するといいます。「BPD をもつ人は，しっかりと確立した境界をもっていない」と博士は言います。「彼らは境界をののしることもあります。しかし通常，境界は彼らのためになります。BPD をもつ人たちのほとんどにとって入院治療が役立つのも，ひとつにはこの理由からです」。ジャックは，妻のロリーンにもどこかそれと似たようなところがあるように感じました。「彼女は境界に対してひどい反応を示しました。でも，彼女は心の底でそれが必要なことをわかっているように，僕には感じられたのです」

この障害をもつ人たちの中には，大切な人を傷つけてしまったとき，恥辱と良心の呵責を感じる人がいます。「私の患者さんの中には，自分がコントロールを失ってしまったことを知ると，それを非常に後悔する人が数多くいます」と，レスニック博士は言います。「Non-BP が BPD をもつ人の激しい怒りに油を注ぐのを避けることができれば，BPD をもつ人が，自分の怒りがその状況に不釣り合いなものであることに気づく可能性が生まれます。それによって，彼らは感情のコントロールを取り戻すことができるのです」[4]

■ 境界の特性

境界についてよく理解するためには，それを抽象的にではなく，具体的に話し合うことが一番です。そこで，本章全体を通して以下の演習を参照することにしましょう。最大限の利益を得るために，この演習を読みながら，最後まで取り組んでください。

■「小人の家」演習

この演習のために，ここではみなさんとBPDをもつ人が同居しており，収入も合算し，支払いも一緒にしていると仮定します。（別々に暮らしているという場合は，どちらか一方の住まいを取り上げ，仮の収入を想定してください。細部については気にする必要はありません。いずれかを選択して，やり通していただければ結構です）

ある日，BPDをもつ人が，庭用の小人の置物を収集しようと決意します。彼は，様々なタイプ，サイズ，スタイルの小人の置物を購入します。

次第に，その趣味が問題をはらむようになります。費用がかさみますが，みなさんも他のことでお金が必要です。スペースの問題もあります。庭は置物であふれ，他の用途（実際のガーデニングなど）に使えなくなっています。もしこれがアパートなら，それらを飾ったり保管したりする場所はなくなっていたでしょう。

「小人の家」を一目見ようと車で乗り入れてくる人たちによって交通量が増えたため，近所の人たちは腹を立てています。さらに，芝生を刈るたびに，置物の多くは移動させなければなりません。（あるいは，BPDをもつ人が他の人と共有の物置を使用しているために，家主と近所の人たちから文句が出ています）

では今から，この演習の最初に決めた自宅と収入を想定して，以下の

質問に答えてください。

- 年にその小人の置物に費やす総額として，どの程度が妥当だとみなさんは考えますか？
- 近所の人たちからの圧力を念頭に置いたうえで，小人の置物に充てるスペースとして，どの程度が妥当だと考えますか？
- 芝刈りをするときに，誰がその置物を移動させますか？ 置物が汚れたとき，誰が綺麗にしますか？ その他の管理はどうでしょうか？

みなさんが本当に望んでいるのは何であり，何を必要としているのかをよく理解してください。なぜなら，みなさんの回答が，みなさんが設定しようとしている境界になるからです。この演習を終えたら，どうぞまた本書に戻ってください。

■ 境界特性その1

おそらくみなさんは，簡単には答えが出せないことに気がついたのではないでしょうか。なぜなら，収入や生活空間のようなはっきりした事柄を含め，非常に多くの可変要因があるからです。もしみなさんが部屋いっぱいの人たちと一緒にこの演習をしたのだとしたら，たぶん，それぞれが異なる境界を設定したことでしょう。そしてそれこそが，境界特性その1の重要なポイントなのです。

> みなさんの境界は，みなさんに特有の様々な要因から生じています。みなさんはそれを，自分自身の感情，思考，信念とちょうど同じように保有しているのです。

このことは当然のように思われるかもしれませんが，そうではありません。ほとんどの人々は，ひとつの基準が万人に当てはまると思い込ん

でおり，議論というものはたいてい，何が基準かを判じるものとなっています。新聞を見てください。おそらくアドバイス欄があって，次のようなことが書かれているでしょう。

　　アドバイス・コラムニスト様
　　　私の息子の親友は，16歳なのですが，いつもわが家にやってきて食事をします。でも彼はフットボールをしているために身体が大きく，食費がどんどんかさんできているのです。夫は，仕方ない，我慢しようと言います。でも，こんなにお金がかかるようでは，とてもやっていけません。どちらの言い分が正しいのでしょうか？　私でしょうか，それとも夫でしょうか？　　　　　　　　　　　ミス・うんざりより

　ミス・うんざりは，アドバイス・コラムニストというのは，誰が「正しく」誰が「間違っている」かを言い当てる特別な能力をもつ人物であると決めてかかっています。もしその神権を与えられたコラムニストが，ミス・うんざりは間違っていると述べたら，彼女は引き下がり，3人分ではなく4人分の料理を作らなければならなくなるのです。
　しかし，それで問題は解決するでしょうか？　ミス・うんざりは，ただちにステーキ肉を買いに行き，パンを焼き，デザートにチョコレートケーキを作るでしょうか？　彼女は，夫と，そしておそらく息子とその友人に対して，以前ほど腹を立てなくなるでしょうか？
　そんなことはありません！
　神権を与えられた使者など，どこにもいません。この家族の論争も，基本的には小人の置物の演習と同じようなものです。食費はどれほどでしょうか？　冷蔵庫には，余分な食糧を入れておくだけのスペースがあるでしょうか？　そして，買い物，料理，後片づけのような厄介な仕事は，誰がすることになるのでしょうか？　（おそらく，この3番目の質問の答えは，「ミス・うんざり」です。やがてそれは，恨みに発展するでしょう）

同様に，BPDをもつ人が，みなさんの境界は間違っている，あるいは理にかなっていないと言う場合，それは本人にとって何が正しく真実であるかを述べているのであり，みなさんにとって，ではありません。みなさんには，みなさん自身の基準をもつ権利があります。厄介な小人の置物であろうと，汚い食器であろうと，みなさんは日々生活し，その困難に対処しています。みなさんの境界は，みなさん自身のものです。そして，みなさんのまさに最初の境界とは，みなさんには境界を設定する権利があるということなのです。

■ 境界特性その2

それでは，小人の家の演習で自分自身の境界を提示する際には，どのようなプロセスを経ていくことになるのか，考えてみることにしましょう。

- みなさんは，誰かある人の求めに応じて境界を設けましたか？ それとも，全員のニーズと願望のバランスを取ろうとしましたか？
- みなさんの意図は，傷つける，罰する，あるいはコントロールすることでしたか？ それとも，すべての競合する要因をもとにしつつ，最も理にかなった計画を立てることでしたか？

ほとんどのnon-BPたちは，自分以外の全員に配慮しようとします。「ノー」と言ってもいいということ，あるいは，自分の欲求やニーズは，他のすべての人の欲求やニーズと同じくらい重要であるということは，彼らには思いもよらぬことなのです。

このことが境界特性その2につながります。

> みなさんの境界は，みなさんのための，みなさんに関するものであり，他の人たちに対抗するためのものではありません。それは尊重するということ，つまり，みなさん自身，他者，そして人間関係

を尊重することに関するものなのです。

　BPDをもつ人は，ときおり，他の人たちの境界を個人的な侮辱，つまり彼らを罰する，あるいはコントロールするためのものとみなすことがあります。それゆえ彼らは罰せられ，コントロールされているように感じます。彼らにとっては，感情は事実に等しいものです。当然，みなさんは話し合い，全員のためになるような解決策を打ち出そうとするでしょう。しかし妥協するとしても，みなさんの感情が「間違っているから」とか，重要ではないからという理由ではなく，みなさんがそうしたいからという理由で，そうしてください。(だからこそみなさんは，自分が何を望み，何を必要としているかをはっきりさせる必要があるのです)

■ 境界特性その3
　この演習を完了した人たちの中には，ある境界のことは強く意識するようになり，他はそうでもない，という人がいます。おそらく，諸経費が主な関心事で，芝刈りはたいした問題ではない，といった具合でしょう。人によって，自分の好きなスタイルで粋に飾られた家に価値を置く人もいれば（フランスの田舎風，伝統的スタイル，など），ひとり暮らしを始めたばかりの飾りつけのないスタイルで十分満足という人もいます（ファストフードの空き箱が転がっていようがいまいが）。
　これが境界特性その3につながります。

> それぞれの人が，それぞれ異なる境界のスタイルをもっています。
> そして，境界には様々に異なる側面があります。

　*Boundary Issues*の著者，ジェイン・アダムスによれば，境界は次の3つの点で変わってくるといいます。

1. 境界の透過性，すなわち境界がどれほど厚いか，あるいは薄いか
2. 境界の柔軟性，すなわち境界がどれほど可変的であるか
3. 境界の複雑さ，すなわち境界がどれほど入り組み，相互に結びついているか

　これらの性質は，状況によって変化するでしょう。しかし，概して私たちは，自分自身の境界スタイルをもっているものであり，それは上記3つの相互作用によります。融通の利かない境界をもつ人もいます。小人の置物が1つ境界線からはみ出しただけでいらいらする人もいれば，猫のトイレに入ってでもいないかぎり，それに気づかない柔軟な人もいます。

　驚くべきことではありませんが，高機能で見た目にわからないBPDをもつ人たちの中に，自分の境界についてかなり厳格な人がいる一方で，non-BPの中には（とりわけ，BPDをもつ人の友人，BPDをもつ人と親密な関係ある人たち），弱く柔軟な，ときには柔軟すぎる側に該当する人がいます。また，non-BPの境界は，透過性がありすぎる（薄すぎる）という傾向もあります。つまり，何でも受け入れてしまうということです。その結果，彼らは押し通され，圧倒された気持ちになるのです。

　境界スタイルが大きく異なる人たちがペアになると，衝突はほぼ避けられないものとなります。アダムスは，次のように言っています。「境界の相違は，多くの場合，人間関係における衝突，不満，あるいは問題の原因となります。しかし，しばしば何か別のことが原因に見えたりもします。例えば，お金，子ども，義理の親戚，締め切り，それに約束を破ったとか，行事を忘れたといったことなどについての争いのように見えるのです」[5]

■ 境界設定の3つの鍵

　大部分の書籍は，境界設定について，あたかもそれがプロセスではなく行事であるかのように論じています。境界設定は，心の準備と計画を立てることに関係します。心の準備のための3つの重要なポイントは，以下のとおりです。

- FOG（霧），すなわち，恐れ（fear），義務感（obligation），罪悪感（guilt）を避けること。（FOGは，スーザン・フォワードが名著 *Emotional Blackmail*（『ブラックメール』）の中でつくった，頭文字による造語です）
- 自分自身の知覚，感情，意見を大事にすること。自分自身に関するものなら，なおさらです。
- BPDをもつ人が境界線を越えることを許し，彼らを救い出したりしないこと。もしそんなことをすれば，混乱したメッセージを送ることになります。

■ FOGを避けること

　第8章の「パワーツール2：行き詰まり感の原因を明らかにする」では，人間関係の中でのFOGについて紹介しました。FOGは，境界設定の会話の最中に，小さな煙のように現れます。みなさんに準備ができていないと，それはみなさんの視界を曇らせ，みなさんが求め，必要としていることを把握し，思い出すことを困難にしてしまいます。以下数ページにわたり，FOGが境界についての確信を妨げないようにするにはどうしたらいいかを明らかにすることにしましょう。境界は，この関係をうまく機能させるために（または，みなさんの状況を耐えられるものとするために），みなさんが定めなければならないものなのです。

《関係を失うことへの恐れ》

恐れには，様々な種類があります。そのほとんどは，本書の155～156ページでご紹介した，カーネギーの問題解決法を用いて取り組むことができます。ここで取り上げる恐れは，人間関係を失うことへの恐れです。

私たちが大切に思っている人は，障害はあっても，根はすばらしい人間なのです，と家族の人たちは言います。BPDをもつ本人を説明するのに，家族が共通して用いる形容詞は，聡明である，愉快，思いやりがある，愛情深い，そして美しい，です。大切な人のBPDの行動が，例外的なものではなく，その人となりの中心的部分であるということを受け入れるのは，とても大変なことです。

BPDをもつ人の常軌を逸した，しばしば虐待的である行動からわが身を守るために，家族の人たちは，本当は大きな問題だと思っていることでも妥協してしまいます。BPDをもつ人の感情の爆発は罰として作用します。つまり，罰を避けようとしてnon-BPが妥協することは，強力な報酬として作用するのです。やがて，non-BPは自らの境界をほったらかしにし，それはもはや目では見えなくなるほど遠くへ追いやられてしまうでしょう。

心理学者のビバリー・エンゲルは，境界がいかに消滅していくかを，次のように説明しています。

> 私たちのほとんどは，パートナーとの関係を始める際には，相手の何を大目に見て，何はそうではないかについて，ある程度の境界を設けることを考えています。しかし，関係が進むにつれ，自分の境界を後退させ，相手の侵入を大目に見たり，あるいは，本当は反対していることに折り合いをつけたりするようになります。…容認できない，虐待的でさえある行動を大目に見るようになり，その後，それらの行動は正常で，容認できる，（そして当然のものである）と自分を納得させるようになるのです[6]。

モーラは，多くのnon-BPたちと同様，身動きがとれなくなっています。ボーイフレンドのフレッドに何か要求しようものなら，まさにどのようなことが起こるのか，彼女にはわかっているのです。彼女が，自分にもひとりになる時間や友だちと一緒にいる時間が必要だと言うと，彼は，じゃあ僕は君のもとから去るよ，と言います。彼女のもとを去るだけでなく，彼女についての噂や嘘を言いふらし，彼女の生活をだめにしてやる，と言うのです。
　家族や友人は，この関係は健康的ではない，フレッドには問題がある，と言います。しかし，彼女はフレッドを失うことをひどく恐れ，彼が見かけとは裏腹にどれほどすばらしい人間であるか，他の人たちも理解できればいいのにと思っています。もし彼女が実際フレッドを落ち着かせ，波風を立てないようにできるのなら，うまくいくはずなのです。
　虐待のサインには，次のものが含まれます。生活の仕方を指図する，家族や友人から孤立させる，金銭やその他の財産を管理する，自分が虐待していながら相手が虐待していると言って非難する，過度に嫉妬深く独占したがる，押す，つかむ，叩く，蹴る，殴る，物を投げる，などです。
　この説明がBPDをもつ人に当てはまる場合，みなさんは，沈黙を保つことで本人を「助けている」またはその関係を「維持している」と考えているかもしれません。しかし，そうではありません。みなさんは両方とも，経験豊かなメンタルヘルスの専門家の支援をただちに受ける必要があります。本書の176〜177ページのストックホルム症候群の節をもう一度読んでみてください。みなさんのことを心配してくれる人，もしくは家庭内暴力ホットラインに電話してください。男性や親も虐待を受けることがあります。みなさんが助けを求めないと，結果は悲劇的なものとなりかねません。

《義務感と罪悪感》
　イヤードリーには，BPDをもつ妹が自分の結婚式を台無しにしてしま

うことがわかっています。母親は,「妹に花嫁の付き添い役を頼まなくてはいけないわよ」と言い張りました。イヤードリーは,すでにその役を親友に頼んでいましたが,母親の願いに屈しました。彼女の人生は,ずっとこの調子でした。いつも,妹のかたわらで「自分の義務を果たした」とき,両親から愛され,ほめてもらえるのです。

Coping in New Territory: The Handbook for Adult Children of Aging Parents の著者スザンヌ・ロバーツは,次のように言います。「私たちは,自分の家族に対しては,めったに境界を設定しません。しかし,彼らには一瞬で私たちの人生を一変させる能力があるように思われるとき,私たちは困惑してしまいます。私たちは,人生のすべてを家族に喜んで捧げているようなものなのです」

ロバーツは,私たちは2つの理由から家族に対して十分な境界を設定しない,と言っています。その2つとは,自己誘発的な罪悪感,そして人がどう思うだろうかとの恐れです。ロバーツは次のように言います。

> 私には,私たちが家族に対して境界を設ける権利があるとさえ考えていないように思われます。結局のところ,相手は家族だからです。現実には,私たちはその権利をもっているだけではなく,家族がこの惑星上の誰とも同じ基準に従うべきであることを認める責任もあるのです。
>
> 境界線の上で足を踏みならしては境界を消そうとし,与えられる以上のことを求める人たちから見れば,私たちはいかにも利己的に映るかもしれません。しかし,自分自身をいたわることは利己的ではありません。そればかりか,境界をまったくもたず,日常茶飯事の要求に対して無条件に反応する人たちは,あまりにも疲れ,怒り,憤っているため,思いやりや愛情をもつことができないのです[7]。

罪悪感と義務感というのは,境界を設定する際の一般的な感情である,

と BPDFamily.com のメンバーは言います。ここでいくつかの例をご紹介しましょう。

- 「僕が自分のお金をもつことに関して設定した境界は，僕が彼女を愛しておらず，僕たちの結婚を真剣に考えていない証拠だと，彼女は言いました」
- 「どうしてこんなことを自分の母親にできるの？ いったいなんて息子なの？ と，母は言いました」
- 「あなたは前夫のようにひどい男だわ，と言って彼女は僕を責めました」

FOG というのは，「浸透し，混乱させるものであり，それが生み出すひどい不快感以外のすべてを覆い隠してしまう」と，*Emotional Blackmail*（『ブラックメール』）の著者スーザン・フォワードは言います。そのプレッシャーはあまりにも不快なので，私たちはすぐに境界を維持することを諦めてしまいます[8]。

いったん FOG ボタンを使えることがわかると，BPD をもつ人はそれを何度も何度も押すでしょう。この力学を次のように見事にまとめた家族がいます。「私が境界を設けようとすると，BPD をもつ本人は，たとえ何時間かかろうとも，私が諦めるまで小言を言い続けます。最初の 30 秒以内に屈してしまうほうがずっと簡単なのです」

フォワードによれば，FOG を切り抜けるための最も強力なテクニックのひとつは，「私は我慢できる」と繰り返し言うことだそうです。これは，新しいメッセージを意識と無意識の両方に植えつけます。脅しに終止符を打つための手立てを考えるときには，深呼吸し，「私は我慢できる」と，少なくとも 10 回言いましょう。誰かが気分を害することに耐えるだけの価値はあります。少なくとも，その報いとして，自信と，人生を統御できているという感覚が高まります[9]。

■ 自分の知覚，感情，意見を信頼しましょう

夫とふたりだけで，義理の親戚なしで休暇に出かけたいと望むのは，虐待に値するのでしょうか？ ラルフによればそういうことになる，と彼の妻である，non-BP のアンは言います。彼女は次のように言っています。

> どこか私たちだけで行けないかしら，と尋ねたら，彼は気分を害してこう言ったんです。「僕にとって家族がどれほど大切な存在か，君だって知ってるだろう。どうして君はそんなことができるんだ？ 君がこんなふうに僕を虐待するなんて，信じられないよ！」
>
> 彼がそんな言葉を繰り返すうちに，しばらくして私は自分自身に疑問を抱くようになりました。このことでまいってしまったので，私はカウンセリングに行くようになりました。私はカウンセラーにこう話しました。「私はひどくコントロールを逸した人と一緒に暮らしているか，それとも自分自身をまったく正確に理解していないかの，どちらかです。いったいどちらなのか，私は理解する必要があるのです」

Stop Walking on Eggshells（初版邦訳『境界性人格障害＝BPD』星和書店）で，セラピストのエリス・ベンハムは，私たちが自分自身について知っていること，または信じていることを誰かが絶えず覆そうとすると，私たちの自分自身に対する信頼は揺らぎ始める，と説明しています。ある種の「洗脳」が生じるのです。

「洗脳テクニックは単純です」と，ベンハムは言います。「被害者を孤立させ，一貫したメッセージにさらします。眠らせないようにしながら，何らかの形で虐待も加えます。そうして当人が知っていることと感じていることについて，疑問を抱かせるのです。常に警戒させ，消耗させ，そしてひどく混乱させるのです」[10]

自分の思い通りにしようとして，ボーダー・ライオンは本人を急きた

て，みなさんの人となり，価値観，動機，パーソナリティについて，否定的で間違った判断をさせます。Welcome to Oz と BPDFamily.com のほとんどの家族会員が，境界を設定する際に，利己的でコントロールしようとしていると言われています。もっとひどい言われ方をしたという人も大勢います。

　利己的というのは，ほとんどの non-BP にとっては，嫌でたまらない言葉です。彼らは，必要とされ，犠牲を払うことによって自己価値感を得ているので，「利己的」と言われることは，これ以上ないほど最悪の罪なのです。彼らは，「疑わしいときには，反対してはいけない，要求も意見ももってはいけない，そして何より，決して『ダメ』と言ってはいけない」と学んだのです。

　自分自身のニーズを気楽に表明できるようになるには，まずその前に，自分にはそのようなニーズをもつ正当な権利があると信じられなければなりません。みなさんには，自分自身の信念をもつ権利があります。たとえその信念が BPD をもつ人のものとは異なっているとしてもです。みなさんには，間違いを犯し，愚かな行動をし，自己弁明をしなくてもよい権利があります。自分自身を好きになる権利もあります。たとえみなさんが完璧ではないとしてもです。

　I Don't Have to Make Everything All Better の中で，著者であるゲーリー・ランドバーグとジョイ・ランドバーグは，こう述べています。「あなたがどのような人物であるかは，あなたがどのような人物であることを選ぶかによって決まります。習い，学び，経験したことに基づく強い信念体系をもっているなら，あなたは人生モデルを発達させてきたのであり，それは，あなたが出会うすべての物事を評価するために用いられます。別の観点に耳を傾け，その価値を評価し，そして『これは私にも妥当だろうか？』と問うこともできます。自分自身とその価値体系に満足しているので，耳を傾け，学ぶことができるのであり，他の人たちの言動を受け入れることも，拒絶することもできるのです」[11]

■ みなさんの境界からBPDをもつ人を救助するのをやめましょう

本書74〜76ページのカープマン・トライアングルを思い出してください（以下を読み進む前に，そこをもう一度読んでおいたほうがいいかもしれません）。これは，家族の人たちが繰り返し陥るパターンを説明するものです。論争の最中に，家族の様々なメンバーが，被害者，迫害者（被害者をいじめる人物），および救済者（被害者を救う人物）の役割を交替で演じます。2人の人物が，役割を入れ替わりながら演じることもあります。

Non-BPが境界を設定すると，BPDをもつ人は自分を被害者役に，non-BPを迫害者役に当てはめ，「あなたがこんなことをするなんて信じられない。あなたって，本当に利己的で支配的だわ！」といったようなことを言います。その後，プレッシャーを感じて，non-BPはその境界を撤廃するか，それを意味のないものにする行動をとります（例えば，境界線を踏み越えたことに対する責任を取らせない）。

いったんnon-BPが救済者になってしまうと，事態は大きく一転します。Non-BPは右下の位置（迫害者）からトライアングルの頂点（救済者）へとトライアングル上を移動するのです。知らないうちに，彼らは自分自身の境界を自ら破壊してしまいます。そして今や，non-BPが被害者，BPDをもつ人が迫害者となっているのです。

マサチューセッツ州ベルモントのマクリーン病院青年期DBTセンター所長，ブレーズ・アギーレ博士は，次のように述べています。

> 親たちにとって，罪悪感は二極間を行ったり来たりします。まず，わが子の行動に失望し，怒りに駆られます。自分の価値を奪われ，操作されているように感じます。自分自身をいたわるべきところでそうしてこなかった場合には，特にそうです。
>
> その後，子どもが自暴自棄になり，無価値感に駆られ，自殺企図や自傷行動がみられるようになると，親は震えあがります。彼らは，

```
        救済者
         △
       ╱   ╲
      ╱     ╲
     ╱カープマン・╲
    ╱トライアングル╲
   ╱_____╲
 被害者          迫害者
```

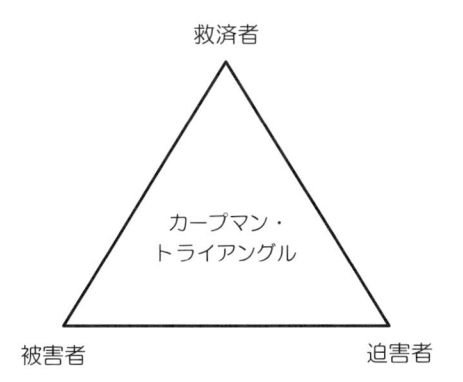

介護モードに入り，わが子を入院させます。しばらくすると，子どもは謝罪し，よい教訓になったと言います。そして親は，治療から抜けさせることでわが子を救助します。親の罪悪感は軽減します。それから3か月後，子どもは再び行動化し，そのサイクルが繰り返されるのです[12]。

■ 境界特性その4

次の境界特性は，本書全体を通じて，最も重要な概念のひとつです。

　自分自身の境界に責任をもつことによって，被害者であることをやめましょう。みなさんの境界にBPDをもつ人がどう反応するかについては，彼ら自身に責任をもたせ，それによって，みなさんは迫害者にならないようにするのです。みなさんが被害者と迫害者としての自分自身を除去することで，BPDをもつ本人に彼ら自身の感情と行動に責任をもたせる機会，言い換えれば，自分自身を救う機会を与えるのです。

自分の決断は自分のものであるという考えは，非常に強力です。人間

関係だけでなく，人生全体を変えてしまえるほどです。気づいたらそこにいたという環境の中では，努力では変えられないものもあるかもしれませんが，感情的にもその他の点においても，どのように反応するかには，多様な選択肢があるということを認識し始めることはできます。

BPDをもつ本人に選択の責任をもたせるというのは，口で言うほど簡単ではありません。低機能で従来型のBPDをもつ人の家族にとっては特にそうです。家族は，BPDをもつ人ができないことと，できること（できるけれどもする必要がない，と本人が望むこと）を区別しなくてはなりません。

BPDに関する著名な専門家のひとりである精神科医のジョン・G・ガンダーソンは，境界を設定することで，人は，より大きな責任を担い，自分の中に適切な境界をもつようBPDをもつ人を動機づけることができる，と言います。ガンダーソンと，共著者のシンシア・バーコウィッツは，次のように述べています。

> （BPDは，）障害をもつ本人や家族に感情的，経済的な犠牲を強いる可能性がありますが…（BPDをもつ人を）その行動の自然な結末から保護してはいけません。彼らに現実について学ばせてあげてください。二，三の壁に突き当たるのは，通常は必要なことです。
>
> （家族が，BPDをもつ人を彼ら自身の行動から救った場合，）その結果は…複雑です。何よりもまず，問題のある行動がしつこく続くことになるでしょう。それはその行動が，何の代償も課されなかったか，BPDをもつ本人に何らかの報いをもたらしたからです。第二に，家族は，本人をかばおうと努めるなかで，高潔さ，お金，善意を犠牲にしたことに憤慨するでしょう。このようなケースでは，家庭内の緊張が高まります。たとえその保護手段が，緊張を防ぐことを期待してのものだったとしてもです。
>
> その間も，その怒りが何らかのレベルで本人に報いていることが

あります。なぜなら，たとえその関心がネガティブなものであったとしても，怒りは彼らを関心の的にしているからです。第三に，彼らは，これらの行動を家庭外で示し始め，家庭内で直面すると予想されたよりも大きな被害と損失を現実世界で目の当たりにすることがあります。したがって，本人をかばおうとすることは，彼らに現実世界への準備をさせないままにしてしまうのです[13]。

■ 境界設定の話し合いのための準備

境界を設定しようとすると，かなりの確率で，スプリッティング‐羞恥心‐恐れの螺旋が活性化されることになるでしょう。したがって，ロードマップ，また安全ネットとして作用してくれる計画を立てることが肝要です。以下の5つの「C」が，計画の構成要素となります。

- 明確化する（clarify）
- 代償を見積もる（calculate costs）
- 結末を提示する（come up with consequences）
- 同意を図る（create a consensus）
- 起こりうる結果を考慮する（consider possible outcomes）

■ 境界を明確にしましょう

みなさんが設定したいと思う境界を考えてください。まず手始めに小さなことから選んでいくことになるでしょうが，他の人たちとのブレイン・ストーミングを試み，あらゆる事柄を俎上に載せてください。（他の人は non-BP が気づけない選択肢に気づくことがよくあります）。本書もしくは同様の書籍にじっくりと目を通し，アイディアを得てください。相手が高機能で見た目にわからない BPD をもつ人の場合，次のような質問から始めていくとよいでしょう。

- どのようなテーマは避けたほうがよいか？
- 長期的，短期的に，私の人生にとって最善のことは何か？
- 私が気にかけている人にとって，最善のことは何か？
- この人間関係に私は何を望んでいるか？
- この人間関係に私は何を必要としているか？
- どうしたら安全を感じられるか？
- 何が私を腹立たしくさせるのか？

本人が，低機能で従来型のBPDをもつ人なら，本章の277〜278ページの補足説明「境界とBPDをもつ子ども」で紹介する問題解決アプローチをお勧めします。

ペリー・ホフマンは次のように述べています。「境界は，みなさんが他者に何を期待するかではなく，むしろみなさんが何を快く受け入れるかに関係していると言えるでしょう。みなさんが許容できることを決定し，それを計画に組み込んでください。例えば，娘さんから暴行を受けたある母親は，娘に，この先も家賃が欲しいのなら治療を受けるようにと要請しました。他にも，もし何か物を壊したら，もう彼女を友人宅まで送り迎えをしないと決めました」[14]

親たちの中には，自分は子どものために多くのことをやりすぎる傾向がある，と報告する人もいます。試行錯誤を重ねることが，低機能で従来型のBPDをもつ人が自力で何はでき，何はできないかを判断するうえで助けになるでしょう。

ある父親は次のように言っています。「すぐに飛んで行って娘のことに首を突っ込むべきなのかどうか，妻も私も随分と思案しました。そして，学校や仕事探し，医師の予約など，私たちが立ち入ってはならない領域もあると判断したのです。結果として，彼女はそれらの領域でより自立し始めました。私たちは学んだのです。私たちがおせっかいをして，もし何か悪化することがあれば，それはすべて私たちのせいになるだろ

う，ということです」

　計画を立てる際には，交渉の余地を残しておいてください。BPD 専門のセラピストであるフレダ・フリードマン博士は，次のように言います。「ときには，ふたりの人間が相容れない境界について交渉しなければならないことがあります。これは，各自が譲歩し，相手がなぜそのように考えるようになったのか，その理由を承認するよう努めるということです」[15]

■ 代償を見積もりましょう

　私たちは日々の生活にあまりにも忙しいので，自分たちを苛んでいる物事にそれほど目を光らせたりはしません。解決できない問題に直面すれば，見て見ぬふりをし，消え去ってくれることを願います。あるいは，一度もうまくいったことがない問題解決法を用いたりします。奇跡が起こらないとはかぎらないからです。

　そして，危機が生じます。あるいは状況が，古い対処法ではどうにもならないところまで悪化します。悔やみながら，私たちは結論を出します。「ああ，見て見ぬふりなんてすべきじゃなかった。この代償は，思っていた以上に高くついた。もっと注意を払うか，さもなければもっと徹底的に考えておけばよかった。そうすれば別の選択をしただろうに」

　小人の家の演習では，みなさんは，境界が必要な問題に目を向け，何らかの決断を下すことを余儀なくされました。しかし現実生活では，私たちは物事を成り行きに任せがちです。誰が見ても我慢の限界となるか，あるいは大異変を引き起こす出来事が起きて，関心を集中せざるをえなくなるのを待っているのです。Non-BP は，まさに自分の生存が脅かされるまで，境界設定を先延ばしにするようです。

　本章の中で先に紹介したジャックは，非常事態になるまで境界設定を行いませんでした。彼は，次のように言っています。「ロリーンが悪口を言うせいで，僕は，自分には仕事の能力が全くないと思うようになり

ました。仕事はそれまで常に，僕が自信をもてることだったので，僕は気が滅入りました。もう自分自身を好きではなくなりました。自分がそうありたいと思う人間ではなくなってしまったんです」

このことから，時間と関係するもうひとつの境界特性が見えてきます。

■ 境界特性その5

長期にわたって境界を維持していくためには，その境界が必要で適切であるという確信をもたなければなりません。確信は，その境界がしかるべきところにないと，どれほど大きな代償を払うことになるかを理解したときに生まれます。みなさんが待てば待つほど，その代償は大きくなります。

ジャックは，生存が脅かされるまで，境界を設定しようとはしませんでした。しかし，みなさんが真似をする必要はありません！　胸に手を当てて聞いてみてください。みなさんの生活の中心領域で，境界をもたないことが，現在どれほど高くついているでしょうか。将来はどうでしょう。みなさんは実際の代償，例えば，子どもにお金を渡していることについて考えるかもしれません。あるいは，ストレスを受けたり，時間を費やしたり，楽しみを見合わせなければならなかったり，何らかの機会を犠牲にしたことについて考えるかもしれません。

■ 結末を提示しましょう

BPDFamily.com のメンバーであるバージニアは次のように言っています。「境界はうまく機能しません。どうすればいいのでしょう？　夫が境界を破るたびに，私は家を出るということでしょうか？　もちろん，試してみました。でもうまくいかなかったんです。彼が境界を破るたびに私が家を出て，友人の家に滞在することもできただろうと思います。

でもそんなことをしたら、私はずっと友人の家に住むことになってしまうんです！」

　結末を伴わない境界は、小言以外の何ものでもありません。つまりそうなのです。バージニアは、夫が彼女の境界に従わなかったときには、実際に家を出なければならないということです（あるいは、何か別の結末を用意する必要があります）。境界には結末が伴うという事実は、価値判断ではありません。BPDをもつ人たちについて述べているのでもありません。それは、人間の本質に関することであり、人はやりがいのある行動を繰り返し、不愉快な行動は避ける傾向にある、という事実に関することなのです。（このことについては、次章でさらに詳しく取り上げます）

　健全な人間関係においては、境界は、結びつきたい（他者を喜ばせたい）欲求と、自立したい（自分自身を喜ばせたい）欲求との間のバランスの上に成り立っている、ということをすでに見てきました。また、non-BPたちは、あまりにも弱く、内容の薄い境界しかもたない傾向があることもおわかりになったでしょう。みなさんの境界のスタイルを変更する、つまり、受け入れることと受け入れないことの「基準線を変える」ことで、人間関係により健全なバランスをもたらすことができます。

　シーラは、多くのことを大目に見ることができました。もっとも、何もかもというわけではありません。彼女はこう言います。「結婚していた14年間、夫のライアンは、私の境界のほとんどを侵害しました。でも私は、2つの点は譲らないことにしました。浮気をしてはいけないということと、私を殴ったり、何だろうと暴力をふるったりしてはいけないということです。私の知るかぎり、そのどちらも、彼は実行したことがありませんでした」

　ライアンがすべての境界を破ったのにその2つを破らなかったのは、ただの偶然なのでしょうか？　彼があえて破ろうという気を起こさない第三、第四、第五の境界をシーラが設けていたら、どうなっていたで

しょうか？　そして，それらの追加的な境界の結末が，白か黒か，といったそれほど徹底的なものではなく，段階的なものであったとしたらどうだったでしょうか？

基準線を変更するというのは，何については大目に見たり許容したりするつもりがあり，何についてはそうではないかの指針を改めることを意味します。たとえはっきりそうと述べられなくても，みなさんのことを最もよく知っている人たちならば，まさにどこまでなら押してもみなさんが押し返してこないかをわかっているでしょう。シーラの基準線は，「私を殴ったり，浮気をしたりしないなら，何をしてもいい」に設定されています。そして，意識的あるいは無意識的にであれ，ライアンがこの境界ゆえに，この２つを実行せずにすんだ可能性は十分にあります。

もうひとつの例をご紹介しましょう。バートとナンは，夕食の直前に遊ぶのが大好きです。彼らの母親は，毎晩５時30分に彼らを夕食に呼びます。しかしバートとナンは，断じておバカさんではありません。彼らは，もう５分したら母親がいらいらした調子で再び怒鳴ることを知っています。２回目に呼んでから２分後，母親は最後の声をかけ，早くしないと今夜は一切テレビはなしですからね，と脅します。まさにそのとき，彼らは自分たちのお気に入りのテレビ番組を楽しみにしながら家の中へと向かうのです。

母親のマリーは，この言い合いに嫌気がさしています。そのせいで欲求不満になり，いらいらします。じっくりと腰を落ち着けて考えれば，彼女がテレビを観る権利を取り上げないのは，そうしたら子どもたちがよりいっそう文句を言い，ますます彼女を悩ませるだろうから，ということに気づくかもしれません。彼女は，自分の基準線が５時45分に設定されていることに気づいていないのです。

みなさんの基準線を変更するには，ある程度の内省と決断が必要となるでしょう。現実的かどうか確認してください。動機を維持するために毎日日記をつけ，代償を思い出せるようにしてもいいでしょう。心に留

めておいていただきたいのは，みなさんは，自分自身とふたりの関係のために結末を提示しているのであって，本人に対抗してそうしているのではないということです。そしてまた，境界はみなさん独自のものであるということを覚えておいてください。誰にもその正当性を証明する必要などないのです。

■ 同意を図りましょう

兄弟姉妹も含めて，家族全員の足並みがそろっている必要があります。BPDFamily.com の経験豊かな親たちは，次のように述べています。「子どもが思い通りにしようとして，より甘いほうの親の同情につけ込むとき，両親の間の意見の不一致は，グランドキャニオンほど大きなものとなります。協力し合わない両親には，夫婦間の問題が生じるでしょう。これもまた，スプリッティングの行動を悪化させます」

■ 起こりうる結果を考慮しましょう

境界を設定する家族は，BPD をもつ人の行動が改善する前，まずはいったん悪化することに例外なく気づくことになります。これらの行動は元の状態に戻そうとするものです。それらは，はじめのうちは些細なことで，意見の衝突も大したものではありません。しかし徐々に脅しへと発展し，みなさんにプレッシャーをかけようとして，味方を得ようとするかもしれません。これは，境界に対する通常の反応であり，私たち全員がそうします。しかし，BPD をもつ人たちの場合，それがより激しいものとなるのです。

Stop Walking on Eggshells（初版邦訳『境界性人格障害 = BPD』星和書店）で，著者は次のように説明しています。「BPD をもつ人が自力でそのつらさに対処できるよう，みなさんがそのつらさを相手に意図的に返し始めると，相手は，みなさんにとってはしたつもりのない約束を破られたかのように感じます。当然のことながら，BPD をもつ人は，これを苦痛

に感じます…これらの対抗手段にみなさんがどれほど耐えられるかによって，みなさんの関係の将来の方向性が決まってくるでしょう」

以前のみなさんなら，おそらくこのようなことを想定していなかったでしょう。しかし今なら，みなさんは相手の反応を予測して計画を立てることができます。最初のステップは，車の前に飛び出したネコのようにギョッとして立ちすくむのではなく，その状態から脱することです。いかなる脅威や恐怖も解消し，155〜156ページで概要を紹介したカーネギーの問題解決法を用いて，ひとつひとつを論理的に考えましょう。

起こりうる結果をすべて考慮し，それに備えます。徹底的に考えるのを助け，支援してくれるよう，友人に頼んでください。以下のような兆候がみられたら，それはみなさんが，メンタルヘルスの専門家の支援を必要としている証かもしれません。

- 大激怒，自殺の脅しなど，BPDをもつ人の行動が，みなさんや彼ら自身の安全を脅かしている。
- ふたりの関係が長年にわたって機能不全である。
- BPDをもつ人が，親であるなど，何らかの権威ある立場にある。
- 経済的支援または住居など，実際的な問題でみなさんがBPDをもつ人に依存している。
- BPDをもつ人が，過去に脅しをしたことがある。特に，ひどく恐ろしい脅し。
- みなさんにプレッシャーをかけるために，BPDをもつ人が味方を引き入れたことがある。

■ 境界について話し合いましょう

本章で，みなさんは驚くほどたくさんの取り組みをしてきました。いよいよ，みなさんの決断について，本人との話し合いを始めるときです。

おそらく，何日も何週間も，いいえ何か月にもわたり，多くの話し合いをしていくことになるでしょう。これをひとつのイベントとしてではなく，プロセスとして考えてください。繰り返しますが，最初は少しずつ，1つか2つの境界でゆっくりと始めていきましょう。いきなりあれもこれもと，望むことをすべて挙げ連ねて，本人に突きつけるのはやめてください。

■ 安全第一

ケンが妻のアンドレアに境界についての手紙を書くと，彼女は，仕事中の彼に電話をかけてきました。ケンは次のように述べています。「彼女は，20分間僕を攻撃し，警察の取調官のように僕に質問をしました。まるで発砲部隊から一斉射撃を受けているかのような気分でした」。ケンは，電話を切らずに，妻を説き伏せようとしました。しかしおわかりのように，それは悪い考えでした。

安全第一，いつもと同じです。忘れないでください，BPDをもつ人は，1から10の感情の尺度でいったん6に到達してしまったら，もはや自分自身を落ち着かせることができなくなってしまうことがあるのです。みなさんから，「ちょっと休憩しようか」と言ってあげるとよいでしょう。あるいは，「今，私はベストの状態じゃないから」と言ってあげてください。低機能で従来型のBPDをもつ人たちの治療経験が豊富なガンダーソンとバーコウィッツは，次のように述べています。

> 癇癪，脅し，叩く，そして暴言を吐くといった虐待的なふるまいを大目に見てはいけません。彼らに対して境界を設けるための方法には幅があります。ちょっとした素振りで示すのなら，癇癪を起こしても関心を払わず，報われることのないようにするため，その部屋から出て行く，という方法があるでしょう。もっとはっきりとした行動でというなら，救急車を呼ぶという手もあるでしょう。家族

の人たちの多くは、後者のような手段をとることを恐れます。なぜなら、自宅前に救急車に停まってほしくないから、あるいは癇癪を起こしている当人の怒りを買いたくないからです。

　このような感情に心がかき乱されるときには、反対の問題点を考える必要があります。誰かが暴力的になり、コントロールを逸したときには、身の安全を守ることが重要です。プライバシーよりも安全を優先することには、ほとんどの人が賛成するでしょう。さらに、コントロールを逸した行動に対して医学的な関心を得るのを怠ることで、それに目をつぶることになってしまうかもしれません。これでは、事態をエスカレートさせてしまうだけです。行動化は、助けを求める叫びです。助けを求める叫びは、聞いてもらえないと、ますます大きな叫び声になるのです[16]。

■ DEARテクニックを活用しましょう

　研究者のマーシャ・M・リネハンは、BPDをもつ人と、彼らを世話する人たちとのコミュニケーションのための、一連のスキルを開発しました。その頭文字をとったのが、DEARです。これは、描写する（describe）、表現する（express）、主張する（assert）、強化する（reinforce）の4つを表したものです。

　このステップを進めるときには、前章の共感的に認めること、およびその他のコミュニケーション・テクニックを用います。この障害の生物学的理由、BPDをもつ人が感じる羞恥心と恐れなど、みなさんがこれまでに学んできたことをすべて心に留めておくこともとても重要です。感情移入の演習について再度読み直したい場合は、本書の57～60ページを参照してください。

　過去に煮え切らない態度を示してきた人は、そのことを認め、次のように言うとよいかもしれません。「この件については、前にも一緒に話したことがあったよね。でも僕は、このことで君に混乱したメッセージ

を伝えてきたことに気づいたんだ。あれじゃあ，僕たちのどちらにとってもフェアじゃなかったよ」。家族全員が自分自身の境界とニーズをもつ権利があるということを認識してください。

描写（describe）しましょう：事実に基づき，感情的にならずに，みなさんがその状況を目にしたように述べてください。「君は僕の仕事中に，1日10回以上は電話してくるよね。そのたびに，僕は気が散って集中できないんだ。オフィスは共用なんだよ。だから他の人たちにも聞こえてしまうんだ。それに，仕事中に個人的な電話は受けてはいけないことになっているんだよ」

表現しましょう（express）：その状況について何を感じているのか，どのような意見をもっているのか，はっきりと表してください。「僕は本当に欲求不満に感じているんだ。だって前に言っただろう，これはやめてほしいって。職場にいるときは，僕は仕事しないといけないんだよ」

主張しましょう（assert）：みなさんの境界を，簡潔に主張してください。境界は，小規模で，達成可能で，現実的であるべきです。「1日に2,3回の電話なら受けられるよ。でも緊急でないなら，それ以上は一切受けられないからね」。本人がみなさんの話に耳を傾けるようになるまで，この境界を繰り返し述べてください。何度でもそこに戻ってください。

強化しましょう（reinforce）：適切なら，みなさんの境界の利点を強化してください。これは，すでに協力的な雰囲気をつくることができていれば，よりうまくいくでしょう。「僕が帰宅したら，一緒に話そうよ。それなら，仕事ができるから，僕はそんなに不満を感じないと思うんだ。それに，話すことはできないと君に言う必要がなくなるから，君だってそんなに不満に思わなくなるんじゃないかな」

■ 許可を求めたり過剰な説明をしたりしないでください

言わないことは，実際に言うことと同じくらい重要です。話し合いの

後，まるで洗濯機の中でもみくちゃにされたかのように動揺し，どうして事態があらぬ方向へ行ってしまったのかがわからないなら，おそらくみなさんは，自分自身の期待をはっきりと述べる代わりに，境界設定の許可を求めるという過ちを犯してしまったのではないでしょうか。これは，人が犯す過ちの中でも最もよくみられるものです。過剰に説明しようとする衝動を取り除くには，かなりの努力と，態度を変化させることが必要かもしれません。

境界をめぐる言い争いに引きずり込まれないためには，何としても本人の同意を得なければという，みなさんの中の強い欲求を手放す必要があります。過剰に説明したり，弁護したりしてはいけません。そのために，なぜなら，という言葉を最小限に控えてください。みなさんの説明に対して，反論したり，弱点を突こうとしたりして，本人が質問しようとしている場合はなおさらです。主題から逸れてはいけません。もしみなさんが望むなら，別の機会に，その関係自体についての話し合いに戻ればよいのです。

ただちに質問に答える必要はありません。焦ってはいけません。「私にはわからないわ」「そのことについては考える時間が必要だよ」と言ってみてはどうでしょう。侮辱されても，それを本人の心底からの気持ちとしてとらえないでください。本人が言うほどみなさんが悪い人間なら，彼らはみなさんのそばにはいないでしょう。

■ アサーティブに，でも優しく

共感と承認について前章で学んだことをすべて活用しましょう。*Surviving a Borderline Parent* の共著者，フレダ・フリードマンは，次のように述べています。「相手の願望やニーズを一切認めずに，やりとりの焦点がまさに境界設定に置かれると，通常は双方とも，話を聞いてもらえていない，理解されていない，認められていないと感じます。BPDをもつ人が異常で，操作的であるかのように感じられることもある

でしょうが，本人は，自分のほうが誤解され，承認されていないように感じているのです」[17]

声の調子，表情，その他の身体言語は，みなさんの姿勢や信念について，言葉よりもはるかに多くのことを述べているということを忘れないでください。ときにみなさんは，優しい面を出したいと思うこともあるでしょうし，有無を言わせず断言したいと思うこともあるでしょう。身体言語はすばらしいツールであり，一瞬一瞬，調節することができます。

すべきこと：

- アイ・コンタクトを用いましょう。誠実に，しかし確固として落ち着いていましょう。
- 立っている場合には，しっかりと両足を着けて，まっすぐに立ちましょう。足をいつもより広げて，姿勢を大きく見せると，よりしっかりと自分を主張する感じになります。
- 穏やかで，落ち着いた，優しい声色で話しましょう。声は，高め（テノール，ソプラノ）ではなく，低めにします（アルト，バス）。
- 速すぎない，通常の速さで話します。
- 声を張り上げてはいけません。競り合おうとしているのではないということを示すために，実際，少々声を低めたほうがいいかもしれません。そうすれば，本人もみなさんの話が聞こえるように，自分の声を抑える必要があります。優しく，落ち着いた声で話しましょう。
- 物理的な距離を近く保ちながらも，脅威を与えないよう，近づきすぎないようにしましょう。

すべきではないこと：

- 指をさす
- 大声を出す
- にらみつける，あるいは目を細める
- 鼻息荒く言う
- あごの筋肉を緊張させる
- 口を固く結ぶ
- 卑屈な感じで下を見る
- あごを突き出す ［訳注：反抗・自己主張の気持ちを表す］
- こぶしを強く握りしめる
- 髪の毛の間に指を滑らせる
- 腕を組む
- 腰に両手をあてる ［訳注：いばった感じを与える］
- 足を踏み鳴らす
- 椅子に浅く腰かける
- 地面を蹴る
- 相手に近寄りすぎる
- 爪を噛む
- ささくれをいじる
- ため息をつく
- 声をふりしぼる
- 両手を握りしめる[18] ［訳注：悲痛や絶望などのしぐさ］

■ **本人が自分の立場を尊重されていると感じられるように伝えましょう**

本人のニーズと願望を承認し，そしてそれがどれほど大切に感じられるかを知らせてください。と同時に，すでに設定された境界を定着させ

るか，あるいは何度も繰り返し述べてください。次のように言ってみてはどうでしょう。

- 「私は何も，私たちのどちらか一方が正しいとか間違っているとかを決めたいわけじゃないの。私たちの関係をできるかぎり最善のものにしようとしているのよ。私に必要なのは…」
- 「この件については，僕もよく考えているんだ。自分自身について，何ができて何はできないのか，そして何を必要としているのか，学んでいるんだよ。そして僕にとって必要なのは…」
- 「あなたがこのことで私のことを利己的だと思っているってことは，私にもわかるわ。それでも，○○が私には必要なの」
- 「僕はコントロールしようとしているわけじゃない。自分の気持ちに素直に，誠実であろうとしているんだ。僕に必要なのは…」
- 「それに対してどう答えていいのか，よくわからないわ。でもね，わかることがあるとすれば，物事がこんなふうに進んでいくべきではないってことよ。私に必要なのは…」
- 「なるほどね，僕たちが物事を同じように見ていないのは確かだよね。同じだったらって思うよ。だって，これは僕にとってもたやすいことではないからね。僕に必要なことは…」

■ 練習，練習，練習です

できるかぎり多く，会話の練習をしてください。BPD をもつ人が空いた椅子に腰かけているつもりで，みなさんが言おうとしていることを思い浮かべてください。もっとよいのは，友人と一緒にロールプレイすることです。友人が BPD をもつ人の役をします。みなさんが通常，はっきりと主張するタイプではないなら，まずは危険性の低い状況で，強く主張してみることから始めてはどうでしょう。例えば，レストランで料理に不都合があった場合に，それをウェイターに伝えるのです。

■ ポジティブなセルフトークを試しましょう

ボーダー・ライオンの雄叫びを消すためのひとつの方法は，ポジティブなセルフトークを絶え間なく続けることです。セルフトークとは，ほぼ常時行われている頭の中での会話です。以下のようなポジティブで，安心させてくれる思考を試してみましょう。

- 「自分の境界を設定し，維持することは，今のうちは妙な感じがしたり，どうもしっくりこないかもしれない。でも大丈夫。何ごとも，慣れるまでは違和感があって馴染めないものさ」
- 「私は恐れている…でも，いったい何について恐れているのかしら？ 待って…このことについては徹底的に考えてきたじゃない。私は自分の安全を守るためにこれをつくったのよ。きっと大丈夫だわ」
- 「僕は彼女のことをとても大切に思っているから，これに取り組んでいるんだ。彼女にはそれが理解できないけど，それはそれでいい。僕は，僕たちふたりのためにこれを見守っていくつもりだ」
- 「長い目で見て，いつか彼のニーズに応えてあげられるようになるためにも，今は，私自身の境界を守る必要があるんだわ」

■ お子さんのために境界を設定しましょう

サラと，BPDをもつジョーには，2人の子どもがいます。サラは，自分自身だけでなく，子どもたちのためにも境界を設定します。彼女は次のように言っています。

> かつて夫は，大した理由もないのに，帽子を落としたというだけで，わが家の10代の息子たちに激怒したものでした（私は，どうか息子たちが食事の席で間違ったナイフの持ち方をしませんようにと祈ったものです）。最初は，私も彼に対して怒りを返していました。でも，そんなことをしても緊張状態がひどくなって，問題が増すばかりでした。

今，私は，その場を去るか，彼のことを見て見ぬふりをするかのどちらかです。

夫が息子たちのどちらかに激怒し始めたら，私は子どもに，5分か10分，自分の部屋へ行っていてね，と落ち着いて話します。子どもたちにはすでに別個に話をしてあります。彼らが問題なのではなく，父親のほうが落ち着いて自分の感情に対処するための時間を必要としているということをわかってもらうためです。このようにすれば，夫は落ち着くことができるようです。

代わりに子どもたちには，お父さんが怒った声をしているときにはお父さんのことは気にしちゃだめ，話しかけてはだめ，と言ってあります。こんなとき，子どもたちは彼を無視することになっているのですが，でもそれは，私がその場にいて，彼らの身が危険にさらされていないときだけです。もし私が夜，留守にする予定で，夫と子どもたちだけでいることになる場合，私は，息子たちがどこか別の場所にいられるよう，なんとか手配します。あるいは子どもたちを，私と一緒に学校へ連れていきます。

Stop Walking on Eggshells（初版邦訳『境界性人格障害＝BPD』星和書店）には，子どもたちのための境界設定について，より詳しく述べられています。

■ もって生まれた魂の光が輝きますように

A Return to Love: Reflections on the Principles of A Course in Miracles（邦訳『愛への帰還―光への道「奇跡の学習コース」』太陽出版）において，著者マリアン・ウィリアムソンは，次のように述べています。「私たちが抱く最も深い恐れとは，私たちが不十分であるということではありません。私たちの最も深い恐れとは，私たちが計り知れないほどに強

力であるということです」。この引用部分を聞いたことがある人は多いでしょう。しかし，ウィリアムソンは，続けてこう述べています。「そして私たちは，自分自身の光を輝かせることで，知らず知らずのうちに他の人たちにも同様のことを許すのです」

　これこそ，本章がみなさんに力を貸そうとしてきたことです。人間関係のバランスを回復するうえで，境界は強力なツールです。今やみなさんは，自分自身，つまり唯一コントロールできる人物に責任をもつようになりました。それと同じこと，つまり自分自身で決断を下し，自分に対して責任をもつことをBPDをもつ本人がするかどうかは，彼ら自身にかかっています。

　次章では，BPDをもつ人の選択にどのように応じたらいいのかについて考えていくことにしましょう。

境界と BPD をもつ子ども

親は，実際的な理由と，現実世界での機能の仕方を子どもが学べるよう助ける目的で，子どものために境界を設定します。残念ながら，正常に機能する子どもに有効に作用するような境界設定は，BPD をもつ子どもにはあまり効果がないことがあります。

NUTS のシャロンは，以下のように考えています。

- 未成年の BPD をもつ人たちの中には，自分の行動には結末が伴うということを理解できない人がいます。例えば，無茶をして車をぶつけてしまう子どもがいますが，それは車がないとどこにも行けなくなるということが想像できないからです（もちろんこれは，BPD をもたない 10 代の少年少女たちについても言えることですが，BPD をもつ子どもたちの場合は極端なのです）。
- 彼らが結末を思い浮かべることができる場合でも，その行動から結末までの間にあまりにも大きな隔たりがあるかもしれません。
- 結末は，親が望むような影響力をもちません。
- 衝動性ゆえに，子どもは結末を無視し，何であろうと自分が求めることをします。

境界は，意図していた効果をもたないこともしばしばですが，それでも，境界が設定され，結末が存在することは重要です。境界を設けることに加えて，問題解決アプローチを用いましょう。ガンダーソンとバーコウィッツは次のように述べています。

> BPD をもつ人たちは，知的で，野心的で，外見もよく，芸術的才能に優れているといった，多くの明らかな長所をもっています。彼らは自分の進歩を喜び，まだその準備ができていない壮大な計画へ向かって突っ走ることがあります。しかし停滞し，その結果，

正反対の方向へといきなり方向転換してしまうこともあります。お子さんがより小さな，より現実的な目標を設定できるよう助けてあげてください。そのほうが，成功の可能性は高まります。目標をいくつかの段階に分解し，ひとつずつ進んでいけるようにします。助けが必要かどうか，子どもに尋ねてください。いきなり首を突っ込むのはやめましょう。

　問題には，家族内での率直な話し合いを通して取り組むのが最もうまくいきます。人は，参加を求められ自分の意見が尊重されたとき，最もよく自分の役割を果たすものです。みなさんが求めていることがどれほど難しいかを理解し，その課題をやれそうかどうか，みなさんのほうから先に尋ねてください。

　どのようなことであれ，BPD をもつ人の何らかの問題行動への対処の仕方について，家族の人たちがそれぞれ全く対照的な見解をもつことがあります。両親の意見の不一致は，家族間の衝突に油を注ぐことになります。また，兄弟姉妹も，どうすべきかについてそれぞれの意見をもっています。したがって，問題に対するそれぞれ対照的な見解について，率直な意思疎通を図り，お互いの考えに耳を傾け，そのうえで，全員が忠実に守っていける計画を立ててください。

第11章
パワーツール5：
適切な行動を強化する

> *Welcome to Oz* のメンバーたちは気づきました。BPD をもつ人は，私たちが引いた境界線を目にすると，その線に足をのせてみます。そして何も起こらなければ，境界線が切れてしまうまで，何度もそれを足で踏みつけるのです。
> ——— *Welcome to Oz* のメンバー

　すでにみなさんは自身自身の境界を設定し，それを BPD をもつ本人に伝えたことでしょう。次のステップは，それをどのように維持するかです。Welcome to Oz と BPDFamily.com のメンバーたちは，この領域のスキルを発達させなければなりません。そこで，彼らから寄せられる一般的なコメントをいくつかご紹介することにしましょう。

- 「境界を設定したとき，私には新たな決断力が備わっていました。でも，彼が境界を取り除こうとしたとき，私は弱気になってしまいました。もうこれ以上耐えられないと思ったのに，さらに耐えることになってしまったのです」
- 「私が境界を設定しても，彼はいつもうまくすり抜けてしまいました。たとえその境界の目的が，彼を助けることだったとしてもです」
- 「私が境界を設定したあと，しばらくは彼も自分の行動を改めてい

ました。それが長期にわたることもありました。でもそのあとは，まさに地獄と化したのです。境界は，設定されては壊されます。その繰り返しなのです」

BPDをもつ人は，みなさんが設定した境界がどれほど揺るぎないものか，何度も何度も試すことでしょう。これは，人間の自然な性質です。人は子どもの頃から，たとえ父親が一日のんびりしたいと思っていても，いつまでも駄々をこね続ければ，遊園地に連れて行ってもらえるということがわかっています。

BPDをもつ人が境界をテストし始めたら，みなさんがこれまでに学んできたコミュニケーション・ツールはすべて後回しです。今，重要なことは，みなさんが何をするかであり，何を言うかではありません。境界を有効に作用させるために，みなさんが求める行動を強化してください。みなさんの境界を遵守するのです。うっかり，境界違反を強化することのないようにしてください。Non-BPの多くが，実際そうしてしまいます。これでは，一生懸命設定しようとしてきた境界を弱めることになってしまいます。

■ 強　化

強化子とは，何らかの行動と結びついて起こるもので，人が再びそのように行動する可能性を増大させるか，低下させるかのどちらかに作用するものをいいます。

■ 正の強化子と負の強化子

繰り返し実行される可能性を高める行動は，「正の強化子」と呼ばれます。一方，その可能性を低める行動は，「負の強化子」と呼ばれます。いくつかの例をご紹介しましょう。

《1歳の赤ん坊が泣く》
　正の強化子：赤ん坊が抱き上げられる，抱き締められる，哺乳ビンを与えられる，おしめを替えてもらう。これらの行動は，その赤ん坊が寂しかったり，おなかが空いていたり，あるいはおしめが濡れているときに，再び泣く可能性を高くします。
　負の強化子：赤ん坊が無視される。かつてテレビ番組で，大人の監視をほとんど受けていない外国の孤児院の子どもたちが放映されたことがありました。よちよち歩きの幼児のひとりが，たまたま頭を何かにゴツンとぶつけました。しかし，その子どもは泣き声をあげませんでした。その子は，泣いたところで助けを得られるわけではないということを経験上知っていたのです。

《ジェーンは，気分を害し，友だちのエイミーに電話をします》
　正の強化子：エイミーはジェーンの話に耳を傾け，彼女を笑わせます。翌日にはコーヒーを一杯おごってくれます。ジェーンは，再びエイミーに電話するでしょう。
　負の強化子：エイミーは，ジェーンの問題が自分の問題と比べたら大したことではないと指摘します。続けてジェーンに，自分が抱える問題をすべて打ち明けます。ジェーンが再び電話する可能性は低くなるでしょう。

■ 強化子と境界

　みなさんが何をするにしても，みなさんの境界を守らない（「違反する」）ことに対して，本人に正の強化をすることは控えてください。次の例で母親は，電話するという行動に対して正の強化を行っています。

《テイシーとベッツィー》
　テイシーは，成人した娘のベッツィーに，緊急事態ででもないかぎり，

1日3回以上，仕事中に電話をかけてきてはいけないと話してありました。ベッツィーは実家で生活しており，仕事を探すことになっています。以下のシナリオは，テイシーが境界を設定した翌日に起きたものです。テイシーは仕事中です。ベッツィーは気分がすぐれず，自宅にいます。

午前8時～午後12時	ベッツィーが何やかやと理由をつけてテイシーに2回電話をする。
午後1時	ベッツィーがその日3回目の電話をかける。テイシーは彼女に，新しいルールについて思い出させる。
午後3時	ベッツィーが再び電話をする。テイシーはいらいらした声で，ベッツィーに，もう電話をかけてきてはいけないことを思い出させる。ベッツィーは，これは緊急事態である，と言う。なぜなら，ベッツィーはテイシーがいつ帰宅するのか（これについては，テイシーはすでに伝えていた）を知る必要があったから，と言う。会話は少々熱を帯び，ベッツィーは電話を切る。
午後3時5分	ベッツィーが，テイシーの話し方について，謝罪を求める電話をする。テイシーは謝罪し，これでベッツィーもいくらか落ち着くだろうと考える。
午後4時	ベッツィーが電話をする。DVRの操作と，録画した番組を観る方法がわからないから，という理由である。彼女は動揺し，どうにかしなければならないと思っているが，DVRを操作できないので欲求不満を抱えている。テイシーは溜息をつき，操作の仕方を説明する。彼女の境界については，改めて話し合いをもとうと決心する。
その夜	ベッツィーが，母親を虐待的だと言って責める。自宅でひとりぼっちでいるのに，テイシーが気にもしないからだという。テイシーは，説明を試みながら，「境界なんて何の意味もない！」と思う。

第11章 パワーツール5：適切な行動を強化する

《正の強化子と負の強化子を見つけましょう》

それでは，言葉を取り除き，行動に着目してみましょう。

午前8時〜午後12時	ベッツィーがテイシーに2回電話をする。
午後1時	ベッツィーが再び電話をし，テイシーは彼女と話をする。ベッツィーは，許された回数を使いきってしまう。
午後3時	ベッツィーが再び電話をする。そしてテイシーが彼女と話をする。
午後3時5分	ベッツィーが再び電話をする。そしてテイシーが彼女と話をする。
午後4時	ベッツィーが再び電話をする。そしてテイシーが彼女と話をする。
その夜	テイシーが，境界はうまくいかない，と確信する。

あらあら，それは見当違いですよ！ テイシーの境界がうまくいかなかったのは，ベッツィーがそれを守らなかったからではありません。テイシーが，自分自身の境界を守らなかったからです。重要なのは，みなさんが何をするかであり，何を言うかではありません。このことを常に心に留めておいてください。ではここで，スローモーションで再生してみましょう。

午後3時の電話は，「テスト」だったのです。テイシーは，相手の策略にまんまとひっかかり，自分の境界を守らずに，ベッツィーと話してしまっています。彼女は，トライアングル（257ページ参照）を移動し，「迫害者」から「救済者」になってしまいました。迷惑そうにベッツィーと話をすることは，負の強化になるのではないか，とみなさんは思われるかもしれません。しかし，ここでは正反対のことが起こっているのです。

自宅でひとりぼっちのベッツィーは，孤独で，愛されておらず，人々の視界から消えてしまったように感じています。ベッツィーが電話をしたとき，テイシーは彼女と話をし，全関心をベッツィーに注いでしまいました。批判的なやり方ではあったものの，それは強化となり，ベッ

ツィーがテイシーに再び電話をかける可能性をさらに高めてしまったのです。

常に心に留めておいてください。議論は強化になりうるのです。テイシーは，ベッツィーが言っていることに注意を払い（いつ帰宅するのかについての会話），ベッツィーが何をしているか，つまり再度電話をしていることについては，大目に見ています。作家のエイミー・サザーランドは，「夫婦が言い争うとき，彼らが口にしていることのほうが，彼らがしていること——つまり喧嘩——よりも耳目を集めるものである」と述べています。また，作家のカレン・プライアもこれに同意し，次のように述べています[1]。「あなたは各論点を徹底的に掘り下げていて，そして，あなたが言ったことは完全に正しいかもしれません。しかし，それでもまだあなたは，この"言い争い"には対処していないのです」[2]

では，ベッツィーが電話をかけてきたとき，テイシーはどうすべきだったのでしょうか？　彼女は，この質問への答えを，計画を立てる際に決めておくべきでした（259〜266ページ参照）。テイシーは，ボイスメールや秘書をもっていないのなら，ベッツィーの声を聞いたらすぐに自然な声で，「今夜，私が帰ってから話をしましょう」と言って受話器を戻し，そのあと，ベッツィーが電話をかけてくるたびに，その行動がなくなるまで，これを繰り返せばよかったのです。

境界によっては，いったい何が「緊急事態」となるのかの定義も含め，詳細に書き出すことが必要な場合もあります。

《サラとジョー》

サラと，BPDをもつ夫のジョーについては，274〜275ページで紹介しました。この夫婦には2人の息子がいます。サラは次のように言います。

> 夫のジョーは，自分が「無視」されていると思うと，たびたび，「も

うたくさんだ。僕たちはもう終わりだ。こんな生活をしていくつもりはない！」と言います。離婚すると言って脅し，癇癪を起こします（こんなこと，私たち家族は無視します）。そしてそのあと，すねてしまいます。

　彼がすねるのをやめ，「まともに」行動して自分をコントロールできるようになったらすぐさま，私と2人の子どもたちは部屋に戻ります。私たちは優しく彼に話しかけ，よかったら水でもどう，と言います。親として，私は子どもたちのために，どんな混乱状態も最小限にするよう努めなくてはなりません。でも，今ではわが家もずっと落ち着きました。もし私たちの関係が何らかの時点で終わっても，私は負けずに生きていくつもりですし，それについては自分の中で納得しています。でももう，虐待を黙って見過ごすつもりはありません。

■ 断続的な強化

　ベッツィーが電話をした最初の数回でテイシーがそっと電話を切っていたら（あるいは，ボイスメールを取りつけておいたら），それによって彼女の境界はそのまま強固なものになったのでしょうか？　いいえ。テイシーは，自分の約束をきちんと果たしていく必要があります。もし仮にテイシーが一貫して行動し，1日に3回以上電話に出なければ，ベッツィーは学ぶでしょう。問題のある行動というのは，それが止まったときには「消えている」のです。

　しかしながら，もしある日テイシーが，彼女が言っていたよりも1回多く電話に出たら，どうなるでしょう。4回目の電話をかけてきたベッツィーは，テイシーがまだ何も言わないうちに，「デパートで靴の5割引セールをしているわ！」と言い出すでしょう。テイシーはびっくりして，靴のことを考え始めます。そして「ありがとう，帰宅する途中で寄って行くわ」と言います。テイシーはまさにこのとき，ベッツィーが電話をかけることを無意識に強化してしまうのです。これは，「断続的強化」と

呼ばれます。これによりベッツィーが1日に数回，地元の食料品店で卵1ケースにつき15セントオフのクーポンを出しているのよ，などといったことをテイシーに知らせるような道を開いてしまうことになるのです。

断続的強化により，行動は消えることがほぼ不可能になります（あるいは，消えるのではなく全く逆に，たとえそれがたまにしか報われなかったとしても，行動を繰り返すよう人を動機づけてしまいます）。この最もよい例が，パチンコです。パチンコは，ときにはもうかることもありますが，いつそうなるかは予測できません。他にもこんな例があります。

- テレビがよく映りません。それでも，しかるべき場所を叩くと，映る場合があります。みなさんは随分と長い間そのテレビを叩き，叩いても映らないという経験を繰り返さないと，新しいテレビを買う時がきたとは認めないでしょう。
- あなたとガールフレンドはしょっちゅう喧嘩をします。それでもときおり，一緒にすばらしい時間を過ごします。だからふたりは別れないでいるのです。

いったん境界を設定したら，違反が起きるたびにそれに注意を払うことが決定的に重要です。過去の習慣はなかなかやめられないものです。境界を遵守することを心に留めておくには，最初のうちはかなりのエネルギーが必要です。これは，小さなことから始めるもうひとつの理由でもあります。BPD をもつ人は，1年ないし2年後にみなさんを試すことさえあるのです。

■ 消去バースト

前章で，ジャックはこう述べています。「状況は改善する前にまず悪

化する，ということを受け入れることが必要です」。これは，「境界を試される」段階が長く，つらいものになるだろうということを意味しています。BPDをもつ人は，状況を以前のように戻そうとして，よりいっそう行動化します。この現象は，「消去バースト」と呼ばれます。問題のある行動に対処し続けていくほうが，ずっと多くのエネルギーを要することを常に思い出してください。

　消去バーストは，当の行動がもはや報酬を引き出さなくなったときに起こります。本人は，いったい何が起きたのかと不思議に思い，行動のレベルを上げます。それでも境界が堅固なままだと，行動を新たな水準へと高めます。このことがジャックに起こったのは，彼がロリーンに，もし彼女が悪態をついたら彼はその場を離れ，後で話をする，と述べたときでした。ジャックは最初こう言っています。「彼女は激怒し，事態は10倍も悪化したのです」

　消去バーストを説明するためにしばしば用いられる例は，エレベーターのボタンです。みなさんが，仕事の日はいつも4階までエレベーターを利用するとします。その階にオフィスがあるのです。たくさんエレベーターがあっても，みなさんはいつも一番右端のものに乗ります。そのエレベーターに乗り，4階のボタンを押します。するとドアが閉まり，エレベーターが目的地まで連れて行ってくれます。

　ある日，みなさんはエレベーターに乗り，ボタンを押します。ところがエレベーターはびくともしません。いらいらして，みなさんはボタンを何度も押します。効果なしです。次に，ボタンをぐっぐっと何度も押し込みます。より強く，よりすばやく。ようやく，エレベーターは故障しているに違いないと気づき，歩いて上がることにします。ボタンを何度か強く押したことが，消去バーストです。

　重要なのは，この激しくなった行動を予測し，なすがままにさせることです。もしみなさんが厳格に強化を与えないようにすれば，その行動は最初はゆっくりと，後により迅速に減少し始めます。ただし，用心し

てください。境界をときどき守られないままにしておくと，断続的強化を与えることになってしまいます。

前章からみなさんがつけてきた計画日誌が，この時点で役に立ちます。境界がなかったために，みなさんは過去にどのような犠牲を払ったでしょうか。それは将来みなさんに，どのような犠牲を強いることになるでしょうか。それを思い起こすために，日誌を読み直すとよいでしょう。最初の数週間ないし数か月間は，最も困難なものになるだろうということを心に留めておいてください。

■ シャロンとアマンダ

シャロンはアマンダの母親で，アマンダはBPDをもっています。シャロンは，次のように言います。「BPDをもつ人たちは，物事がある一定の方法で起こることに慣れています。新しい境界によって，古い，慣れ親しんだ方法が変わると，彼らは，『以前はうまくいっていた。もっと激しく行動したら，またうまくいくだろう』と考え，自分が求めていることを得るために，より強い，あるいは別の不適切な行動をとることがよくあります」。これは，シャロンが，アマンダの言葉の暴力に境界を設定したときに起こりました。シャロンは次のように説明します。

> 最初，アマンダが心を傷つけるようなことを言ったとき，私は言い返すか，ただ黙っているかのどちらかでした。その後，私は，こう答えたほうがいいことに気づいたのです。「この会話は私にとって不快なの。つらいのよ。だから私は自分の部屋へ行くことにするわ。敬意をもって私に対処する用意ができたら，知らせてちょうだい。そうすれば話し合えるわ」。そうして私はその場を離れることにしたのです。
>
> アマンダは私に向かって叫び続けたものです。私の部屋に通じるドアが閉まっていても，ドア越しにそうすることがありました。それでも私の注意を得られないと，彼女はドアに物を投げ，自傷行為をする

と脅して，私を巻き込もうとしました。

　私が自分の部屋へ行き，アマンダが行動化するということが何度も繰り返されたあと，行動化の時間はだんだんと短くなり，その激しさも薄らいできました。とうとう彼女は，自分の部屋へ行き（私の提案によってのこともありました），自分自身を落ち着かせ，そのあと私と話をするために出てくることができるようになりました。あるいは，エスカレートし始めたとき，彼女はそれが起こっていることを理解し，自分でそれを変えることもありました。

　ここまでたどりつくまでには何年もかかりましたし，何度も練習を重ねる必要がありました。でも今，アマンダは，事前に自分の気分について私に注意を促せるほど，自分自身をよく理解するようになったのです。彼女はよくこんなことを言います。「お母さん，私はまったく気が動転しているけど，何とか行動をコントロールしようと全力を尽くしているのよ。でもね，もし何かひどいことを言ったらごめんなさい。前もって謝っておきたいの」[3]

■ 行動が伝える

　数年前，ニューヨーク・タイムズの記者であるエイミー・サザーランドは，アニマル・トレーナーに関する書籍のために行動テクニックを調査していました。

　トレーナーが正の強化に基づいたテクニックを用いて，指令に従ってヒヒにはスケートボードを，ハイエナにはつま先立ちでくるりと回るよう教えるのを観察したあと，サザーランドは，彼女の夫の忘れっぽいところや，彼女が台所にいるとふらふらと近寄ってくるといった些細な癖に対処するのに，これらの方法のいくつかを利用しようと決めました。

　彼女はそれをニューヨーク・タイムズの記事にしました。そして評判が非常によかったことから，彼女は自分の発見を2008年の本，*What*

Shamu Taught Me about Love, Life, and Marriage に著したのです[4]。その本の中で彼女は，行動の科学を理解することで，人が互いにやりとりをし，互いの行動を変えようと努力する仕方について，自分の見解がどのように変わったかを記しました。

彼女は次のように述べています。「私はより楽観的になりました。さほど感情的な判断をしなくなったのです。はるかに忍耐強くなりましたし，自分をコントロールできるようにもなりました。心の平安を得られました。これは，私にとってずっと理にかなうものとなった世界から生まれてくるものなのです」[5]

今から数十年前の1984年，科学者のカレン・プライアは，*Don't Shoot the Dog: The New Art of Teaching and Training* という本を執筆しました。これは，すでに生じている行動を「シェイピング」［訳注：行動療法の技法のひとつ。学習すべき行動の要素を細分化して選択的に強化し，最終的に目標行動が習得されるようにする］または強化することによって，その行動がいかにより頻繁に行われるようになるかについて述べたものです[6]。この本の原理は，TAGteach と呼ばれるプログラムで用いられています。このプログラムは，スポーツ，特別支援教育，自閉症，体育，身体的リハビリテーション，教室運営，および経営管理の分野の専門家の関心を集めています[7]。

一見すると，強化やその他の行動科学的な手法を用いるのは非倫理的で，操作的に感じられるかもしれません。しかし，どのようなやりとりにおいても，私たちは他者を訓練しているのです。本章のはじめに紹介した例からも，それは明らかです。サザーランドによれば，訓練というのは，コミュニケーションの一形態であり，話をするよりもより直接的なコミュニケーションの手段なのです。

以下に，これらの女性たちの取り組みの最も興味深い事柄をいくつかご紹介します。彼女たちの取り組みは，より調和的な関係を生み出すような行動を促すために活用することができます。

■ 望まない行動を訓練しない

BPDをもつ人とnon-BPとのやりとりは，通常，「パターン化」されています。つまり，そのやりとりは，あまりに長く続いてきたことから，今では習慣的な行動様式となっているのです。これらの習慣を捨て去るための時間を自分自身に与えてください。

■「最も強化しないシナリオ」

アニマル・トレーナーは，動物が何か間違ったことをすると，「最も強化しないシナリオ」を用います。例えば，イルカにムナビレを振り動かすように教えているときにイルカがしぶきを飛ばしたら，トレーナーはじっと立って，無表情なままでいます。なぜなら，どのような反応も行動を誘発するからです。サザーランドは，それをよそよそしい態度ではなく，頭から爪先までのポーカーフェイスとして考えるように言います。

コミュニケーションを図ろうというのではなく，関心を引くことを意図した不愉快なコメントによってみなさんがいらいらさせられているとしたら，このテクニックを活用するとよいでしょう。ただし，虐待的，あるいは他の危険な行動に対してこれを用いてはいけません。

最も強化しないシナリオは，みなさんが望まない行動を徹底的に無視しようとするものではありません。むしろ，それを見逃そうとしているのです。あたかもそれがあまりにも多すぎるために，いちいち気にしてはいられない，と言うかのようにです。ちょっと間を置いて，心を落ち着かせ，深呼吸しましょう。そのコメントの導火線となった，いったいどのようなことが，みなさんの愛する人の生活に起きているのでしょうか。みなさん自身が考えてみてください。

サザーランドは次のような例を挙げています。

- 荷札が正しく付けられていなかったことで郵便局員が食ってかかってきたとき、サザーランドは、無表情で小包にその荷札を付け直しました。すると郵便局員は、ではご機嫌よう、とコロリと態度を変えたのです。
- 自分は鍼治療など受けるつもりはないと明言したあとも、友人たちがそれを試させようとしたとき、彼女は抵抗するのではなく、むしろ最も強化しないシナリオを用いることにしました。サザーランドは、次のように述べます。「彼らは私に治療を受けさせようとするのをやめませんでしたが、彼らのそれまでの熱意や活力は失われました。そして私が、最も強化しないシナリオで意味ありげな間を置くと、通常、その話題を変えるチャンスが生まれたのです」8)

反応したいという衝動は、心の奥深くまで浸透しています。そのためみなさんは、自己コントロール力を奮い起こす必要があるでしょう。

■ 相容れない行動

「相容れない行動」のテクニックは、してほしくないと思うことを相手がしているときには、彼らを止めるよりも、何か別のことに彼らの関心を向けるほうがたやすい、ということが前提となっています。BPDをもつ人の関心を、望ましくない行動とは相容れない、別の活動へとそっと向けてあげてください。別の言い方をすれば、2つのことを同時にすることはできないということです。「外へ遊びに行っていらっしゃい」というのが、おそらくあらゆる相容れない行動のテクニックの起源でしょう。

サザーランドは、コンロで料理をしているときに夫がまとわりついてくると、いらいらします。彼を追い出すために、彼女は、彼が野菜を刻んだりチーズをおろしたりするための場所を台所の中に別に設けました。他にも次のような例があるでしょう。

- あなたは，他の人が周りにいるときには，BPDをもつ母親があなたのことを侮辱しないことに気づきます。そのため，母親を訪れるときにはいつも友だちを連れて行くことにします。
- あなたには教会の日曜礼拝のオルガン奏者としてのアルバイトがあるため，BPDをもつ人は日曜日にひとりぼっちでいるのに苦労しています。したがってあなたは，本人に一緒に来るよう誘うか，あるいは朝，友だちを訪ねてみてはどうかと提案します。

リタの母親は自己愛性パーソナリティ障害とBPDの両方をもっています。リタは，わずか9歳のときから，相容れない行動のテクニックを用いてきました。

> 私は，母が怒ることと笑うことを同時にはできないことに気づきました。それで，母が怒りの真っただ中にいるときに，なかなか大変だったのですが，何か母にとって本当に重要なことについて，よく母を褒めたものでした。母は，それまでひどく興奮して火山のように怒っていたのが，一瞬で，自分のことについて話し合えるようになったのです。
>
> ある日，母は庭で，私に向かって激怒していました。私は母に，その庭がまるで神の手でつくられたかのように見えると言いました。すべての花が一年を通して，それぞれ別の時期に満開になるように植えられていました。花の色も，お互いに調和するように選ばれていました。私は母に，写真を撮っておいてはどうかと言いました。また，母の庭についてもっと多くのことを話してほしい，私の庭の部分も，母の庭のようにつくり育てるにはどうしたらいいのかを教えてほしいと頼みました[9]。

■ 問題のある行動がなくなったら，それに報いましょう

このテクニックを用いて，望まない行動以外，何でも強化してください。カレン・プライアは，このテクニックを自分の母親に用いました。母親は彼女に電話をし，文句を言い，非難し，それがプライアを怒らせました。母親が文句を言ったりしているとき，プライアは，最も強化しないシナリオを用いました。

しかし，彼女の問題のある母親が孫について質問したり，他のことについて話をしたりするときには，プライアは熱心におしゃべりしました。プライアは次のように言います。「20年間の争いのあと，たった2か月で，私たちの毎週の電話での，涙や苦しみと，おしゃべりや笑いとの割合は逆転したのです」[10]

BPDの最も混乱する面のひとつは，この障害をもつ人たちの多くがときに，全く正常に行動することがあるということです。しかし，行動学的見地からすると，これは他の行動を強化する豊富なチャンスを与えてくれます。本人および本人との関係について，みなさんがとても好ましく思っていることをすべてよく考えてみてください。

もちろん，いつもそうできればすばらしいのですが，調査によれば，時を得た要所要所での強化はより強力であることが明らかになっています。パートナーがBPDであるとき，つまり，選ばれた関係にあるときには，なぜみなさんは一緒にいることを選んだのか，説得力のある理由を思い出してください。成功の鍵は，当の行動が起こっているときに強化を提供することです。次のようなことを言うとよいでしょう。

- 「あなたが…なときが好きなの」
- 「君と一緒にいるとすごく楽しいよ」
- 「一緒に…しているとき，私はあなたをとても身近に感じるの」
- 「…をしてくれてありがとう」
- 「…のことでは，あなたは本当によく頑張ったわよね」

触れたり，より近づいたりといったことで，言葉を介さずに行動を強化することもできます。サザーランドは，彼女が「大当たり」と呼ぶテクニックをもっています。それは「脂ののった，うま味たっぷりの正の強化を提供すること」です。これは状況が特にうまくいっているときや，さもなければ当人がそれを必要とするときに用いられます。彼女の夫がとても嫌な仕事をしなければならなかったとき，彼女は彼に早めのクリスマス・プレゼントをあげたのです。

■ 一般的な称賛

本人のネガティブな点についてくどくどと話をするのではなく，可能なときはいつでも，彼らの長所をさらに伸ばせるようにしてあげてください。順調にいっているときに，関心を注いであげてください。何か問題が現れるまで，待っていてはいけません。もし今，関心を向けられないなら，いつか，彼らが楽しみに待てるような予定を組んでください。構造があるというのはよいことです。自然の中で一緒に時間を過ごし，静けさを味わってください。散歩や他の運動などを一緒にしてはどうでしょう。

ポジディブで健康的な対処行動に対しても，報いてあげてください。例えば，次のように言ってはどうでしょう。「このまえ，君は動揺したときに壁に物をぶつける代わりに散歩に行ったよね」，あるいは「あなたが怒っていることをこんなふうに私に伝えることができるなんて，すごいわ。言ってくれれば，何が起こっているか，私にも理解できるもの」。本人が何かポジディブなことをすることに関心を示したら，はずみをつけられるよう，すぐに支援を示してください。

しかしながら，ジョン・G・ガンダーソン医師とシンシア・バーコウィッツ医師は，子どもをあまり褒めすぎないよう，親たちに注意を促しています。

子どもがよりうまく機能し始めたちょうどそのときに，数え切れないほど多くの親たちが，わが子が危機に陥ったと言います。人は進歩すると，愛する人が，すべて順調だと考えて離れて行ってしまうのではないかと恐れます。「あなたは本当によく頑張ったわね。あなたがそれをできるようになって，私は嬉しいわ。でもね，これがあなたにとってあまりにもストレスが大きすぎるのではないかと心配しているの」といったメッセージなら，共感的で，危険も少ないでしょう。

また，みなさんの愛情が本人の行動次第であると匂わせないように（そうである場合は除いて）気をつけましょう。次のように言ってみてはどうでしょう。「あなたがすごくよくやっているということはわかるわ。私はあなたのことを誇りに思うもの。でもね，もしあなたが昔のやり方に戻ることに決めたとしても，私は，それでもあなたのことを愛しているわ，何が起ころうと。私は無条件であなたを応援しているの」[11]

■ 他の方法

行動科学には，正の強化と負の強化だけでなく，他にも多くのテクニックがあります。以下に，二，三のテクニックをご紹介しましょう。

■ 手がかりに注目しましょう

サザーランドによれば，トレーナーは，ピューマのような凶暴な動物の檻に入っていく前に，その動物の機嫌が悪いことを示す兆候がないかどうかを調べるといいます。もしそのような兆候がみられた場合，トレーナーは，別の動物の訓練にあたるかもしれません。ピューマの場合，トレーナーはピューマの頭が低く垂れ，やや身をかがめていないかに気をつけます。

人間も，放っておかれるほうがいいという兆候を示すことがあります。時間帯や曜日が刺激になることもあれば，特定の出来事が刺激となることもあります。人は，自分自身の小さな世界にとらわれているとき，他の人の世界でいったい何が起こっているのか考慮するのを忘れがちです。

身体的なサインを探せる場合もあります。早ければ早いほどよいでしょう。非言語的な面を考えてください。精神的苦痛を示す以下の兆候のいずれかがみられる場合，それらを充分早く察知できれば，本人の気持ちを紛らわせてあげることができるかもしれません。

- 硬直し，緊張した顔の表情
- そわそわする
- 手を固く握りしめる
- 腕を組む
- 身体と顔の全体的な緊張
- こぶしを握りしめる，または歯をくいしばる
- くちびるが震える
- 前かがみになる
- 眉をひそめる

■ みなさん自身に正の強化をしましょう

自分自身に対しても正の強化を用いることができます。期待どおりにできなかったときに自分を責める代わりに，何か正しいことをしたときに自分自身に着目し，褒めるようにするのです。プライアは，スカッシュをする弁護士について記しています。その弁護士は，自分のエラーをののしる代わりに，うまい打ち方を褒めることにしたのです。

弁護士はプライアにこう述べました。「最初は，自分を何かとんでもないまぬけのように感じました。…（でも今，僕は）以前よりもクラブで4段階高い地位にあります。かつてほとんどポイントを取ることがで

きなかった相手を打ち負かしています。それに，前より楽しんでいるのです」[12]

　自分の感情を把握するために，みなさん自身の手がかりにも注意してください。ストレスというのは，どんどんたまっていきがちです。しかも，生活のどこかひとつの領域でのストレスが，他の領域のストレスを悪化させることもありえます。身体的問題や感情的問題に陥りやすい人は，いったい何がそれらの問題を引き起こすのかを理解してください。みなさん自身がベストの状態でない場合には，BPDをもつ人をめぐる困難な状況は避けるようにしたほうがよいでしょう。

称賛についてのTIPS

　褒めるというのは，最も強化しないシナリオとは正反対のものです。ちょっとした進歩に報いてください。物事は，完璧である必要はありません。TIPSは，以下の言葉の頭文字をとった造語です。称賛を最も効果的にするうえでの参考となるでしょう。

T：誠実に（true）。人は，受けるに値しない称賛を見抜くものです。あるいは誠実でないと，人は頑張ることもなく称賛を期待するようになるかもしれません。
I：迅速に（immediate）。できれば，その行動が行われたときに褒めるようにするとよいでしょう。
P：前向きに（positive）。そうすることで，その行動が再現される可能性が高まります。
S：具体的に（specific）。まさしく，いったい何がうまくいったのでしょうか？　それはどのように役立つのでしょうか？　判断するのではなく，みなさんが観察したことを述べてください。例えば，「あなたは怒り狂う前に，10まで数えて喧嘩を避けたのよ」と言う

> ほうが,「あなたが 10 まで数えた,あのやり方がよかったと思うわ」と言うよりもよいでしょう。最初の言い方は自己評価を築く助けになるのに対し,2 番目の言い方は,本人をみなさんの意見に依存させてしまいます。

結 び
今日からスタートです

> 人を救うのは，一歩を踏み出すこと。さらにもう一歩。
> いつも同じ一歩。でも，それが必要なのです。
> ——アントワーヌ・ド・サン＝テグジュペリ

　たびたび語られる話に，気づいたら大洪水に見舞われていた信心深い男の物語があります。彼は自宅の屋根にのぼり，人々がボートに乗り込み，町から避難していくのをじっと見つめていました。

　水かさがどんどん増していきます。救助者たちが彼のそばを通り，ボートに乗るようしきりに説得します。彼をボートに乗せ，安全な場所へ連れて行こうとしているのです。「いいんです」。彼は言います。「神さまが守ってくださるでしょうから。これは私の信仰を試すものなのです」

　ボートは3隻通り過ぎました。3回とも彼は断りました。

　ついに，水が首の高さに達し，彼は叫びました。「神よ，あなたはどこにいらっしゃるのですか？ なぜ，私を救ってはくださらなかったのですか？」

　驚いたことに，雲が割れ，太陽の光が彼の頭上に降り注ぎました。とどろく声で，神は言いました。「いったい何を言っているのだ？ 私はおまえに3隻のボートをつかわせたではないか！」

　希望と奇跡は，よく目を凝らせば，みなさんの周りにあります。みな

さんの人生は，みなさんが旅路のはじめに思い描いたものとは違っているかもしれません。しかし，屋根の上の不幸な人物とは異なり，みなさんは，希望は自分自身で抱くものであり，選択は自分自身で行うものであるということに気がつきました。みなさんが，みなさんの大切な人を変えることはできません。しかし，みなさん自身を変えることならできます。そしてみなさんには，後に続く人たちのために新たな変化を生み出す力があるのです。必要なのは，次の3つだけです。

1. 大きく，胸いっぱいに深呼吸しましょう。
2. 「信頼に基づく賭け」。信頼に基づく賭けとは，ギリギリまで向こう見ずになるということです。そうすれば，もう少し道が開けるのです。BPDをもつ人たちにとっての信頼に基づく賭けとは，他者の愛を，たとえそれがどれほど不完全であろうとも，信頼してみるということです。BPDをもつ人を案じる人たちにとっての信頼に基づく賭けとは，彼らの行動を，たとえそれがどれほど人を傷つけるものであろうとも，個人的に受け止めないということです。[訳注：「信頼に基づく賭け（leap of faith）」とは，本来はキリスト教的な教えであり，人間の限られた知識では理解できないことを飛び越えて信じてみることが必要という考え方。ここではnon-BPがBPDをもつ人との生活をよくしようとして，愛情をもって境界設定や強化をしようとしても，何度も試練を経験し，そのため諦めてしまうことに対して，効果が見えないときでも信じて努力を続けようとの意味と思われる]
3. さあ，みなさんのボートを見つけに行きましょう。

文　献

第1章　オズの国へようこそ

1. K. Winkler and R. Kreger, *Hope for Parents: Helping Your Borderline Son or Daughter Without Sacrificing Your Family or Yourself* (Milwaukee, WI: Eggshells Press, 2000), 8.
2. R. Kreger and K. A. Williams-Justesen, *Love and Loathing: Protecting Your Mental Health and Legal Rights When Your Partner Has Borderline Personality Disorder* (Milwaukee, WI: Eggshells Press, 2000), 9-11.
3. Perry Hoffman, phone interview with the author, March 2007.
4. National Education Alliance for Borderline Personality Disorder, "Borderline Personality Disorder: Awareness Brings Hope," available at www.borderlinepersonality disorder.com/awareness/awareness-files/BPD-FACT-0508.pdf.
5. *Diagnostic and Statistical Manual of Mental Disorders (DSM-IV)*, 4th ed. (Washington, DC: American Psychiatric Association, 1994).
6. P. D. James and S. Cowman, "Psychiatric Nurses' Knowledge, Experience and Attitudes Towards Clients with Borderline Personality Disorder," *Journal of Psychiatric and Mental Health Nursing* 14, no. 7 (October 2007): 670-78.

第2章　境界性パーソナリティ障害を理解する

1. *Diagnostic and Statistical Manual of Mental Disorders (DSM-IV)*, 4th ed. (Washington. DC: American Psychiatric Association, 1994).
2. S. Anderson, *The Journey from Abandonment to Healing* (New York: Berkley Publishing Group, 2000), 1.
3. A. J. Mahari, "Relationships: The Borderline Dance—'I Hate You, Don't Leave Me,'" available at www.borderlinepersonality.ca/borderrelationshipshatedontleavedance.htm.
4. Robert O. Friedel, interview with the author, August 2007.
5. B. A. Aguirre, *Borderline Personality Disorder in Adolescents: A Complete Guide to Understanding and Coping When Your Adolescent Has BPD* (Beverly, MA: Fair Winds Press, 2007), 53.
6. Kathleen, interview, *The Infinite Mind with Dr. Fred Goodwin*, WNYC AM 820, November 21, 1999.
7. A. Miller, The Enabler: *When Helping Hurts the Ones You Love*, (Tucson, AZ: Wheatmark, 2008), 56.
8. Chris, www.mytriptoozandback.com.
9. A. J. Mahari, "Borderline Resistance to Help and 'Truth,'" available at www.borderlinepersonality.ca/borderresisthelp.htm.

10. B. Strain and B. Ann, "The Influence of Gender Bias on the Diagnosis of Borderline Personality Disorder," *Dissertation Abstracts International* (2003): 2, 941.
11. A. Brandt, "Anger and Gender Expression," available at www.ezinearticles.com/?Anger-and-Gender-Expression&id=416607.
12. L. G. Berzins and R. L. Trestman, "The Development and Implementation of Dialectical Behavior Therapy in Forensic Settings," *International Journal of Forensic Mental Health* 3, no. 1 (2004): 93-103.
13. Mary Gay, phone interview with the author, February 2007.
14. Jim Breiling, e-mail to the author, March 2007.
15. National Alliance on Mental Illness, "About Mental Illness," available at www.nami.org/Template.cfm?Section=By_Illness&Template=/TaggedPage/TaggedPageDisplay.cfm&TPLID=54&ContentID=44780.
16. R. O. Friedel, "Substance Abuse Treatment in Patients with Borderline Disorder," available at www.bpddemystified.com/index.asp?id=46.
17. U. Feske, P. H. Soloff, and R. E. Tarter, "Implications for Treatment and Prognosis of Borderline and Substance Use Disorders," *Psychiatric Times* 24, no. 1 (January 1, 2007), available at www.psychiatrictimes.com/Substance-Abuse/showArticle.jhtml?articleID=196902120; Borderline Personality Disorder Demystified, www.bpddemystified.com.
18. M. C. Zanarini, F. R. Frankenburg, E. D. Dubo, A. E. Sickel, A. Trikha, A. Levin, and V. Reynolds, "Axis I Comorbidity of Borderline Personality Disorder," *American Journal of Psychiatry* 155 (December 1998): 1733-39.
19. C. Levin, "Narcissistic Personality Disorder Treatment," available at www.mentalhelp.net/poc/view_doc.php?type=doc&id=479&cn=8.
20. B. Engel, *The Jekyll and Hyde Syndrome: What to Do If Someone in Your Life Has a Dual Personality—or If You Do* (Hoboken, NI: John Wiley, 2007), 71.
21. Ibid., 52.
22. National Institute of Mental Health, "Bipolar Disorder," available at www.nimh.nih.gov/publicat/bipolar.cfm#bp1.
23. Robert Friedel, e-mail to the author, May 2007.
24. Marsha M. Linehan, interview, *The Infinite Mind with Dr. Fred Goodwin*, WNYC AM 820, November 21, 1999.

第3章　BPDをもつ人との関係を理解する

1. J. Young and M. First, "Schema Mode Listing," available at www.schematherapy.com/id72.htm.
2. M. Dombeck, "Personality Disorders: Defense Mechanisms," available at www.mentalhelp.net/poc/view_doc.php?type=doc&id=4054&cn=8.
3. D. Goleman, *Emotional Intelligence: Why It Can Matter More Than IQ* (New York: Bantam Books, 1995).
4. Ibid., 81-82.
5. L. J. Siever, "Neurobiology of Impulsive-Aggressive Personality-Disordered Patients,"

Psychiatric Times 19, no. 8 (August 2002), available at www.psychiatrictimes.com/display/article/10168/47131.
6. Chris, www.mytriptoozandback.com.
7. Ibid.

第4章　BPDのリスクファクター

1. John M. Harlow, "Passage of an Iron Rod through the Head," *Boston Medical and Surgical Journal* 39 (1848): 389-93 (republished in *Journal of Neuropsychiatry and Clinical Neuroscience* 11:281-83).
2. "Museum Partnerships: Science in the Community," available at www.pfizer.com/brain/etour4.html; J. H. Lienhard, "Gage's Brain," available at www.uh.edu/engines/epi929.htm; F. G. Barker, II, "The American Crowbar Case and Nineteenth Century Theories of Cerebral Localization," available at www.nerosurgery.org/cybermuseum/pre20th/crowbar/crowbar.html.
3. R. O. Friedel, *Borderline Personality Disorder Demystified: An Essential Guide for Understanding and Living with BPD* (New York: Marlowe & Company, 2004), 98.
4. D. Goleman, *Emotional Intelligence: Why It Can Matter More Than IQ* (New York: Bantam Books, 1995), 23.
5. W. C. Henderson, "Putting Limits on Teen Drivers," *Time*, October 15, 2006, available at www.time.com/time/magazine/article/0,9171,1546345,00.html.
6. National Institute of Mental Health, "Teenage Brain: A Work in Progress," available at www.nimh.nih.gov/health/publications/teenage-brain-a-work-in-progress.shtml.
7. P. J. Howard, *The Owner's Manual for the Brain: Everyday Applications from Mind-Brain Research*, 3rd ed. (Austin, TX: Bard Press, 2006), 747.
8. Friedel, *Borderline Personality Disorder Demystified*, 73.
9. H. P. Lefley, "From Family Trauma to Family Support System," in *Understanding and Treating Borderline Personality Disorder: A Guide for Professionals and Families*, ed. J. G. Gunderson and P. D. Hoffman (Arlington, VA: American Psychiatric Publishing, Inc., 2005), 136.
10. Sharon, phone interview with the author, May 2007.
11. Perry Hoffman, phone interview with the author. March 2007.
12. J. M. Bailey and A. Shriver, "Does Childhood Sexual Abuse Cause Borderline Personality Disorder?" *Journal of Sex and Marital Therapy* 25, no. 1 (1999): 45-57.

第5章　BPDの治療

1. J. M. Carver, "The 'Chemical Imbalance' in Mental Health Problems," available at www.drjoecarver.com/clients/49355/File/Chemical%20Imbalance.html.
2. Table adapted from R. O. Friedel, *Borderline Personality Disorder Demystified: An Essential Guide for Understanding and Living with BPD* (New York: Marlowe & Company, 2004), 135-50, table available at www.bpddemystified.com/index.asp?id=21.

3. Blaise Aguirre, interview with the author, April 2007.
4. B. Pologe, "About Psychotherapy," available at www.aboutpsychotherapy.com.
5. National Association of Cognitive-Behavioral Therapists, "Cognitive-Behavioral Therapy," available at www.nacbt.org/whatiscbt.htm.
6. M. M. Linehan, K. A. Comtois, A. M. Murray, M. Z. Brown, R. J. Gallop, H. L. Heard, K. E. Korslund, D. A. Tutek, S. K. Reynolds, and N. Lindenboim, "Two-Year Randomized Controlled Trial and Follow-up of Dialectical Behavior Therapy vs. Therapy by Experts for Suicidal Behaviors and Borderline Personality Disorder," *Archives of General Psychiatry* 63, no. 7 (July 2006): 757-66.
7. Marsha M. Linehan, interview, *The Infinite Mind with Dr. Fred Goodwin*, WNYC AM 820, November 21, 1999.
8. Ibid.
9. M. Baugh, "Distress Tolerance," available at www.dbtsf.com/distresstolerance.htm.
10. M. M. Linehan, *Skills Training Manual for Treating Borderline Personality Disorder* (New York: Guilford Press, 1993), 115-33.
11. D. St. John and N. Blum, "The STEPPS Group Treatment Program for Borderline Personality Disorder," available at www.uihealthcare.com/topics/medicaldepartments/psychiatry/stepps/index.html.
12. Ibid.
13. "Innovative Therapy Fosters Full Recovery for Patients with Borderline Personality Disorder," available at www.medicalnewstoday.com/medicalnews.php?newsid=53869.
14. J. E. Young, J. S. Klosko, and M. E. Weishaar, *Schema Therapy: A Practitioner's Guide* (New York: Guilford Press, 2003).
15. Robert Friedel, e-mail to the author.
16. Andrea Corn, interview with the author, June 2007.
17. James Holifield, interview with the author, February 2007.
18. Perry Hoffman, phone interview with the author, March 2007.

第6章 専門家の援助を求める

1. June Peoples, interview, *The Infinite Mind with Dr. Fred Goodwin*, WNYC AM 820, November 21, 1999.
2. R. Moskovitz, "Why Do Many Professionals Still Treat People with BPD As If They Can't Get Better?" available at www.borderlinepersonality.ca/drm09.htm.
3. Marsha M. Linehan, interview, *The Infinite Mind with Dr. Fred Goodwin*, WNYC AM 820, November 21, 1999.
4. Kathleen, interview, *The Infinite Mind with Dr. Fred Goodwin*, WNYC AM 820, November 21, 1999.
5. Rachel Reiland, e-mail to the author, 1997.
6. A. J. Mahari, "Is Your BPD Loved One Serious About Therapy?" available at www.bpdfamily.com/tools/articles8.htm.
7. J. G. Gunderson and C. Berkowitz, "Family Guidelines," available at www.neabpd.org/

guidelines.shtml. Edited slightly with permission.
8. B. D. Beitman in T. DeAngelis, "Where Psychotherapy Meets Neuroscience," *Monitor on Psychology* 36, no, 10 (November 2005), available at www.apa.org/monitor/novo5/neuroscience.html.
9. T. DeAngelis, "Where Psychotherapy Meets Neuroscience," *Monitor on Psychology* 36, no. 10 (November 2005), available at www.apa.org/monitor/novo5/neuroscience.html.
10. Robert Friedel, interview with the author, August 2007.
11. B. A. Aguirre, *Borderline Personality Disorder in Adolescents: A Complete Guide to Understanding and Coping When Your Adolescent Has BPD* (Beverly, MA: Fair Winds Press, 2007), 51.
12. American Academy of Child and Adolescent Psychiatry, "Comprehensive Psychiatric Evaluation," available at www.aacap.org/cs/root/facts_for_families/comprehensive_psychiatric_evaluation.
13. Aguirre, *Borderline Personality Disorder in Adolescents*, 22, 12.
14. J. G. Gunderson, with P. S. Links, *Borderline Personality Disorder: A Clinical Guide* (Washington, DC: American Psychiatric Publishing, Inc., 2001), 182.
15. R. L. Trestman, "Optimism Grows for Combined Treatment of Severe Personality Disorder," *Psychiatric Times*, October 1, 2004, news section.
16. A. J. Mahari, "Is Your BPD Loved One Serious About Therapy?" available at www.bpdfamily.com/tools/articles8.htm.
17. Andrea Corn, interview with the author, June 2007.
18. K. Kersting, "Axis II Gets Short Shrift," *Monitor on Psychology* 35, no. 3 (March 2004), available at www.apa.org/monitor/maro4/axis.html.
19. Ibid.
20. New York State Psychiatric Association, "Questions and Answers About Psychiatry," available at www.nyspsych.org/webpages/qa.asp.
21. National Education Alliance for Borderline Personality Disorder, "About Borderline Personality Disorder," available at www.borderlinepersonalitydisorder.com/FAQ.shtml.
22. Byron Bloemer, interview with the author, May 2007.
23. Blaise Aguirre, interview with the author, April 2007.

パワーツール

1. J. O. Prochaska, J. C. Norcross, and C. C. DiClemente, *Changing for Good: A Revolutionary Six-Stage Program for Overcoming Bad Habits and Moving Your Life Positively Forward* (New York: Avon, 1994).

第7章 パワーツール1：自分自身を大切にする

1. "Post-traumatic Stress Disorder (PTSD): Symptoms, Types and Treatment," available at www.helpguide.org/mental/post_traumatic_stress_disorder_symptoms_treatment.htm; K. McKeever, "PTSD a Risk Factor for Long-Term Disease," available at www.

medicinenet.com/script/main/art.asp?articlekey=87135; "Depression (Major Depression)," available at www.mayoclinic.com/health/depression/DS00175/ DSECTION=2.
2. E. Savage, *Don't Take It Personally! The Art of Dealing with Rejection* (Oakland. CA: New Harbinger Publications, 1997).
3. D. Carnegie, *How to Stop Worrying and Start Living* (New York: Pocket Books, 2004).
4. Chris, www.mytriptoozandback.com.
5. C. DeRoo and C. DeRoo, *What's Right with Me: Positive Ways to Celebrate Your Strengths, Build Self-Esteem, and Reach Your Potential* (Oakland, CA: New Harbinger Publications, 2006).
6. Andrea Brandt, The Anger Zone, www.theangerzone.com.
7. D. J. Lieberman, *How to Change Anybody: Proven Techniques to Reshape Anyone's Attitude, Behavior, Feelings, or Beliefs* (New York: St. Martin's Press, 2005), 12.
8. M. D. Lemonick, "A Frazzled Mind, a Weakened Body," *Time*, January 20, 2003, available at www.time.com/time/magazine/article/0,9171,1004080,00.html.
9. Ibid.
10. K. Mahr, "How Stress Harms the Heart, available at www.time.com/time/health/article/0,8599,1669766,00.html?iid=sphere-inline-bottom.
11. H. E. Marano, "The Rewards of Shut-Eye," *Psychology Today Online*, April 25, 2003, available at www.psychologytoday.com/articles/pto-20030425-000002.html.
12. Ibid.
13. P. Maruff, M. G. Falleti, A. Collie, D. Darby, and M. McStephen, "Fatigue-Related Impairment in the Speed, Accuracy and Variability of Psychomotor Performance: Comparison with Blood Alcohol Levels," *Journal of Sleep Research* 14, no. 1 (March 2005): 21-27.
14. M. Carmichael, "Stronger, Faster, Smarter," *Newsweek*, March 26, 2007, available at www.newsweek.com/id/36056.
15. J. Phelps, *Why Am I Still Depressed? Recognizing and Managing the Ups and Downs of Bipolar II and Soft Bipolar Disorder* (New York: McGraw-Hill, 2006).

第8章　パワーツール２：行き詰まり感の原因を明らかにする

1. B. C. Berg, *How to Escape the No-Win Trap* (New York: McGraw-Hill, 2004), 7-9.
2. Ibid., 21.
3. Ibid., 10.
4. D. Goleman, "Feeling of Control Viewed as Central in Mental Health," *New York Times*, October 7, 1986, available at query.nytimes.com/gst/fullpage.html?res=9A0DE1D61731F934A35753C1A960948260&sec=health&spon=&pagewanted=all.
5. B. Engel, *The Emotionally Abusive Relationship: How to Stop Being Abused and How to Stop Abusing* (Hoboken, NJ: John Wiley & Sons, 2002), 10-11; B. Engel, *The Jekyll and Hyde Syndrome: What to Do If Someone in Your Life Has a Dual Personality---or If You Do* (Hoboken, NJ: John Wiley, 2007), 89.
6. J. M. Carver, "Love and Stockholm Syndrome: The Mystery of Loving an Abuser,"

available at drjoecarver.makeswebsites.com/clients/49355/File/love_and_stockholm_syndrome.html.
7. B. Klatte and K. Thompson, *It's So Hard to Love You: Staying Sane When Your Loved One Is Manipulative, Needy, Dishonest, or Addicted* (Oakland, CA: New Harbinger Publications, 2007), 45.
8. For more information about this, see P. T. Mason and R. Kreger, *Stop Walking on Eggshells: Taking Your Life Back When Someone You Care About Has Borderline Personality Disorder* (Oakland, CA: New Harbinger Publications, 1998), 172-74.
9. S. Jeffers, *Feel the Fear and Do It Anyway* (New York: Ballantine Books, 1987), 18.
10. Klatte and Thompson, *It's So Hard to Love You*, 50.
11. Perry Hoffman, interview with the author, March 2007.
12. Debra Resnick, interview with the author, February 2008.
13. Berg, *How to Escape the No-Win Trap*, 23.
14. J. J. Messina and C. Messina, "Tools for Handling Control Issues: Developing Detachment," available at www.coping.org/control/detach.htm.
15. "Codependent with You," music and lyrics by John Forster, © 1991 Limousine Music Co. (ASCAP). All rights reserved.
16. A. Miller, *The Enabler: When Helping Hurts the Ones You Love* (Tucson, AZ: Wheatmark, 2008), 37.
17. E. B. Brown, *Living Successfully with Screwed-Up People* (Grand Rapids, MI: Fleming H. Revell, 1999), 217, 218.
18. "Tools for Handling Control Issues: Developing Detachment," available at www.coping.org/control/detach.htm; "Tools for Personal Growth: Accepting Personal Responsibility," available at www.coping.org/growth/accept.htm.

第9章 パワーツール3：理解されるように伝える

1. B. Pologe, "Couples," available at www.aboutpsychotherapy.com/Tcouples.htm.
2. H. Mills "Anger vs. Fear," available at www.mentalhelp.net/poc/view_doc.php?type=doc&id=5806&cn=116.
3. Chris, www.mytriptoozandback.com.
4. A. J. Mahari, "BPD: The Power and Control Struggle," available at www.borderlinepersonality.ca/borderpowercontrolstruggle.htm.
5. P. Chard, "Out of My Mind," *Milwaukee Journal Sentinel*, May 23, 2006, 3E.
6. Available at www.merriam-webster.com.
7. S. Heller, *The Complete Idiot's Guide to Conquering Fear and Anxiety* (Royersford, PA: Alpha Publishing, 1999), 74.
8. P. T. Mason and R. Kreger, *Stop Walking on Eggshells: Taking Your Life Back When Someone You Care About Has Borderline Personality Disorder* (Oakland, CA: New Harbinger Publications, 1998).
9. C. Bojrab, "Everything You Always Wanted to Know About Psychotropic Medication but Were Afraid to Ask," CRGA (Children's Resource Group Associates) Continuing

Education Seminar, Indianapolis, Indiana, November 16, 2007.
10. P. Bierma, "Depression and Verbal Abuse," available at www.ahealthyme.com/topic/depverbal.
11. Mason and Kreger, *Stop Walking on Eggshells*, 166.
12. J. G. Gunderson and C. Berkowitz, "Family Guidelines," available at www.neabpd.org/guidelines.shtml. Edited slightly with permission.
13. L. J. Bookbinder, Touch Another Heart: Empathy and Listening Skills for Emotional Intimacy, www.touch-another-heart.com.
14. See Roundstone International, Inc., "Communication," available at www.roundstoneintl.com.
15. L. J. Bookbinder, "5. Controlling the Urge to Help," available at www.touch-another-heart.com/ch5.htm.
16. G. B. Lundberg and J. S. Lundberg, *I Don't Have to Make Everything All Better* (New York: Penguin Group, 1995), 82.
17. Ibid., 84.
18. A. Mehrabian, "'Silent Messages': A Wealth of Information About Nonverbal Communication (Body Language)," available at www.kaaj.com/psych/smorder.html.
19. S. Dingfelder, "BPD Tied to Enhanced Emotion Recognition," *Monitor on Psychology* 37, no. 11 (December 2006), available at www.apa.org/monitor/dec06/bpd.html.
20. B. A. Aguirre, *Borderline Personality Disorder in Adolescents: A Complete Guide to Understanding and Coping When Your Adolescent Has BPD* (Beverly, MA: Fair Winds Press, 2007), 48.
21. Mehrabian, "'Silent Messages'"; Jan Hargrave, interview with the author, June 2007; "Tools for Communication: Nonverbal Communication Issues," available at www.coping.org/dialogue/nonverbal.htm; T. Loo, "Using Body Position to Defuse Angry People," available at ezinearticles.com/?Using-Body-Position-to-Defuse-Angry-People&id=158056; "Nonverbal Communication: The Hidden Language of Emotional Intelligence," available at www.helpguide.org/mental/EQ6_nonverbal_communication.htm; G. R. Wainwright. *Teach Yourself Body Language* (Chicago: McGraw-Hill, 2004), 6-17.
22. Gunderson and Berkowitz, "Family Guidelines."
23. Gunderson and Berkowitz, "Family Guidelines."
24. E. B. Brown, *Living Successfully with Screwed-Up People* (Grand Rapids, MI: Fleming H. Revell, 1999), 149.
25. "Invalidation," available at www.eqi.org/invalid.htm#Examples%20of%20invalidating%20expressions.
26. Sharon, interview with the author, February 2008.

第10章　パワーツール４：愛情をもって境界を設ける

1. Jack, interview with the author. January 2007.
2. D. R. Bellafiore, "Boundaries in Relationships," available at drbalternatives.com/articles/si7.html.

3. J. Black and G. Enns, *Better Boundaries: Owning and Treasuring Your Life* (Oakland, CA: New Harbinger Publications, 1997), 10-13.
4. Debra Resnick, interview with the author, February 2008.
5. J. Adams, *Boundary Issues: Using Boundary Intelligence to Get the Intimacy You Want and the Independence You Need in Life, Love, and Work* (Hoboken, NJ: John Wiley and Sons, 2005), 7-9.
6. B. Engel, *The Emotionally Abusive Relationship: How to Stop Being Abused and How to Stop Abusing* (Hoboken, NJ: John Wiley & Sons, 2002), 108.
7. Suzanne Roberts, interview with the author, July 2008.
8. S. Forward, with D. Frazier, *Emotional Blackmail: When the People in Your Life Use Fear, Obligation, and Guilt to Manipulate You* (New York: HarperCollins Publishers, 1997), 39-40.
9. Ibid., 150.
10. P. T. Mason and R. Kreger, *Stop Walking on Eggshells: Taking Your Life Back When Someone You Care About Has Borderline Personality Disorder* (Oakland, CA: New Harbinger Publications, 1998), 62-63.
11. G. B. Lundberg and J. S. Lundberg, *I Don't Have to Make Everything All Better* (New York: Penguin Group, 1995), 11-12.
12. Blaise Aguirre, interview with the author, April 2007.
13. J. G. Gunderson and C. Berkowitz, "Family Guidelines," available at www.neabpd.org/guidelines.shtml. Edited slightly with permission.
14. Perry Hoffman, interview with the author, March 2007.
15. Freda Friedman, interview with the author, April 2007.
16. Gunderson and Berkowitz, "Family Guidelines."
17. Freda Friedman, interview with the author, April 2007.
18. A. Mehrabian, "'Silent Messages': A Wealth of Information About Nonverbal Communication (Body Language)," available at www.kaaj.com/psych/smorder.html; Jan Hargrave, interview with the author, June 2007; "Tools for Communication: Nonverbal Communication Issues," available at www.coping.org/dialogue/nonverbal.htm; T. Loo, "Using Body Position to Defuse Angry People," available at ezinearticles.com/?Using-Body-Position-to-Defuse-Angry-People&id=158056; "Nonverbal Communication: The Hidden Language of Emotional Intelligence," available at www.helpguide.org/mental/EQ6_nonverbal_communication.htm; G. R. Wainwright, *Teach Yourself Body Language* (Chicago: McGraw-Hill, 2004), 6-17.
19. Sharon, interview with the author, February 2008.
20. Gunderson and Berkowitz, "Family Guidelines."

第11章　パワーツール5：適切な行動を強化する

1. A. Sutherland, *What Shamu Taught Me About Life, Love, and Marriage: Lessons for People from Animals and Their Trainers* (New York: Random House, 2008).
2. K. Pryor, *Don't Shoot the Dog! The New Art of Teaching and Training* (New York: Bantam

    Books, 1984), 120.
3. Sharon, interview with the author, February 2008.
4. Sutherland, *What Shamu. Taught Me about Love, Life, and Marriage*.
5. Ibid., xiii.
6. Pryor, *Don't Shoot the Dog!*
7. See www.clickertraining.com/node/484 for more information.
8. Sutherland, *What Shamu Taught Me about Love, Life, and Marriage*, 118-19.
9. Rita, interview with the author, February 2008.
10. Pryor, *Don't Shoot the Dog!* 133-34.
11. J. G. Gunderson and C. Berkowitz, "Family Guidelines," available at www.neabpd.org/guidelines.shtml. Edited slightly with permission.
12. Ibid., 2.

監訳者あとがき

　本書の著者であり，2003 年に邦訳された『境界性人格障害 = BPD ― はれものにさわるような毎日をすごしている方々へ』(星和書店) の著者のひとりでもあるランディ・クリーガーさんは，2008 年に来日して BPD をもつ人の身近な人々 (家族，友人，治療関係者など) のためのワークショップを開いてくれました。開始時にランディさんが「困難を感じているのはあなただけではありません。あなたには自分ですべての感情をもつ権利があるのです。失敗したとしても大丈夫です。治療者でも失敗はするのですから」と言って参加者を和ませてくれたことが印象的でした。その後，「BPD をもつ人の考え，感情，行動は BPD をもたない人と変わりはない。ただ，極端なだけである」「BPD をもつ人が変わらなくても，あなたが状況を変えることはできる」「ひとりの人が変われば，関係の変化を引き起こすことができる」といった基本原則についての説明があり，本書でも紹介されている「5 つのパワーツール」を活用して自分の気持ちを整理し，BPD をもつ人と効果的に関わるための具体的ヒントを教えてくれました。

　通訳として参加した私も，大変有意義な経験をさせてもらいました。ワークショップ全体の受容的で支持的な雰囲気がとてもすばらしく，「5 つのパワーツール」が，BPD をもつ人と関わる人々が自分自身を大切にし，日々の辛い経験から立ち直って再び関係をもとうという気持ちを抱き，さらに関係を改善していくためにも役立ちそうだという直感が得られたことが何よりの収穫でした。参加者の方々もそれぞれに涙を流し，笑い，たくさんのことを学び，人とのつながりの大切さを体験されたようです。そういった方々が中心となってその後，BPD をもつ人の家

族会が結成されたことは，このワークショップの大きな成果を示すものではないかと思います。

　BPD をもつ人の感情は極端に強烈なため，ご本人も周囲の人々も大変辛い経験をされることが多くあります。感情的に圧倒され，傷つきやすくなっているだけにどう対処してよいかわからず困惑したり，対処しようともがけばもがくほど状況が悪化してしまうこともしばしばです。時には希望を見失ってしまうことさえあります。最近私は，BPD をもつ人のための「スキルアップグループ」を始め，「弁証法的行動療法」を活用して，参加者の方々に自分の感情と効果的に付き合うスキルを身につけてもらっていますが，成長や変化に向けてがんばってスキル訓練をしている参加者の方々にはとても勇気づけられます。まずは自分自身の状態や感情に目を向ける努力から始めます。少しそれができて余裕ができると，家族との関係の中で揺れ動く激しい感情を意識することができるようになり，それを改善へ向けての課題として取り上げることができるようになることがよくあります。皆さんが報告してくれる気づきや課題は，本書の前半や上述した『境界性人格障害＝ BPD』の中で鮮明に描写されている BPD の症状や影響についての説明と重なることがよくあります。それをお聞きするにつけ，ご本人が努力しているのと同じように，家族の方々も辛い状況に圧倒されながら努力しておられるのだなとつくづく感じます。

　そのため，さらに最近では「家族スキルアップグループ」を開始し，BPD をもつ人のご家族が自分自身の心のケアをしながら関係改善に向かって進むことができるような支援を提供しようとしています。私も本書をグループでの参考書にして，「5 つのパワーツール」を皆さんが活用できるように一緒に勉強していきたいと思っています。それだけでなく私のような支援に携わる専門家も，自分自身の心のケアをし，ご本人やご家族とよりよい関係をつくっていけるように「5 つのパワーツール」を役立てることができると思っています。ですから，専門家のための研

修や講演のときにも，できるだけランディさんの「5つのパワーツール」を紹介するようにしています。

昨年，『境界性人格障害＝BPD』の第2版が邦訳されました（『境界性パーソナリティ障害＝BPD 第2版』星和書店）。ランディさんはその序文で，本書について「明快なやり方で5つのステップを紹介し，家族の人たちが非難を乗り越え，気分をよくし，行き詰まり感をなくし，相手に話を聞いてもらい，自信をもって境界を設定できるようにするための具体的な解決法を呈示しています」（p.xvii）と述べ，第2版と本書とを補完し合うものとして紹介しています。私も同感ですので，第2版も併せてお読みになることをお勧めいたします。

本書がBPDをもつ人に関わる多くの方々のお役に立ち，関係改善の手助けになることを願っています。

2011年1月

遊佐安一郎

●監訳者紹介

遊佐安一郎（ゆさ やすいちろう）

1970年　上智大学英語学科卒業
ICU大学教育心理学科に一時在籍後，ニューヨーク州立大学オールバニー校留学
1972年　修士課程修了
1977年　教育博士号取得
米国ニュージャージー州専門心理士免許取得
Syracuse Developmental Center, Pilgrim, Central Islip, Kings Park Psychiatric Center 等で Psychologist として勤務
1987年　South Beach Psychiatric Center で Chief of Service として勤務
1996年　長谷川病院クリニカル・コーディネーター
2009年　長谷川メンタルヘルス研究所所長
著書：『家族療法入門』（星和書店）
訳書：『認知療法入門』『わかれからの再出発』『境界性人格障害＝BPD 実践ワークブック』『ここは私の居場所じゃない』（以上，星和書店）

●訳者紹介

荒井まゆみ（あらい まゆみ）

千葉県に生まれる。1994年からシアトル市在住。
米国・ワシントン州シアトル市ワシントン大学女性学部卒業。
2001年からシアトルの法律事務所勤務。現在は，シアトル市にて翻訳活動に専念。
訳書：『バイポーラー（双極性障害）ワークブック』『BPD（境界性パーソナリティ障害）を生きる七つの物語』（以上，星和書店）ほか。

岩渕デボラ（いわぶち でぼら）

米国カリフォルニア生まれ。
1978年，パシフィック大学を日本語専攻で卒業。その後，群馬県前橋市に在住し，翻訳家として活動を続けている。和英訳作品には，宮部みゆき著『クロスファイア』『魔術はささやく』，渡辺淳一著『花埋み』などがある。
訳書：『境界性パーソナリティ障害サバイバル・ガイド』（星和書店）

佐藤美奈子（さとう みなこ）

1992年　名古屋大学文学部文学科卒業。
翻訳家。英語の学習参考書，問題集を多数執筆。
訳書：『境界性パーソナリティ障害最新ガイド』『パーソナリティ障害』『ここは私の居場所じゃない』（以上，星和書店）ほか。

● 著者紹介

ランディ・クリーガーは，ベストセラーとなった彼女の著書，情報満載のウェブサイト，人気が高い家族サポート・コミュニティを通じて，家族内に境界性パーソナリティ障害（BPD）をもつ人がいる人たちの懸念を世界的な関心事にした人物である。ポール・メイソンとの共著である *Stop Walking on Eggshells* は世界中で40万部を売り上げ，2002年に刊行された2作目の *The Stop Walking on Eggshells Workbook* も同様の評判を得ている。

彼女のウェブサイトであるBPDCentral（www.bpdcentral.com）は，BPDに関する最も長期に及ぶ，最も大規模なウェブサイトである。これは，BPDをもつ人を愛する人々のためのオンライン・サポート・コミュニティである Welcome to Oz（WTO）への入り口ともなっている。

BPDに関するワークショップで国際的に活躍中。

境界性パーソナリティ障害ファミリーガイド

2011年4月17日　初版第1刷発行

著　者　ランディ・クリーガー
監訳者　遊 佐 安 一 郎
訳　者　荒井まゆみ，岩渕デボラ，佐藤美奈子
発行者　石 澤 雄 司
発行所　㈱星 和 書 店
　　　　〒168-0074　東京都杉並区上高井戸 1-2-5
　　　　電話　03（3329）0031（営業部）／03（3329）0033（編集部）
　　　　FAX　03（5374）7186（営業部）／03（5374）7185（編集部）
　　　　http://www.seiwa-pb.co.jp

Ⓒ 2011　星和書店　　Printed in Japan　　ISBN978-4-7911-0766-7

・本書に掲載する著作物の複製権・翻訳権・上映権・譲渡権・公衆送信権（送信可能化権を含む）は㈱星和書店が保有します。

・ JCOPY （㈳出版者著作権管理機構　委託出版物）
そのつど事前に㈳出版者著作権管理機構（電話 03-3513-6969，FAX 03-3513-6979，e-mail：info@jcopy.or.jp）の許諾を得てください。

境界性パーソナリティ障害＝BPD 第2版
はれものにさわるような毎日をすごしている方々へ

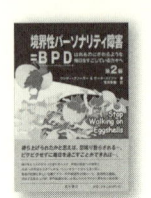

[著] ランディ・クリーガー、ポール・メイソン
[訳] 荒井秀樹

A5判　360頁　本体価格 2,800円

ベストセラーとなり、BPDへの理解を深めるうえで大きな役割を果たした『境界性人格障害＝BPD』の改訂版。初版時より画期的であった内容に、その後の研究成果が加わり、新たなアプローチも紹介されている。BPDをもつ人のまわりで苦悩する人々に希望をもたらし、わかりやすい言葉で具体的な対処のコツを提示する、家族・友人にとってのセルフヘルプ本。

境界性人格障害＝BPD 実践ワークブック
はれものにさわるような毎日を
すごしている方々のための具体的対処法

[著] ランディ・クリーガー、J・P・シャーリー
[監訳] 遊佐安一郎　[訳] 野村祐子、束原美和子、黒澤麻美

A5判　336頁　本体価格 2,600円

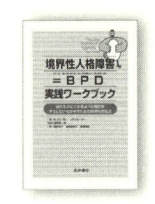

『境界性人格障害＝BPD ―はれものにさわるような毎日をすごしている方々へ―』をさらに発展させたワークブック。課題（アクション・ステップ）に取り組むことにより、境界性人格障害を抱える人への具体的対処法を身につけていく。

発行：星和書店　http://www.seiwa-pb.co.jp　価格は本体（税別）です

ここは私の居場所じゃない
境界性人格障害からの回復

本書は、著者がすばらしい治療者と出会い、その治療を受けて境界性人格障害（BPD）を克服していく波乱多き成長の旅路の記録である。

［著］レイチェル・レイランド
［監訳］遊佐安一郎
［訳］佐藤美奈子、遊佐未弥
四六判　736頁　本体価格 2,800円

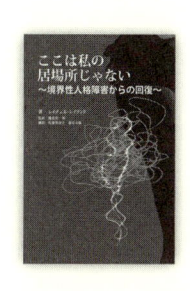

境界性人格障害を生き、愛を発見した女性の物語

BPD（＝境界性パーソナリティ障害）のABC
BPDを初めて学ぶ人のために

［著］ランディ・クリーガー、E・ガン
［訳］荒井秀樹、黒澤麻美
四六判　280頁　本体価格 1,800円

境界性パーソナリティ障害についての最善で最新の知識！！
読みやすく、分かりやすく、簡潔に、実践的な手段を提供！！
世界中で50万部以上読まれている「境界性人格障害＝BPD」の著者ランディ・クリーガーが、あまりにも理解しがたい困難を経験している人たちに、すぐに実行できる知恵を提供し、よい変化を生じさせる方法を本書の中で紹介する。

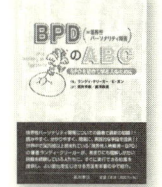

発行：星和書店　http://www.seiwa-pb.co.jp　価格は本体（税別）です

境界性パーソナリティ障害
サバイバル・ガイド

BPDとともに生きるうえで知っておくべきこと

［著］A.L.チャップマン、K.L.グラッツ
［監訳］荒井秀樹 ［訳］本多 篤、岩渕 愛、岩渕デボラ
四六判　384頁　本体価格 2,400円

本書はBPDの入門書として、BPDに関する最新の情報をもとに、その全体像、複雑な要因、BPDがもたらす混乱について丁寧に解説し、弁証法的行動療法をはじめとする多くの治療法や役立つ対処法を紹介する。さまざまなエピソード（症例）が随所にちりばめられており、BPDをもつ人やその周囲にいる人が病気を正しく理解し、不安を軽減させることにも役立つ価値のある入門書である。

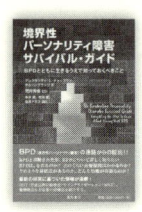

境界性パーソナリティ障害
最新ガイド　治療スタッフと家族のために

［著］J.G.ガンダーソン、P.D.ホフマン
［訳］林直樹、佐藤美奈子　四六判　328頁　本体価格 2,600円

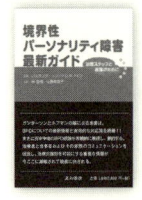

境界性パーソナリティ障害についての最新情報と実用的な対応策を網羅した、治療者及び家族にとって必携の書。診断にとどまらず、治療法、自殺関連行動・自傷行為、家族の体験記、家族のサポート体制などについて詳しく解説している。また、家族の理解を深めるために主要なメッセージとキーワードを取り上げ、わかりやすく説明するなど、みんなで学べる内容となっている。

発行：星和書店　http://www.seiwa-pb.co.jp　価格は本体（税別）です